INTRODUÇÃO À
Bioestatística

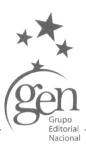

O GEN | Grupo Editorial Nacional – maior plataforma editorial brasileira no segmento científico, técnico e profissional – publica conteúdos nas áreas de ciências da saúde, exatas, humanas, jurídicas e sociais aplicadas, além de prover serviços direcionados à educação continuada e à preparação para concursos.

As editoras que integram o GEN, das mais respeitadas no mercado editorial, construíram catálogos inigualáveis, com obras decisivas para a formação acadêmica e o aperfeiçoamento de várias gerações de profissionais e estudantes, tendo se tornado sinônimo de qualidade e seriedade.

A missão do GEN e dos núcleos de conteúdo que o compõem é prover a melhor informação científica e distribuí-la de maneira flexível e conveniente, a preços justos, gerando benefícios e servindo a autores, docentes, livreiros, funcionários, colaboradores e acionistas.

Nosso comportamento ético incondicional e nossa responsabilidade social e ambiental são reforçados pela natureza educacional de nossa atividade e dão sustentabilidade ao crescimento contínuo e à rentabilidade do grupo.

INTRODUÇÃO À Bioestatística

Sonia Vieira

Doutora em Estatística pela
Universidade de São Paulo (USP).
Livre-Docente em Bioestatística pela
Universidade Estadual de Campinas (Unicamp).
Pós-Doutorado em Estatística na
Universidade da Califórnia, Berkeley.
Pós-Doutorado em Estatística na Escola de Medicina da
Universidade Yale.

Sexta edição

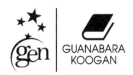

■ A autora deste livro e a editora empenharam seus melhores esforços para assegurar que as informações e os procedimentos apresentados no texto estejam em acordo com os padrões aceitos à época da publicação, *e todos os dados foram atualizados pela autora até a data do fechamento do livro*. Entretanto, tendo em conta a evolução das ciências, as atualizações legislativas, as mudanças regulamentares governamentais e o constante fluxo de novas informações sobre os temas que constam do livro, recomendamos enfaticamente que os leitores consultem sempre outras fontes fidedignas, de modo a se certificarem de que as informações contidas no texto estão corretas e de que não houve alterações nas recomendações ou na legislação regulamentadora.

■ Data do fechamento do livro: 30/04/2021

■ A autora e a editora se empenharam para citar adequadamente e dar o devido crédito a todos os detentores de direitos autorais de qualquer material utilizado neste livro, dispondo-se a possíveis acertos posteriores caso, inadvertida e involuntariamente, a identificação de algum deles tenha sido omitida.

■ **Atendimento ao cliente:** (11) 5080-0751 | faleconosco@grupogen.com.br

■ Direitos exclusivos para a língua portuguesa
Copyright © 2021 by
GEN | GRUPO EDITORIAL NACIONAL S.A.
Publicado pelo selo Editora Guanabara Koogan Ltda.
Travessa do Ouvidor, 11
Rio de Janeiro – RJ – CEP 20040-040
www.grupogen.com.br

■ Reservados todos os direitos. É proibida a duplicação ou reprodução deste volume, no todo ou em parte, em quaisquer formas ou por quaisquer meios (eletrônico, mecânico, gravação, fotocópia, distribuição pela Internet ou outros), sem permissão, por escrito, do GEN | Grupo Editorial Nacional Participações S/A.

■ Capa: Bruno Sales

■ Editoração eletrônica: R.O. Moura

■ Ficha catalográfica

CIP-BRASIL. CATALOGAÇÃO NA PUBLICAÇÃO
SINDICATO NACIONAL DOS EDITORES DE LIVROS, RJ

V718i
6. ed.

    Vieira, Sonia, 1942-
    Introdução à bioestatística / Sonia Vieira. - 6. ed. - [Reimpr.] - Rio de Janeiro : GEN | Grupo Editorial Nacional S.A. Publicado pelo selo Guanabara Koogan Ltda., 2025.
    296 p. : il. ; 24 cm.

    Apêndice
    Inclui bibliografia e índice
    ISBN 978-85-9515-799-6

    1. Bioestatística. II. Título.

21-69303   CDD: 570.15195
                          CDU: 57.087.1

Camila Donis Hartmann - Bibliotecária - CRB-7/6472

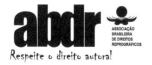

Educar não significa ensinar os fatos, mas treinar a mente para pensar.

Albert Einstein

Prefácio

O interesse de profissionais e alunos da área de saúde em bioestatística explica-se pelo uso intenso das técnicas estatísticas na pesquisa científica. Entretanto, bioestatística é uma ciência complexa, que não se aprende com a simples busca de alguns termos na Internet. Então, é difícil aprender estatística? Sim e não. Aprender a fazer cálculos estatísticos usando programas de computador não é difícil, embora exija tempo, interesse e atenção. Contudo, não se pode apenas automatizar o uso de certos métodos; afinal, a leitura, a condução e a avaliação de uma pesquisa dependem, em boa parte, do conhecimento do pesquisador sobre as potencialidades e limitações das técnicas estatísticas utilizadas.

Livros são referências essenciais para a divulgação científica, sobretudo do conhecimento já consolidado. Por isso, esta sexta edição de *Introdução à Bioestatística* foi escrita e reescrita muitas vezes, na tentativa de produzir conteúdo para facilitar a aprendizagem. Os conceitos são transmitidos mais pela intuição do que pela demonstração matemática, sempre enfatizando as indicações e restrições das técnicas estatísticas. Os exemplos, em grande quantidade, podem ser acompanhados passo a passo com pouco cálculo, que pode ser feito a mão ou com uma calculadora. Também podem ser usados programas de computador; porém, quem inicia o estudo de Estatística deve compreender a fórmula para entender o conceito. Assim, não há como ter completa segurança na discussão de uma média aritmética, por exemplo, sem nunca ter visto a fórmula nem ter usado papel e lápis para fazer o cálculo.

A leitura deste livro não requer conhecimentos matemáticos além dos que são exigidos em exames vestibulares. De qualquer modo, as seções que envolvem maior gosto e aptidão para a matemática dentro dos capítulos foram assinaladas com asterisco e podem ser evitadas sem prejuízo do entendimento. Elas se encontram no Capítulo 8, *Distribuição Normal*, Capítulo 9, *Intervalo de Confiança*, Capítulo 13, *Análise de Variância (Anova)*, e Capítulo 15, *Distribuição Binomial*. Assim, sem despender muito tempo com cálculos e demonstrações, o estudante adquire conhecimentos suficientes para se tornar usuário competente das técnicas estatísticas mais comuns.

Em um curso moderno de estatística, não é relevante memorizar fórmulas ou fazer cálculos aritméticos complexos manualmente, mas é fundamental entender o sentido prático dos resultados. Uma consequência importante de aprender estatística – mais do que possa parecer à primeira vista – é a familiarização com o jargão próprio da área, já que alguns termos do vocabulário comum têm significado técnico e específico quando usados em estatística. É claro que o conhecimento do significado comum ajuda, mas pode conduzir à interpretação errada quando substitui o sentido técnico.

A nova edição de *Introdução à Bioestatística* só foi possível porque as edições anteriores encontraram aceitação no meio acadêmico; por isso, agradecemos a todos aqueles que prestigiaram nosso trabalho, mas principalmente aos alunos, que nos ensinaram a ensinar. Agradecemos também aos colegas e alunos que apontaram falhas que precisavam ser corrigidas. Importante ainda é o fato de esta obra ter contado com a revisão competente de Martha Maria Mischan, José Merzel e William Saad Hossne (*in memoriam*), além de Márcio Vieira Hoffmann, que fez uma leitura crítica dos originais. Agradecemos, sobretudo, ao Grupo GEN | Editora Guanabara Koogan pela confiança que tem depositado em nosso trabalho.

A autora

Sumário

Capítulo 1 Apresentação de Dados em Tabelas, 1

Capítulo 2 Apresentação de Dados em Gráficos, 21

Capítulo 3 Medidas de Tendência Central, 35

Capítulo 4 Medidas de Dispersão para uma Amostra, 51

Capítulo 5 Noções sobre Correlação, 69

Capítulo 6 Noções sobre Regressão, 89

Capítulo 7 Noções sobre Amostragem, 109

Capítulo 8 Distribuição Normal*, 123

Capítulo 9 Intervalo de Confiança*, 141

Capítulo 10 Teste t para uma Amostra, 153

Capítulo 11 Teste t para Comparação de Médias, 165

Capítulo 12 Teste χ^2 para Variáveis Qualitativas, 187

Capítulo 13 Análise de Variância (Anova)*, 211

Capítulo 14 Probabilidades, 221

Capítulo 15 Distribuição Binomial*, 235

Apêndice A Tabelas, 249

Apêndice B Respostas dos Exercícios Propostos, 259

Apêndice C Sugestões para Leitura, 281

Índice Alfabético, 283

Capítulo 1
Apresentação de Dados em Tabelas

Grande parte das pessoas que conhecemos já ouviu falar de prévias eleitorais, de censo ou de pesquisas de opinião. A maioria das pessoas já acompanhou estatísticas sobre a popularidade de um presidente ou o desmatamento da Amazônia. Muitas pessoas do nosso convívio utilizam serviços realizados pela *internet*, como *internet banking*, compras em supermercados ou consultas ao Serviço de Proteção ao Crédito (SPC), e depois respondem a perguntas sobre a qualidade desses serviços. Portanto, todas essas pessoas já se defrontaram com a *estatística*, seja acompanhando estatísticas apresentadas na mídia, seja respondendo a perguntas de pesquisadores.

Os avanços tecnológicos ocorridos ao longo dos últimos anos colocaram as estatísticas nos mais diversos meios de comunicação, e a coleta de dados é um serviço comum nas empresas. O uso tão difundido desse tipo de conhecimento – que, no Brasil, chamamos popularmente de "pesquisa" – faz pensar que esse trabalho é fácil. Por conta disso, ao ler um relatório de pesquisa no jornal da cidade, muitas pessoas se consideram capazes de fazer o mesmo ou até melhor, pois entendem que, para levantar dados, basta fazer perguntas e contabilizar cada tipo de respostas. Entretanto, não é bem assim. Uma boa pesquisa exige conhecimentos de estatística.

> Estatística é a ciência que fornece os princípios e os métodos para coleta, organização, resumo, análise e interpretação de informações.

Os estatísticos trabalham com informações. Na área de saúde, são importantes as informações sobre prevalência de doenças, causas de morte, eficiência de medicamentos, efeitos de suplementos alimentares, indicação de cuidados paliativos etc. Neste capítulo, vamos aprender como essas informações são organizadas para facilitar a leitura e o entendimento. Mas, antes, é preciso saber o que são dados e o que são variáveis.

1.1 Dados e variáveis

> Variável é uma condição ou característica das unidades da população.

As variáveis assumem valores diferentes em diferentes unidades. Por exemplo, se você perguntar a idade de algumas pessoas de sua família, verá valores diferentes entre si, embora todos se refiram à mesma variável: idade. Não há interesse em levantar constantes; assim, não há interesse em coletar informações sobre analfabetismo entre universitários, porque todos os estudantes universitários são alfabetizados.

> Dado estatístico é toda característica ou informação coletada e registrada que se refere a uma variável.

> **Exemplo 1.1**
> **Dados e variáveis**
>
> Um professor de Educação Física trabalha em uma academia de ginástica e quer saber a satisfação dos clientes com seus serviços. A *variável* de interesse, nesse caso, é a satisfação dos clientes. Os dados serão obtidos quando o professor pedir aos clientes que deem uma nota aos serviços que utilizam. Se for pedido que o cliente dê uma nota de 0 a 5, os *dados* coletados poderão ser, por exemplo, 4, 3, 2, 3, 4, 1 etc., por serviço prestado.

As variáveis são classificadas em qualitativas e quantitativas. As qualitativas podem ser classificadas em nominais e ordinais, e as quantitativas podem ser classificadas em discretas ou contínuas (Figura 1.1).

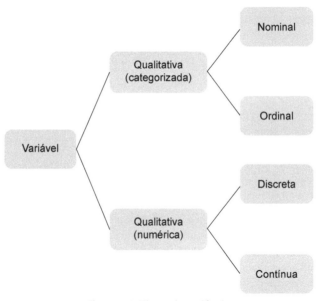

Figura 1.1 Tipos de variáveis

Uma variável é *qualitativa* ou *categorizada* quando os dados são distribuídos em categorias mutuamente exclusivas, isto é, quem pertence a uma categoria não pode pertencer à outra. São exemplos de variável qualitativa: estado de saúde (se a pessoa está sadia, fica excluída a possibilidade de estar doente), tipo de sangue (se a pessoa tem sangue tipo O, fica excluída a possibilidade de ter sangue de tipo A, B ou AB), cidade de nascimento (se a pessoa nasceu em Niterói, fica excluída a possibilidade de ter nascido em outra cidade).

As variáveis qualitativas ou categorizadas são classificadas em dois tipos:

- Nominal
- Ordinal.

A variável é *nominal* quando os dados são distribuídos em categorias mutuamente exclusivas *nomeadas em qualquer ordem*. São variáveis nominais: cor de cabelos (loiro, castanho, preto, ruivo), tipo de sangue (O, A, B, AB), não ter ou ter determinada doença. Note que você poderia escrever essas variáveis em outra ordem: cor de cabelos (preto, castanho, ruivo, loiro), tipo de sangue (A, B, AB, O), ter ou não ter determinada doença.

A variável é *ordinal* quando os dados são distribuídos em categorias mutuamente exclusivas que *têm ordem natural*. São variáveis ordinais: escolaridade (primeiro grau, segundo grau, terceiro grau), classe social (A, B, C, D, E), gravidade de uma doença (leve, moderada, grave) etc. Você não poderia escrever essas variáveis em outra ordem, como classe social (C, A, B, E, D).

Uma variável é *quantitativa* ou *numérica* quando é expressa por números, como idade, estatura, número de alunos de uma escola, número de comprimidos em uma caixa.

As variáveis quantitativas ou numéricas são classificadas em dois tipos:

- Discreta
- Contínua.

A variável *discreta* só pode assumir alguns valores em dado intervalo. São variáveis discretas: número de filhos (nenhum, 1, 2, 3, 4, 5 ou mais), quantidade de visitas ao médico no último ano (nenhuma, 1, 2, 3, 4 ou mais), número de pessoas na fila de espera de um serviço de saúde.

A variável *contínua* assume qualquer valor em dado intervalo. São variáveis contínuas: peso, temperatura corporal, pressão sanguínea.

1.2 Apuração de dados

Dados são registrados em fichas, cadernos, computadores. Depois de registrados, os dados são *apurados*. Se a variável for qualitativa, a apuração se resume a simples contagem.

Exemplo 1.2

Apuração de dados qualitativos

Para obter a porcentagem de recém-nascidos de cada sexo nas maternidades de uma cidade em determinado ano, um pesquisador obteve 1.000 prontuários de recém-nascidos e escreveu duas linhas em uma folha de papel:

Masculino

Feminino

Em seguida, examinou os prontuários e, para cada um, fez um traço na linha que correspondia ao sexo do recém-nascido. Os traços foram arranjados formando quadrados cortados por uma diagonal. Cada quadrado cortado pela diagonal representava, portanto, cinco recém-nascidos, o que facilitou a posterior contagem de traços em cada linha.

Masculino ⊠ ⊠ ... ⊠ ☐ = 509

Feminino ⊠ ⊠ ... ⊠ | = 491

Quando a variável é quantitativa, é preciso anotar, na apuração, cada valor observado.

Exemplo 1.3
Apuração de dados quantitativos

Para apurar o peso ao nascer,[1] o pesquisador deve anotar o número de cada prontuário e o respectivo peso ao nascer, para organizar uma planilha. O número do prontuário, escrito ao lado do peso ao nascer, facilita a posterior verificação da apuração. Veja a planilha a seguir.

Nº do prontuário	Peso ao nascer (kg)
10.525	3,250
10.526	2,010
–	–
–	–
–	–
10.624	2,208

Atualmente, grande parte dos profissionais da área de saúde registra os dados coletados diretamente em um computador e – usando um pacote estatístico – organiza as planilhas. O armazenamento de dados já digitalizados facilita tanto o acesso às informações sobre determinado paciente como a coleta de dados para pesquisa.

Além disso, computadores permitem acesso a informações sobre medicamentos, tratamentos e pesquisas, além de facilitar aos profissionais o compartilhamento de conhecimento com outros especialistas. Entretanto, não tenha dúvida: as modernas bases de dados foram construídas a partir de ideias simples como as apresentadas nos Exemplos 1.2 e 1.3. De qualquer maneira, os dados coletados precisam ser organizados em tabelas.

Exemplo 1.4
Registro de dados

Em uma maternidade, é comum que os dados sobre recém-nascidos e suas mães sejam registrados em computador, não somente para a prestação de cuidados à parturiente e ao nascituro, mas também para que sejam facilmente acessados pela administração e, eventualmente, utilizados em pesquisa científica. Nem tudo, porém, já está pronto. Se uma enfermeira quiser estudar o efeito do tabagismo materno durante a gestação sobre medidas antropométricas do recém-nascido, terá de coletar informações: primeiramente, separar os dados de mães que fumam das que não fumam; no caso das mães que têm o hábito, saber em que quantidade elas fumaram; depois, obter as medidas de interesse nos recém-nascidos dos dois grupos de mães, para comparação.

---

[1] A apuração do peso ao nascer pode ser feita por sexo, se o interesse for comparar o peso ao nascer de meninos e meninas.

1.3 Normas para a construção de tabelas

A seguir, será demonstrado como apresentar dados em tabelas, seguindo as normas nacionais ditadas pelo Instituto Brasileiro de Geografia e Estatística (IBGE).[2]

Primeiramente, é preciso saber que tabelas para apresentação de dados devem ser inseridas no texto perto do ponto em que são mencionadas pela primeira vez. O Boxe com o Exemplo 1.5 apresenta uma tabela feita segundo as normas técnicas.

Exemplo 1.5

Apresentação de dados em tabelas

O IBGE projetou o tamanho da população do Brasil em 1º de julho de 2020. A distribuição por sexo está na Tabela 1.1.

Tabela 1.1 Projeção da população do Brasil por sexo, em 1º de julho de 2020

Sexo	População projetada
Homens	103.527.689
Mulheres	108.228.003
Total	211.755.692

As tabelas devem conter os seguintes elementos: título, cabeçalho, indicador de linha, células e moldura, como mostrado na Figura 1.2.

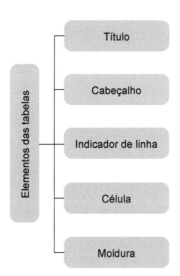

Figura 1.2 Elementos das tabelas

---

[2]Instituto Brasileiro de Geografia e Estatística. Gráficos e tabelas. Disponível em: https://educa.ibge.gov.br/professores/educa-atividades/17662-construindo-graficos.html. Acesso em: 21 de janeiro de 2020.

O *título* explica o tipo de dado que a tabela contém. Deve ser colocado acima dos dados. O *cabeçalho* especifica o conteúdo de cada coluna. O *indicador de linha* descreve o conteúdo de cada linha.

Exemplo 1.6

Elementos da tabela

Na Tabela 1.1, o título explica a *natureza* (população projetada) e a *abrangência* dos dados (Brasil, 1º de julho de 2020). O cabeçalho está destacado em seguida. Na primeira coluna, coloque a denominação da variável, que é sexo, enquanto na segunda coluna está a população projetada, em números, de pessoas de cada sexo.

Sexo	População projetada

O indicador de linha é mostrado em seguida: a primeira linha apresenta dados sobre homens; a segunda, dados sobre mulheres; e a terceira, o total.

Homens
Mulheres
Total

A *célula* resulta do cruzamento de uma linha com uma coluna e deve conter um dado numérico. Nenhuma célula da tabela deve ficar em branco. Toda célula deve apresentar um número ou, se o dado não existir, coloca-se um traço (–) na célula em que o dado deveria estar escrito.

As tabelas devem ter moldura. Entende-se por *moldura* o conjunto de traços que dão estrutura aos dados numéricos e aos termos necessários à sua compreensão. Então:

- As tabelas devem ser delimitadas, no alto e embaixo, por traços horizontais. Esses traços podem ser mais fortes do que aqueles feitos no interior da tabela. As tabelas *não* devem ser delimitadas, à direita e à esquerda, por traços verticais
- O cabeçalho deve ser delimitado por traços horizontais
- É permitido fazer traços verticais no interior da tabela, separando as colunas
- São comuns os traços verticais no interior do cabeçalho, para separar as especificações.

As tabelas ainda podem conter fonte e notas. A *fonte* identifica quem é responsável pelos dados (pessoa física ou jurídica). Deve ser colocada na primeira linha do rodapé da tabela, precedida pela palavra "Fonte". Não se indica a fonte nos casos em que os dados foram obtidos pelo pesquisador, pelo grupo de pesquisadores ou pela instituição que apresenta a tabela.

As *notas* são informações de natureza geral que servem para esclarecer o conteúdo das tabelas ou para explicar o método utilizado no levantamento dos dados. São colocadas no rodapé da tabela, logo após a fonte, se houver, e devem ser precedidas pela palavra "Nota". Veja o Exemplo 1.7 e a Tabela 1.2.

Exemplo 1.7
Tabela com fonte e nota

Tabela 1.2 Número de óbitos segundo a região (Brasil, 2017)

Região	Nº de óbitos
Norte	82.983
Nordeste	352.045
Sudeste	593.692
Sul	197.793
Centro-Oeste	86.150
Total	1.312.663

Fonte: MS/SVS/CGIAE – Sistema de Informações sobre Mortalidade (SIM). Nota: No dia 13 de junho de 2019, os arquivos do SIM referentes ao ano de notificação 2017 foram atualizados, com alteração das causas básicas de dois registros e exclusão de um registro.

1.3.1 Dados qualitativos
1.3.1.1 Tabelas de distribuição de frequências

Quando observamos *dados qualitativos*, classificamos cada observação em determinada categoria. Por exemplo, um professor pode ler a prova de um aluno e classificar a resposta a cada questão em uma das categorias: "certa" ou "errada". Depois, precisará contar o número de respostas em cada uma das duas categorias para dar uma nota.

Nas pesquisas, também são feitas perguntas e coletadas as respostas. É preciso contar quantas vezes ocorreu cada resposta. Depois, deve-se construir uma tabela com o número de vezes que cada resposta ocorreu, ou seja, a frequência de cada uma delas. Tem-se, assim, uma *tabela de distribuição de frequências*. Convém exibir sempre o total das frequências, que dá o tamanho da amostra, um indicador da credibilidade da informação.

Exemplo 1.8
Tabela de distribuição de frequências para dados qualitativos

Pesquisa realizada pelo Datafolha em 233 municípios brasileiros entre os dias 15 e 16 de julho de 2014 para saber a opinião das pessoas sobre o trabalho do técnico Luiz Felipe Scolari na Seleção Brasileira de Futebol em 2014 mostrou que, dos 5.377 entrevistados, 1.075 consideravam o técnico ótimo ou bom, 1.506 julgavam o técnico regular, 2.635 o consideravam péssimo e 161 não tinham opinião ou não quiseram opinar. A Tabela 1.3 apresenta as opiniões dos entrevistados (primeira coluna) e as frequências dessas opiniões (segunda coluna).

Tabela 1.3 Opinião dos brasileiros sobre o técnico da Seleção Brasileira de Futebol de 2014

Opinião	Frequência
Ótimo ou bom	1.075
Regular	1.506
Péssimo	2.635
Não sabe/não respondeu	161
Total	5.377

Fonte: dimassantos.com.br/pesquisa-aponta-tite-parafuturo-tecnico-da-selecao. Acesso em: setembro de 2014.

As tabelas de distribuição de frequências podem apresentar, além das frequências, as *frequências relativas*, ou seja, a *proporção* de unidades que entram em cada categoria. Para obter a frequência relativa de unidades em determinada categoria, calcule:

$$\text{Frequência relativa} = \frac{\text{Frequência}}{\text{Tamanho da amostra}}$$

As frequências relativas são, muitas vezes, expressas em porcentagens, que são mais fáceis de entender. Para obter as porcentagens de uma categoria, multiplique a frequência relativa dessa categoria por 100.

Exemplo 1.9
Frequências relativas em tabela de distribuição de frequências

A Tabela 1.4 apresenta, na terceira coluna, as frequências relativas para os dados contidos na Tabela 1.3.

Tabela 1.4 Opinião dos brasileiros sobre o técnico da Seleção Brasileira de Futebol de 2014

Opinião	Frequência	Frequência relativa
Ótimo ou bom	1.075	$\frac{1.075}{5.377} = 0,20$
Regular	1.506	$\frac{1.506}{5.377} = 0,28$
Ruim	2.635	$\frac{2.635}{5.377} = 0,49$
Não sabe	161	$\frac{161}{5.377} = 0,03$
Total	5.377	1,00

Fonte: dimassantos.com.br/pesquisa-aponta-tite-parafuturo-tecnico-da-selecao. Acesso em setembro de 2014.

1.3.1.2 Tabelas de contingência

Muitas vezes, os elementos da amostra ou da população são classificados de acordo com duas variáveis qualitativas. Os dados são, então, apresentados em tabelas de dupla entrada, cada entrada para cada uma das variáveis. Essas tabelas são denominadas *tabelas de contingência*.

As tabelas de contingência devem apresentar os totais, para que o leitor possa ver o tamanho da amostra com facilidade. Não se deve confiar nos resultados obtidos de amostras muito pequenas.

Exemplo 1.10
Tabela de contingência

Sabe-se que gestantes portadoras de diabetes melito têm maior risco de complicações perinatais. Foi feita uma pesquisa com voluntárias, gestantes portadoras dessa doença, para comparar o efeito de um novo tratamento para reduzir o risco de complicações perinatais com o efeito obtido pelo tratamento de rotina. Os dados sobre raça e etnia das voluntárias, bem como o tratamento ao qual foram designadas, estão na Tabela 1.5, que é uma tabela de contingência.

(continua)

Exemplo 1.10
Tabela de contingência (*Continuação*)

Tabela 1.5 Raça ou etnia das voluntárias segundo o grupo

Raça ou etnia	Tratamento	
	Novo	Rotina
Branca	356	396
Asiática	92	72
Outro	42	42

Fonte: Crowther CA *et al*. Effect of treatment of gestational diabetes mellitus on pregnancy outcomes. New Engl J Med. 2005; 352:2477-86.

Exemplo 1.11
Tabela de contingência com totais

A Tabela 1.6 reapresenta a Tabela 1.5, agora com os totais. Note que na pesquisa havia muito mais mulheres brancas e mais voluntárias no tratamento de rotina.

Tabela 1.6 Raça ou etnia das voluntárias segundo o grupo

Raça ou etnia	Tratamento		Total
	Novo	Rotina	
Branca	356	396	752
Asiática	92	72	164
Outro	42	42	84
Total	490	510	1.000

Fonte: Crowther CA *et al*. Effect of treatment of gestational diabetes mellitus on pregnancy outcomes. New Engl J Med. 2005; 352:2477-86.

1.3.2 Dados quantitativos

1.3.2.1 Apresentação dos dados coletados

Os dados quantitativos são apresentados na ordem em que foram coletados. No caso de pesquisas em seres humanos, não se pode identificar a pessoa que forneceu o dado, apenas informar o número de registro na clínica ou no hospital. Alguns pesquisadores, porém, fornecem as iniciais dos nomes dos participantes e apresentam os dados obedecendo à ordem alfabética das iniciais.

Exemplo 1.12
Apresentação de dados quantitativos

Foram coletados dados de 48 pacientes que participaram de uma pesquisa. A Tabela 1.7 apresenta os dados de apenas seis deles, porque a intenção aqui é mostrar como se faz a tabela, e não fornecer dados. Note que o autor identificou o paciente pelas iniciais do nome.

Tabela 1.7 Idade, peso, altura, pressão arterial sistólica (PAS) e pressão arterial diastólica (PAD) em seis pacientes

Paciente	Idade (anos)	Peso (kg)	Altura (m)	PAS (mmHg)	PAD (mmHg)
AG	56,3	85,5	1,55	191	79
AAS	50,5	72,25	1,58	152	92
ABS	64,1	68	1,65	204	113
ACPS	38,7	96	1,69	169	86
ACS	58,6	64,1	1,46	145	84
CVB	44,1	80,1	1,7	170	95

Fonte: Sousa MG. Determinantes das propriedades funcionais e estruturais das grandes artérias e as relações com lesão de órgãos-alvo em hipertensos estágio 3. Tese (doutorado). Faculdade de Medicina da USP. 2012.
Nota: não são apresentados todos os dados porque isso tornaria a tabela muito extensa e a finalidade, aqui, é mostrar como apresentar dados relativos a diversas variáveis em uma única tabela.

1.3.2.2 Tabelas de distribuição de frequências para dados discretos

Dados quantitativos podem ser apresentados em *tabelas de distribuição de frequências*, como mostrado no Exemplo 1.13. Se os dados são *discretos*, devem ser organizados em tabela de distribuição de frequências para facilitar a leitura. Então:
- Escreva os dados em ordem crescente
- Conte quantas vezes cada valor se repete
- Organize a tabela apresentando os valores numéricos em ordem natural.

Exemplo 1.13
Tabela de distribuição de frequências para dados discretos

É mais fácil entender os dados da Tabela 1.8 se eles forem apresentados como mostra a Tabela 1.9.

Tabela 1.8 Número de faltas de 30 funcionários ao trabalho (Clínica ABC, segundo semestre de 2019)

1	3	1	1	0	1	0	1	1	0
2	2	0	0	0	1	2	1	2	0
0	1	6	4	3	3	1	2	4	0

(continua)

Capítulo 1 | Apresentação de Dados em Tabelas

Exemplo 1.13
Tabela de distribuição de frequências para dados discretos *(Continuação)*

Tabela 1.9 Número de faltas de 30 funcionários ao trabalho (Clínica ABC, segundo semestre de 2019)

Número de faltas	Frequência	Percentual
0	9	30,0
1	10	33,3
2	5	16,7
3	3	10,0
4	2	6,7
5	0	0,0
6	1	3,3
Total	30	100,0

1.3.2.3 Tabelas de distribuição de frequências para dados contínuos

Tabelas com grande número de *dados contínuos* não dão ao leitor uma visão rápida e global do fenômeno. É difícil dizer como os valores se distribuem. Por essa razão, dados contínuos – desde que em grande número – são apresentados em *tabelas de distribuição de frequências*. Veja os dados apresentados no Exemplo 1.14.

Exemplo 1.14
Grande quantidade de dados contínuos

A Tabela 1.10 apresenta grande quantidade de dados sobre peso ao nascer. Vamos apresentar esses dados em uma tabela de distribuição de frequências.

Tabela 1.10 Peso ao nascer, em quilogramas (kg), de nascidos vivos

2,522	3,200	1,900	4,100	4,600	3,400
2,720	3,720	3,600	2,400	1,720	3,400
3,125	2,800	3,200	2,700	2,750	1,570
2,250	2,900	3,300	2,450	4,200	3,800
3,220	2,950	2,900	3,400	2,100	2,700
3,000	2,480	2,500	2,400	4,450	2,900
3,725	3,800	3,600	3,120	2,900	3,700
2,890	2,500	2,500	3,400	2,920	2,120
3,110	3,550	2,300	3,200	2,720	3,150
3,520	3,000	2,950	2,700	2,900	2,400
3,100	4,100	3,000	3,150	2,000	3,450
3,200	3,200	3,750	2,800	2,720	3,120
2,780	3,450	3,150	2,700	2,480	2,120
3,155	3,100	3,200	3,300	3,900	2,450
2,150	3,150	2,500	3,200	2,500	2,700
3,300	2,800	2,900	3,200	2,480	–
3,250	2,900	3,200	2,800	2,450	–

Para construir uma tabela de distribuição de frequências com dados contínuos:

1. Encontre o valor máximo e o valor mínimo do conjunto de dados.
2. Calcule a *amplitude*, que é a diferença entre o valor máximo e o valor mínimo.
3. Divida a amplitude dos dados pelo número de faixas que pretende organizar. Essas faixas recebem o nome de *classes*.
4. O resultado da divisão é o *intervalo de classe*. Arredonde o intervalo de classes para o valor mais próximo mais alto.
5. Organize as classes de maneira que a primeira contenha o menor valor observado. É mais fácil trabalhar com intervalos de classe iguais.

Exemplo 1.15

Tabela de distribuição de frequências para dados contínuos

Com os dados apresentados na Tabela 1.10, vamos construir uma tabela de distribuição de frequências. Para isso:

1. O *valor mínimo* é 1,570 kg e o *valor máximo* é 4,600 kg.
2. A *amplitude* dos dados é:

$$4,600 - 1,570 = 3,030$$

3. Divida a amplitude por 7 para organizar *sete classes*:

$$3,030 \div 7 = 0,433$$

4. O valor obtido para o *intervalo de classe* é 0,433. Arredonde para 0,500.
5. Construa a primeira classe, que será de 1,5 a 2,0 kg (essa classe contém o menor valor); em seguida, construa a segunda classe, que será de 2,0 a 2,5 kg, e assim por diante, como mostra o esquema a seguir:

$$1,5 \vdash 2,0$$
$$2,0 \vdash 2,5$$
$$2,5 \vdash 3,0$$
$$3,0 \vdash 3,5$$
$$3,5 \vdash 4,0$$
$$4,0 \vdash 4,5$$
$$4,5 \vdash 5,0$$

Coloque na classe de 1,5 kg até menos de 2,0 kg desde os nascidos com 1,5 kg até os que nasceram com 1,999 kg; na classe de 2,0 kg até menos de 2,5 kg, desde os nascidos com 2,0 kg até os nascidos com 2,499 kg; e assim por diante. Logo, cada classe cobre um intervalo de 0,5 kg.

Denominam-se *extremos de classe* os limites dos intervalos de classe. Deve ficar claro, na tabela de distribuição de frequências, se os valores iguais aos extremos estão ou não incluídos na classe. Veja a notação usada no Exemplo 1.16. A primeira classe é: $1,5 \vdash 2,0$

Isso significa que o intervalo é *fechado* à *esquerda*, ou seja, pertencem à classe os valores iguais ao extremo inferior dela (p. ex., 1,5 na primeira classe). Também significa que o intervalo é *aberto* à *direita*, ou seja, não pertencem à classe os valores iguais ao extremo superior (p. ex., o valor 2,0 não pertence à primeira classe).

Exemplo 1.16

Tabela de distribuição de frequências para dados contínuos

Os dados de peso ao nascer de nascidos vivos foram organizados em uma tabela de distribuição de frequências. Veja a Tabela 1.11.

Tabela 1.11 Número de nascidos vivos segundo a faixa de peso ao nascer

Faixa de peso (kg)	Número de nascidos vivos
1,5 ⊢ 2,0	3
2,0 ⊢ 2,5	16
2,5 ⊢ 3,0	31
3,0 ⊢ 3,5	34
3,5 ⊢ 4,0	11
4,0 ⊢ 4,5	4
4,5 ⊢ 5,0	1

Para indicar se os extremos de classe estão ou não incluídos na classe, pode ser adotada outra notação. Por exemplo, o IBGE oferece dados de idade como segue: "De 0 até 4 anos", "De 5 até 9 anos", "De 10 até 14 anos", e assim por diante. A classe "De 0 até 4 anos" inclui desde indivíduos que acabaram de nascer até aqueles que estão na véspera de completar 5 anos.

O número de classes deve ser escolhido pelo pesquisador em função do que pretende mostrar. Em geral, convém estabelecer de 5 a 20 classes. Se o número de classes for muito pequeno (p. ex., 3), perde-se muita informação. Se o número de classes for grande (p. ex., 30), têm-se pormenores desnecessários. Mas não existe um número "ideal" de classes para um conjunto de dados, embora existam até fórmulas para estabelecer quantas classes devem ser construídas.

Os resultados obtidos por meio de fórmulas devem ser entendidos como sugestão – não são obrigatórios. Para usar uma das fórmulas, faça n indicar o *número de dados*. O *número de classes* será um inteiro próximo de k, obtido pela fórmula:

$$k = \sqrt{n}$$

Ou, então, por esta segunda fórmula:

$$k = 1 + 3{,}222 \times \log n$$

Às vezes, as classes de uma distribuição de frequências já estão definidas por especialistas. Nesses casos, elas devem ser organizadas de acordo com as definições estabelecidas.

Exemplo 1.17

Cálculo do número de classes

Reveja a Tabela 1.10. Com $n = 100$, aplicando a primeira fórmula, tem-se que:

$$k = \sqrt{n} = \sqrt{100} = 10$$

Aplicando a segunda fórmula, obtém-se:

$$k = 1 + 3{,}222 \times \log n = 1 + 3{,}222 \times \log 100 = 7{,}444$$

Para obter o número de classes apresentadas na Tabela 1.11, foi aplicada a segunda fórmula e, por isso, foram construídas *sete* classes.

Exemplo 1.18

Distribuição de frequências para dados contínuos com classes de tamanhos definidos por especialistas

Tabela 1.12 Índice de massa corporal (IMC), em kg/m², de hipertensos no estágio 3 com idade média de 53,6 anos

35,6	25,2	43,3	30,1	33,4	24,8	29,1	41,3
28,9	36,6	26,2	31,3	30,5	28,7	29,3	28,7
25,0	33,9	30,1	27,6	25,7	34,7	32,7	24,4
33,6	32,7	38,4	30,6	29,3	30,4	18,9	35,3
30,1	30,5	26,1	29,4	28,4	29,8	21,8	39,5
27,7	25,2	35,6	23,5	36,8	28,7	28,7	26,6

Fonte: Sousa MG. Determinantes das propriedades funcionais e estruturais das grandes artérias e as relações com lesão de órgãos-alvo em hipertensos estágio 3. Tese (doutorado). Faculdade de Medicina da USP. 2012.

É difícil dizer o número de obesos, por exemplo, observando os dados apresentados na Tabela 1.12. Fica mais fácil entender a distribuição dos IMC dos pacientes se os dados estiverem organizados em uma tabela de distribuição de frequências. Lembre-se de que IMC é dado pela fórmula:

$$IMC = \frac{Peso}{Altura \times Altura}$$

A Organização Mundial da Saúde (OMS) adota o IMC para estabelecer a condição da pessoa. Veja a distribuição de frequências apresentada na Tabela 1.13.

Tabela 1.13 Condição da pessoa segundo a classificação do IMC

IMC (kg/m²)	Condição
Abaixo de 18,5	Abaixo do peso
De 18,5 a 24,9	Peso normal
De 25 a 29,9	Sobrepeso
De 30 a 34,9	Obesidade grau I
De 35 a 39,9	Obesidade grau II
40 e mais	Obesidade grau III

Os dados apresentados na Tabela 1.12 foram organizados em uma tabela de distribuição de frequências com as classes que estão na Tabela 1.13. Veja a Tabela 1.14.

Tabela 1.14 Pacientes hipertensos no estágio 3 com idade média de 53,6 anos, segundo o IMC

IMC	Frequência	Percentual
Abaixo do peso	1	2,1
Normal	4	8,3
Acima do peso	20	41,7
Obesidade I	14	29,2
Obesidade II	7	14,6
Obesidade III	2	4,2
Total	48	100,0

Em uma distribuição de frequências, o extremo inferior da primeira classe, o extremo superior da última classe ou ambos *podem* não estar definidos. Além disso, os intervalos de classe podem ser diferentes.

Exemplo 1.19
Distribuição de frequências para dados contínuos com classes de tamanhos diferentes e extremo superior da última classe não definido

Para dar uma ideia geral sobre pressão sanguínea sistólica de mulheres com 30 anos, um pesquisador apresentou não os valores observados, mas o número de mulheres por faixas de pressão. Veja a Tabela 1.15, que também é um exemplo no qual o extremo superior da última classe não está definido.

Tabela 1.15 Número de mulheres com 30 anos segundo a pressão arterial sistólica em milímetros de mercúrio (mmHg)

Classe (mmHg)	Número de mulheres
90 ⊦ 100	6
100 ⊦ 105	11
105 ⊦ 110	12
110 ⊦ 115	17
115 ⊦ 120	18
120 ⊦ 125	11
125 ⊦ 130	9
130 ⊦ 135	6
135 ⊦ 140	4
140 ⊦ 150	4
150 ⊦ 160	1
160 e mais	1

As tabelas de distribuição de frequências mostram a distribuição da variável, *mas perdem em exatidão*. Por exemplo, a Tabela 1.14 revela que seis mulheres apresentaram pressão sanguínea sistólica entre 90 e 100, mas não dá a medida que cada uma delas obteve.

1.4 Exercícios resolvidos

1. Converta as seguintes proporções em porcentagens: 0,09; 0,955; 0,33; 0,017. Multiplique por 100 para obter: 9%; 95,5%; 33%; 1,7%.
2. Converta as seguintes porcentagens em proporções: 35,5%; 53,1%; 50%; 46,57%. Basta dividir por 100, para obter: 0,355; 0,531; 0,50; 0,4657.
3. Construa uma tabela de distribuição de frequências para apresentar os dados da Tabela 1.16.

Tabela 1.16 Pressão arterial, em milímetros de mercúrio, de cães adultos anestesiados

130	105	120	111	99	116	82
107	125	100	107	120	143	115
135	130	135	127	90	104	136
100	145	125	104	101	102	101
134	158	110	102	90	107	124
121	135	102	119	115	125	117
107	140	121	107	113	93	103

O valor mínimo é 82 e o valor máximo é 158.
A amplitude é 158 − 82 = 76.
O número k de classes para apresentar $n = 49$ dados pode ser obtido pela seguinte fórmula:

$$k = \sqrt{n} = \sqrt{49} = 7$$

É razoável construir classes com intervalos iguais a 10, a partir de 80. O número de classes será, então, 8, um pouco maior do que o estabelecido pela fórmula.
As classes estão organizadas na Tabela 1.17.

Tabela 1.17 Distribuição da pressão arterial, em milímetros de mercúrio (mmHg), de cães adultos anestesiados

Classe (mmHg)	Número
80 ⊢ 90	1
90 ⊢ 100	4
100 ⊢ 110	16
110 ⊢ 120	8
120 ⊢ 130	9
130 ⊢ 140	7
140 ⊢ 150	3
150 ⊢ 160	1

4. Imagine que você quer comparar as distribuições de frequências da mesma variável, para homens e mulheres, separadamente, mas o número de mulheres é consideravelmente maior. Você deve comparar frequências ou frequências relativas? Por quê? Dê um exemplo.

Não compare as frequências obtidas porque as amostras têm tamanhos diferentes. Por exemplo, se no total são 200 mulheres e 50 homens, para uma dada categoria com frequência 4 em ambas as distribuições, isso significa 2% das mulheres (4/200 = 0,02) e 8% dos homens (4/50 = 0,08), uma diferença muito grande. Compare as frequências relativas.[3]

1.5 Exercícios propostos

1. Especifique o tipo (qualitativa, quantitativa, nominal etc.) das seguintes variáveis: (a) peso de pessoas; (b) marcas comerciais de um mesmo analgésico (mesmo princípio ativo); (c) temperatura de pessoas; (d) quantidade anual de chuva na cidade de São Paulo; (e) religião; (f) número de dentes permanentes irrompidos em uma criança; (g) número de bebês nascidos por dia em uma maternidade; (h) comprimento de cães.
2. Faça uma tabela para mostrar que, das 852 pessoas entrevistadas sobre determinado assunto, 59 não tinham opinião ou não conheciam o assunto, 425 eram favoráveis e as demais se mostravam contrárias.
3. Complete a Tabela 1.18:

Tabela 1.18 Distribuição das notas de 200 alunos

Nota do aluno	Frequência	Frequência relativa
De 9 a 10		0,08
De 8 a 8,9	36	
De 6,5 a 7,9	90	
De 5 a 6,4	30	
Abaixo de 5	28	
Total	200	1,0

4. Uma doença pode ser classificada em três estágios (leve, moderada, grave). Foram examinados 20 pacientes, obtendo-se os seguintes dados: moderado, leve, leve, grave, leve, moderado, moderado, moderado, leve, leve, grave, leve, moderado, moderado, leve, grave, moderado, moderado, moderado, leve. Com base nestes dados: (a) determine a frequência de cada categoria e (b) calcule a frequência relativa de cada categoria.
5. A constituição das classes dadas a seguir para uma distribuição de frequência está errada. Por quê?

Classe
20 – 30
30 – 40
40 – 50
60 – 70
70 e mais

---
[3]Minium EW, Clarke RC, Coladarci T. Elements of statistical reasoning. 2. ed. Nova York: Wiley; 1999.

6. São dados os tipos de sangue de 40 doadores que se apresentaram no mês em um banco de sangue: B, A, O, A, A, A, B, O, B, A, A, AB, O, O, A, O, O, A, A, B, A, A, A, O, O, O, A, O, A, O, O, A, O, AB, O, O, A, AB, B, B. Apresente os dados em uma tabela de distribuição de frequências.
7. Dos 80 alunos que fizeram um curso de Estatística, 70% receberam grau B e 5% grau C. Quantos (frequência) alunos receberam grau A, supondo que não tenha sido conferido nenhum outro grau?
8. Foram avaliadas, por cirurgiões-dentistas com especialização em Ortodontia, crianças no estágio de dentadura decídua entre 3 e 6 anos de idade. Dessas crianças, 615 não tinham hábitos de sucção, 190 tinham o hábito de sucção do polegar, 588 usavam chupeta e 618 usavam mamadeira. Apresente os dados em tabela. Calcule o total e as frequências relativas.
9. Os pesos dos bombeiros que trabalham em determinada cidade variam entre 70 e 118 kg. Indique os limites de 10 classes nas quais possam ser agrupados os pesos dos bombeiros.
10. O número de enfermeiros em serviço varia muito em um hospital. Foi feita uma distribuição de frequências com as seguintes classes: 20 ⊢ 35; 35 ⊢ 40; 40 ⊢ 45; 45 ⊢ 50; 50 ⊢ 55. Qual é o intervalo de classes e qual é o intervalo de toda a distribuição de frequências?
11. Construa uma tabela de distribuição de frequências para apresentar os dados da Tabela 1.19, usando intervalos de classes iguais. Em seguida, faça outra tabela com os seguintes intervalos: 1 dia, 2 ou 3 dias, de 4 a 7 dias, de 8 a 14 dias, mais de 14 dias.

Tabela 1.19 Tempo de internação, em dias, de pacientes acidentados no trabalho

7	8	1	7	13	6
12	12	3	17	4	2
4	15	2	14	3	5
10	8	9	8	5	3
2	7	14	12	10	8
1	6	4	7	7	11

12. Imagine dois conjuntos de dados: A e B. No primeiro conjunto, $n = 50$, e, no segundo, $n = 100$. No conjunto A, o valor mínimo é 24 e o valor máximo é 70; no conjunto B, o valor mínimo é 187 e o valor máximo é 821. Construa intervalos de classe para cada conjunto.
13. Com base nos dados apresentados na Tabela 1.20, calcule o percentual de pacientes que abandonaram o tratamento contra tuberculose pulmonar, segundo a zona de moradia. Onde ocorreu maior abandono?

Tabela 1.20 Distribuição de pacientes segundo o abandono do tratamento contra tuberculose pulmonar e a zona de moradia

Zona	Abandono do tratamento	
	Sim	Não
Urbana	15	80
Rural	70	35

14. Perguntou-se, a 100 dentistas, se eles rotineiramente enfatizavam, no consultório, métodos de prevenção de cáries e doenças gengivais. A resposta de 78 dentistas foi "sim". Os demais disseram "não". Apresente esses dados em uma tabela de distribuição de frequências e discuta os resultados. Os dados mostram que os dentistas adotam a prática de prevenção?
15. Calcule as frequências relativas para os dados apresentados na Tabela 1.21 e aponte a faixa etária de maior risco de carcinoma epidermoide.

Tabela 1.21 Pacientes portadores de carcinoma epidermoide de base de língua, segundo a faixa etária, em anos

Faixa etária	Número
30 ⊢ 40	10
40 ⊢ 50	66
50 ⊢ 60	119
60 ⊢ 70	66
70 ⊢ 80	24
80 e mais	5

16. Com base nos dados apresentados na Tabela 1.22, calcule o percentual de órgãos aproveitados (taxa de aproveitamento para cada órgão).

Tabela 1.22 Número de órgãos obtidos de doadores cadáveres

Órgão	Número de doadores	Número de órgãos aproveitados
Rim	105	210
Coração	105	45
Fígado	105	20
Pulmões	105	17

Apresentação de Dados em Gráficos

Capítulo 2

Gráficos ajudam a entender rapidamente a distribuição das variáveis. São mais atraentes do que as tabelas e bem compreendidos por todos. Neste capítulo, veremos como apresentar dados em gráficos, seguindo as normas nacionais ditadas pelo Instituto Brasileiro de Geografia e Estatística (IBGE).[1] Contudo, convém frisar: gráficos não revelam toda a informação; são apenas aproximações.

Todo gráfico deve apresentar título e escala. O título é colocado acima ou abaixo do gráfico, e as escalas crescem da esquerda para a direita e de baixo para cima. As legendas explicativas devem ser colocadas, de preferência, à direita do gráfico, e a fonte, abaixo dele.

Há vários tipos de gráficos (Figura 2.1). A escolha por determinado tipo depende do dado que está sendo analisado. São apresentados, neste capítulo, apenas gráficos para uma única variável, a qual pode ser qualitativa e quantitativa. Para variáveis qualitativas, mostraremos como se desenham gráficos de barras e de setores, com suas variações. Para variáveis quantitativas, mostraremos como se desenham diagramas de linhas, gráficos de pontos, histogramas e polígonos de frequências.

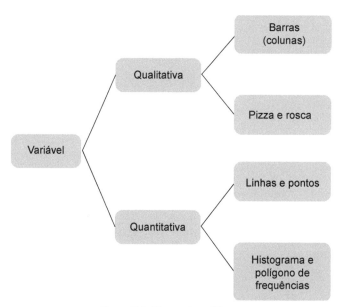

Figura 2.1 Tipos de gráficos

---

[1] Instituto Brasileiro de Geografia e Estatística. Gráficos e tabelas. Disponível em: https://educa.ibge.gov.br/professores/educa-atividades/17662-construindo-graficos.html. Acesso em: 21 de janeiro de 2020. Veja também: Vieira S. Fundamentos de estatística. 6. ed. São Paulo: Grupo Editorial Nacional | Atlas; 2019.

2.1 Apresentação de dados qualitativos

2.1.1 Gráfico de barras

O *gráfico de barras* é usado para apresentar variáveis *qualitativas*, sejam nominais ou ordinais. Para construir um *gráfico de barras*:

- Desenhe o sistema de eixos cartesianos
- Anote as categorias da variável estudada no eixo das abscissas (eixo horizontal)
- Escreva as frequências ou as frequências relativas no eixo das ordenadas (eixo vertical), obedecendo à escala
- Desenhe barras verticais de mesma largura para representar as categorias da variável em estudo. A altura de cada barra deve ser dada pela frequência ou pela frequência relativa (em geral, em porcentagem) da categoria
- Coloque legenda nos dois eixos e título na figura.

Exemplo 2.1

Gráfico de barras

Foram entrevistadas 100 pessoas que haviam sido submetidas a uma cirurgia estética reparadora. Indagadas se consideravam que a cirurgia havia melhorado a aparência delas, 66 afirmaram que sim, 20 disseram que em parte, 8 disseram que não e 6 não quiseram responder. Os dados são apresentados na Tabela 2.1, e o gráfico de barras está na Figura 2.2.

Tabela 2.1 Você acredita que a cirurgia melhorou sua aparência?

Resposta	Frequência	Percentual
Sim	66	66
Em parte	20	20
Não	8	8
Sem resposta	6	6
Total	100	100

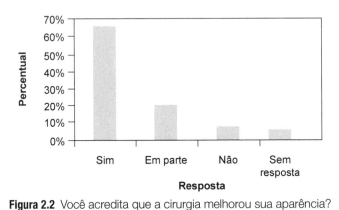

Figura 2.2 Você acredita que a cirurgia melhorou sua aparência?

Para facilitar a leitura dos percentuais de cada categoria, podem ser traçadas linhas auxiliares (linhas de grade).

Exemplo 2.2
Gráfico de barras com grades

Com os dados da Tabela 2.1, foi desenhado um gráfico de barras com linhas auxiliares, apresentado na Figura 2.3.

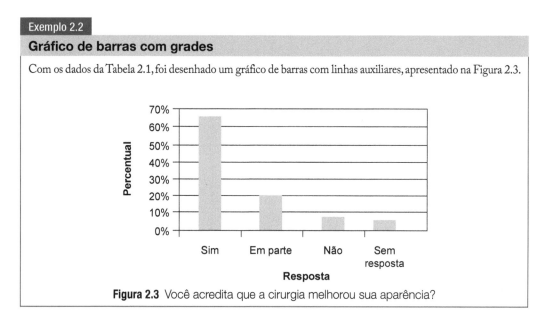

Figura 2.3 Você acredita que a cirurgia melhorou sua aparência?

Os percentuais podem ser apresentados nas barras (rótulos dos dados), acima ou dentro das barras, ou em legenda.

Exemplo 2.3
Gráfico de barras exibindo rótulos (percentuais)

Com os dados da Tabela 2.1, foi desenhado o gráfico de barras da Figura 2.4, com os percentuais acima das barras.

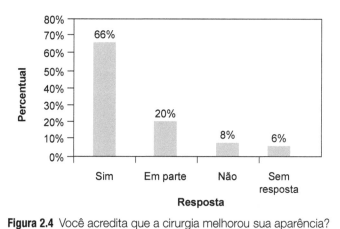

Figura 2.4 Você acredita que a cirurgia melhorou sua aparência?

Os gráficos de barras podem ser desenhados em três dimensões. São, então, conhecidos como gráficos em 3D. São agradáveis de ver, mas de difícil compreensão, principalmente quando apresentam muitas categorias.

Exemplo 2.4
Gráfico de barras em 3D

Com os dados da Tabela 2.1, foi feito o gráfico de barras em três dimensões apresentado na Figura 2.5.

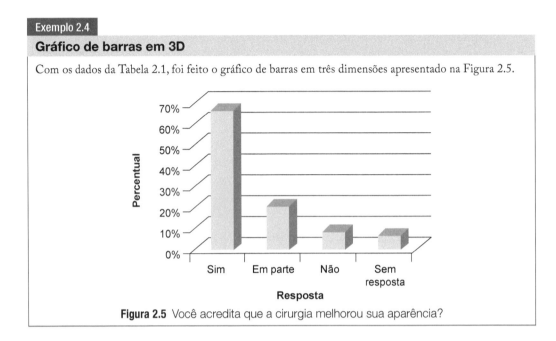

Figura 2.5 Você acredita que a cirurgia melhorou sua aparência?

O gráfico de barras pode ter colunas cilíndricas e ser apresentado em perspectiva. A figura parece mais elaborada, mas a clareza da exposição fica prejudicada.

Exemplo 2.5
Gráfico de barras com colunas cilíndricas

Com os dados da Tabela 2.1, foi feito o gráfico de barras apresentado na Figura 2.6.

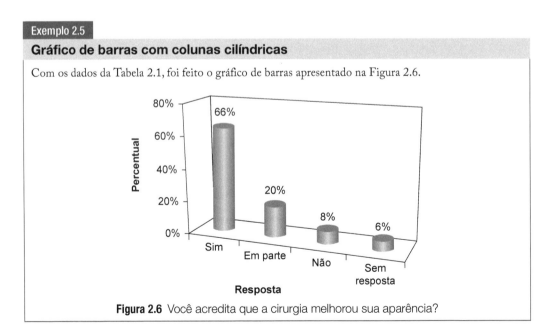

Figura 2.6 Você acredita que a cirurgia melhorou sua aparência?

Quando o *gráfico de barras* é usado para apresentar variáveis ordinais, como é o caso do exemplo que acabamos de ver, deve-se obedecer à ordem das categorias da variável, mas as categorias "não sabe", "não respondeu", "sem resposta" devem ser colocadas no final.

As barras do gráfico podem ser apresentadas na posição horizontal, como mostra o Exemplo 2.6.

Exemplo 2.6
Gráfico de barras horizontais

Em um Centro de Radiologia da cidade de São Paulo, foram atendidos, em 1 mês, 46 pacientes com fraturas na face, diagnosticadas por meio de radiografias panorâmicas. As causas (etiologia) das fraturas são apresentadas na Tabela 2.2. O gráfico de barras, com as *barras em posição horizontal*, está apresentado na Figura 2.7.

Tabela 2.2 Pacientes segundo a etiologia da fratura

Etiologia	Frequência
Acidente de trânsito	16
Agressão	13
Arma de fogo	7
Queda	4
Acidente em esportes	2
Assalto	2
Cirurgia ortognática	2
Total	46

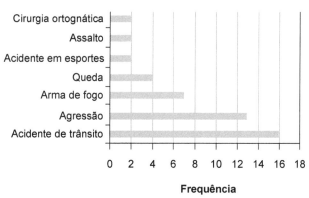

Figura 2.7 Pacientes segundo a etiologia da fratura

Gráficos com barras verticais (colunas) são mais comuns, porém é mais fácil ler os nomes das categorias nos gráficos com barras horizontais, em especial quando esses nomes são extensos.

É preciso esclarecer aqui que o programa Excel denomina "gráfico de barras" somente aqueles que apresentam as barras na posição horizontal. Nesse programa, gráficos com barras verticais são chamados de *gráfico de colunas*. No entanto, o termo técnico, em ambos os casos, é gráfico de barras (em inglês, *bar graph*).

2.1.2 Gráfico de setores

O gráfico de setores, mais conhecido como gráfico de pizza, devido à sua aparência, mostra as partes em que se divide o todo, ou seja, apresenta proporções de um total. Pode ser usado, por exemplo, para apresentar as proporções do total de alunos que utilizam cada meio de transporte para chegar à escola (a pé, de ônibus, de carro) ou as proporções de pessoas de uma comunidade que têm plano de saúde (tem/não tem).

O gráfico de setores é especialmente indicado para apresentar variáveis nominais, desde que o número de categorias seja pequeno. Para construir[2] um *gráfico de setores*:

- Trace uma circunferência (uma circunferência tem 360°). Essa circunferência representará o total, ou seja, 100%
- Divida a circunferência em tantos setores quantas forem as categorias da variável em estudo, mas é preciso calcular o ângulo de cada setor, que deve ser igual à *proporção* de respostas na categoria, multiplicada por 360°
- Marque, na circunferência, os ângulos calculados; separe com o traçado dos raios
- Escreva a legenda e coloque título na figura.

Exemplo 2.7
Gráfico de setores

Dos pacientes que se apresentaram em um Centro de Radiologia, 46 tinham fraturas na face. Eram 29 homens e 17 mulheres. Os dados são apresentados na Tabela 2.3, e o gráfico de setores feito para mostrar a distribuição por sexo está na Figura 2.8.

Tabela 2.3 Distribuição dos pacientes com fraturas na face segundo o sexo

Sexo	Frequência	Proporção
Homens	29	0,63
Mulheres	17	0,37
Total	46	1,00

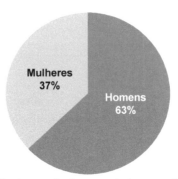

Figura 2.8 Distribuição dos pacientes com fraturas na face segundo o sexo

---

[2] É razoável fazer, à mão, um rascunho de um gráfico de barras para fixar os conceitos. Desenhar à mão um gráfico de setores seria mais difícil; por isso, é interessante aprender a usar um programa de computador.

Para fazer o gráfico de setores, é preciso calcular o ângulo de cada setor. Para o sexo masculino, calcule o ângulo:

$$0,63 \times 360 = 226,8$$

Para o feminino, calcule:

$$0,37 \times 360 = 133,2$$

Para destacar a contribuição de cada valor em relação ao total, as "fatias da pizza" podem ser separadas ou, como se diz comumente, o gráfico pode ser "explodido", como mostra o Exemplo 2.8.

Exemplo 2.8
Gráfico de setores explodido

Com os dados da Tabela 2.3, foi desenhado o gráfico de setores "explodido", apresentado na Figura 2.9.

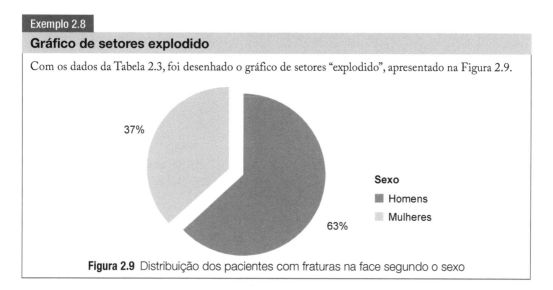

Figura 2.9 Distribuição dos pacientes com fraturas na face segundo o sexo

Gráficos de setores podem ser feitos em três dimensões (3D), como mostra o Exemplo 2.9. Esse tipo de apresentação aparece em muitas revistas, mas deve ser evitado porque dificulta a avaliação da proporção de cada categoria.

Exemplo 2.9
Gráfico de setores em 3D

Com os dados da Tabela 2.3, foi desenhado o gráfico de setores da Figura 2.10, em três dimensões.

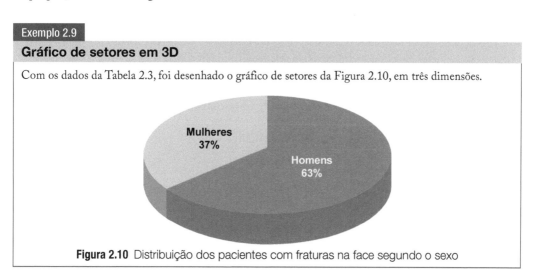

Figura 2.10 Distribuição dos pacientes com fraturas na face segundo o sexo

No programa Excel, há várias opções para o desenho do gráfico de setores. Todas estão corretas, mas as opções mais simples são as de mais fácil entendimento.

2.1.2.1 Variação do gráfico de setores

O programa Excel apresenta uma variação do gráfico de setores, que se denomina gráfico de rosca. Para desenhar esse gráfico, faça primeiro o gráfico de setores. Em seguida, faça uma circunferência com o mesmo centro do gráfico de setores, mas bem menor, e deixe-a em branco.

Exemplo 2.10

Gráfico de setores (rosca)

Com os dados da Tabela 2.3, foi desenhado o gráfico da Figura 2.11.

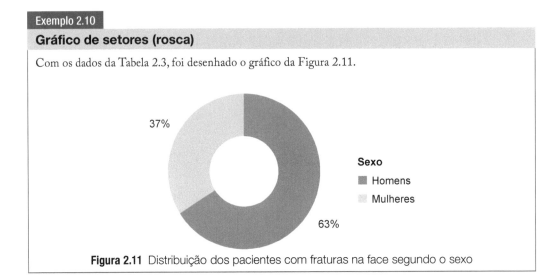

Figura 2.11 Distribuição dos pacientes com fraturas na face segundo o sexo

---

2.2 Apresentação de dados quantitativos

2.2.1 Diagrama de linhas

Para apresentar graficamente dados discretos organizados em uma *tabela de distribuição de frequências*, pode-se construir um *diagrama de linhas*, da seguinte forma:

- Escreva os valores assumidos pela variável no eixo das abscissas (eixo horizontal)
- Escreva as frequências ou as frequências relativas (porcentagens) no eixo das ordenadas (eixo vertical)
- Desenhe barras verticais com pequena largura (para evidenciar que os dados são discretos) a partir dos pontos marcados no eixo das abscissas. Os comprimentos das barras são dados pelas frequências ou pelas frequências relativas (geralmente em porcentagem)
- Coloque legendas nos dois eixos e no título na figura.

Exemplo 2.11

Diagrama de linhas

O diagrama de linhas da Figura 2.12 apresenta a distribuição de frequências para o número de faltas ao trabalho dos funcionários da Clínica ABC, no segundo semestre de 2019. Os dados estão na Tabela 1.9 do Capítulo 1, *Apresentação de Dados em Tabelas*. *(continua)*

> **Exemplo 2.11**
>
> **Diagrama de linhas** (*Continuação*)
>
>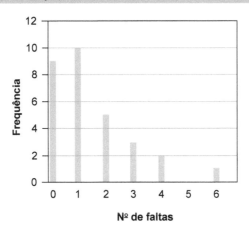
>
> **Figura 2.12** Número de faltas ao trabalho dos funcionários da Clínica ABC, no segundo semestre de 2019

2.2.2 Gráfico de pontos

Os dados contínuos são, na maioria das vezes, diferentes uns dos outros. No Exemplo 2.11, os valores são todos diferentes entre si. Dados contínuos em pequeno número podem ser apresentados por meio de um gráfico de pontos.

Para fazer um gráfico (ou diagrama) de pontos:

- Desenhe uma linha (o eixo das abscissas) com escala, de maneira que nela caibam todos os dados
- Desenhada a linha, ponha sobre ela pontos que representem os dados, obedecendo à escala
- Coloque legenda no eixo e no título na figura.

> **Exemplo 2.12**
>
> **Gráfico de pontos**
>
> O tempo de sobrevivência de sete pacientes submetidos a transplante renal em determinado hospital foi, em dias: 17, 5, 48, 120, 651, 64 e 150. Para apresentar esses dados em um gráfico (ou diagrama) de pontos, comece desenhando uma linha (eixo das abscissas) que vá de 0 até 700, porque o maior número é 651. Desenhada a linha, coloque sobre ela os pontos que representarão os dados, sempre obedecendo à escala, como mostra a Figura 2.13.
>
>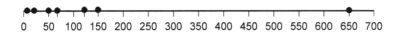
>
> **Tempo de sobrevivência**
>
> **Figura 2.13** Tempo de sobrevivência, em dias, após transplante renal

2.2.3 Histograma

Quando os dados contínuos são em grande número, não se pode fazer um gráfico de pontos. É mais conveniente, nesses casos, organizar os dados em uma tabela de distribuição de frequências,[3] como mostrado no Capítulo 1, e desenhar um *histograma*. Para construir o histograma:

- Trace, primeiro, o sistema de eixos cartesianos
- Apresente as classes no eixo das abscissas. Se os intervalos de classe forem *iguais*, trace barras retangulares com bases iguais que correspondam aos intervalos de classe
- Desenhe as barras com alturas iguais às frequências (ou às frequências relativas) das respectivas classes. As barras devem ser justapostas, a fim de evidenciar a natureza contínua da variável
- Coloque legendas nos dois eixos e no título na figura.

Exemplo 2.13

Histograma

O histograma da Figura 2.14 apresenta os dados na Tabela 1.11 do Capítulo 1.

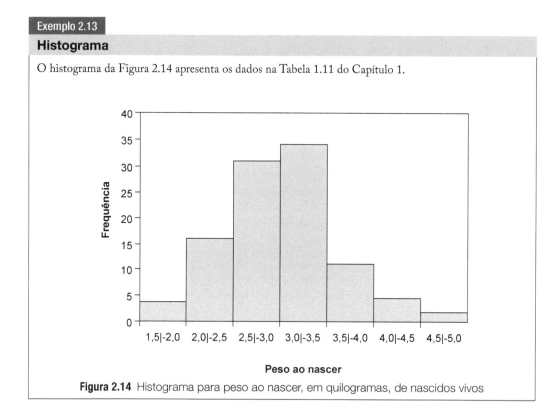

Figura 2.14 Histograma para peso ao nascer, em quilogramas, de nascidos vivos

2.2.4 Polígono de frequências

Dados contínuos apresentados em uma tabela de distribuição de frequências também podem ser apresentados em *polígonos de frequências*. Trata-se de um gráfico desenhado no sistema de eixos cartesianos e que pode ser feito sobre o histograma. É difícil de desenhar, mas pode-se aprender a lógica fazendo um desenho à mão. Depois, prefira usar um computador.

---
[3] Se os intervalos de classe forem diferentes, não se pode fazer o histograma como ensinado aqui.

Para fazer esse tipo de gráfico:

- Trace o sistema de eixos cartesianos
- Marque, no eixo das abscissas, pontos exatamente no meio dos extremos de classe
- Marque, no eixo das ordenadas, as frequências de classe
- Una os pontos por segmentos de reta
- Feche o polígono unindo os extremos da figura com o eixo horizontal
- Coloque legendas nos dois eixos e no título na figura.

Exemplo 2.14
Polígono de frequências

O polígono de frequências da Figura 2.15 apresenta os dados da Tabela 1.11 do Capítulo 1.

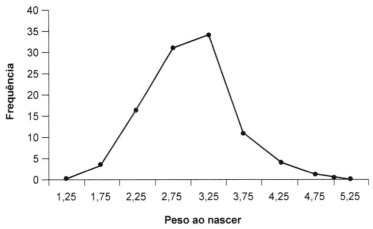

Figura 2.15 Polígono de frequências para peso ao nascer, em quilogramas, de nascidos vivos

2.3 Exercícios resolvidos

1. Faça um gráfico de barras e um gráfico de pizza para apresentar os dados da Tabela 2.4.

Tabela 2.4 Estimativas de câncer: casos novos em homens no Brasil em 2018

Localização primária	Casos novos
Próstata	68.220
Traqueia, brônquio e pulmão	18.740
Cólon e reto	17.380
Estômago	13.540
Cavidade oral	11.200
Esôfago	8.240
Bexiga	6.690
Laringe	6.390
Leucemias	5.940
Sistema nervoso central	5.810
Total	162.150

O gráfico de barras está na Figura 2.16, e o gráfico de pizza na Figura 2.17. Note que o gráfico de pizza não dá visão do problema porque há muitas categorias para serem representadas. Em casos como esse, o razoável é desenhar um gráfico de barras.

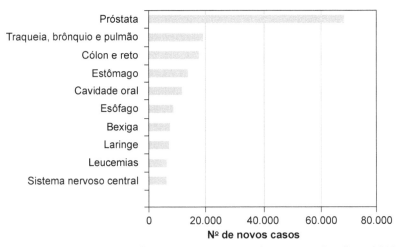

Figura 2.16 Estimativas de câncer: casos novos em homens no Brasil em 2018

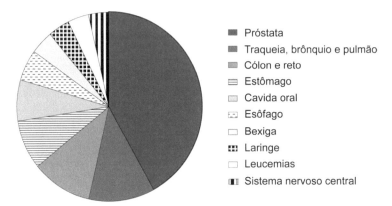

Figura 2.17 Estimativas de câncer: casos novos em homens no Brasil em 2018

2. Faça um polígono de frequências para apresentar os dados da Tabela 1.16 do Capítulo 1.

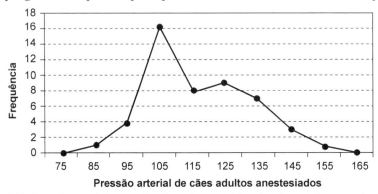

Figura 2.18 Pressão arterial, em milímetros de mercúrio, de cães adultos anestesiados

3. Por que uma pessoa que conhece determinado assunto preferiria olhar uma tabela de distribuição de frequências a olhar um gráfico?

Como é possível construir gráficos muito diferentes com os mesmos dados, a interpretação, com base apenas neles, nem sempre é confiável. Por outro lado, a apresentação gráfica ressalta determinadas características dos dados. Em geral, é melhor observar tanto a tabela de distribuição de frequências quanto o gráfico.

4. Quando um gráfico deve ser grande? Ou pequeno?

O gráfico deve ser grande quando os valores que apresenta precisam ser lidos. Um gráfico pequeno mostra apenas as características gerais do conjunto de dados.

2.4 Exercícios propostos

1. Uma doença pode ser classificada em três estágios (leve, moderada e grave). Vinte pacientes com a doença foram diagnosticados nos seguintes estágios: moderado, leve, leve, grave, leve, moderado, moderado, moderado, leve, leve, grave, leve, moderado, moderado, leve, grave, moderado, moderado, moderado, leve. Com base nesses dados, desenhe um gráfico de setores para apresentar a distribuição de frequências que você já construiu, conforme pedido no Exercício proposto nº 4 do Capítulo 1.
2. São dados os tipos de sangue de 40 doadores que se apresentaram no mês em um banco de sangue: B, A, O, A, A, A, B, O, B, A, A, AB, O, O, A, O, O, A, A, B, A, A, A, O, O, O, A, O, A, O, O, A, O, AB, O, O, A, AB, B, B. Você já construiu a distribuição de frequências conforme pedido no Exercício proposto nº 6 do Capítulo 1; agora, desenhe um gráfico de barras.
3. Foram avaliadas, por cirurgiões-dentistas com especialização em Ortodontia, crianças no estágio de dentadura decídua, na faixa etária de 3 a 6 anos. Dessas crianças, 615 não tinham hábitos de sucção, 190 tinham o hábito de sucção do polegar, 588 usavam chupeta e 618 tomavam mamadeira. Apresente os dados em uma tabela e desenhe um gráfico de barras horizontais para apresentar a distribuição de frequências que você construiu, conforme pedido no Exercício proposto nº 8 do Capítulo 1.
4. Desenhe um histograma para apresentar a distribuição de frequências que você já construiu usando intervalos de classes iguais, conforme pedido no Exercício proposto nº 11 do Capítulo 1.
5. Com base nos dados apresentados no Exercício proposto nº 13 do Capítulo 1, você construiu uma distribuição de frequências. Desenhe dois gráficos de setores (um para cada zona de moradia) para apresentar essa distribuição.
6. No Exercício proposto nº 15 do Capítulo 1, você calculou as frequências relativas. Agora, desenhe um histograma para apresentar a distribuição de frequências.
7. Você já calculou o percentual de órgãos aproveitados (taxa de aproveitamento para cada órgão), usando os dados do Exercício proposto nº 16 do Capítulo 1. Agora, desenhe um gráfico de barras (as barras na posição horizontal) para apresentar a taxa de aproveitamento de cada órgão.
8. Com base nos dados apresentados na Tabela 2.5, faça uma tabela de distribuição de frequências e desenhe um histograma.

Tabela 2.5 Pressão sanguínea diastólica, em milímetros de mercúrio (mmHg), de 35 enfermeiros que trabalham em um hospital

81	89	91	81	79	82	96
70	80	92	64	73	86	80
87	74	72	75	90	96	82
83	79	82	82	78	85	86
77	83	85	87	88	80	85

9. Com os dados apresentados na Tabela 2.5, desenhe um polígono de frequências.

Capítulo 3
Medidas de Tendência Central

Para entender as características gerais de um conjunto de dados, muitas pessoas preferem olhar uma figura; afinal, segundo um dito popular, "um desenho vale mais que mil palavras". Daí a importância dos métodos gráficos descritos no Capítulo 2, *Apresentação de Dados em Gráficos*. Entretanto, no caso das *variáveis quantitativas ou numéricas*, os gráficos são pouco informativos porque, para desenhar um histograma ou um polígono de frequências, é preciso *agrupar* os dados em classes. Eles perdem, então, a exatidão.

As informações contidas em dados *quantitativos ou numéricos* são sumarizadas nas *medidas estatísticas*. Essas medidas apontam características específicas do conjunto de dados, possibilitando uma visão geral do conjunto. Neste capítulo, veremos *as medidas de tendência central*. Contudo, antes de descrevê-las, é preciso apresentar alguns símbolos matemáticos.

3.1 Símbolos matemáticos

Para representar os valores numéricos de *n* unidades, escrevemos:

$$x_1, x_2, x_3, \ldots x_i, \ldots x_n$$

O subscrito *i* indica a posição da medida; logo, x_i é a *i*-ésima observação; x_1 representa a primeira observação; x_2 representa a segunda; e os três pontos (reticências) são lidos como "e assim por diante".

Exemplo 3.1

Representação de dados

Os pesos, em quilogramas (kg), de cinco recém-nascidos são:

| 3,500 | 2,750 | 3,250 | 2,250 | 3,750 |

Em termos de símbolos, podemos escrever:

$x_1 = 3,500;$ $x_2 = 2,750;$ $x_3 = 3,250;$ $x_4 = 2,250;$ $x_5 = 3,750.$

A sequência x_1, x_2, x_3, x_4, x_5 *não* é ordenada pela grandeza dos dados. No Exemplo 3.1, o primeiro bebê da amostra não é o menor, ainda que o maior seja o último. Quaisquer que sejam os dados, os valores $x_1, x_2, x_3, \ldots x_n$ são registrados na ordem em que foram observados.

A soma dos valores $x_1, x_2, x_3 \ldots x_n$ é escrita como segue:

$$x_1 + x_2 + x_3 + \ldots + x_n$$

Ou, de modo muito mais compacto:

$$\sum_{i=1}^{n} x_i$$

em que se lê *somatório de* x *índice i, i de 1* a *n*. O símbolo Σ, que indica soma, é a letra grega sigma maiúscula. Sob o símbolo Σ está o subscrito $i = 1$ e, sobre o símbolo Σ está n, indicando que o somatório se estende de x_1 até x_n.

Exemplo 3.2

Notação de somatório

No Exemplo 3.1, são dados os pesos, em quilogramas, de cinco bebês:

$x_1 = 3,500$; $x_2 = 2,750$; $x_3 = 3,250$; $x_4 = 2,250$; $x_5 = 3,750$

A soma desses pesos, usando a notação de somatório, fica como segue:

$$\sum_{i=1}^{5} x_i = 3,500 + 2,750 + 3,250 + 2,250 + 3,750 = 15,500$$

Quando é fácil saber o número de parcelas que devem ser somadas lendo o texto, é usual escrever apenas Σx em vez de $\sum_{i=1}^{n} x_i$.

3.2 Medidas de tendência central

Uma medida de tendência central representa o *valor central* ou o *valor mais comum* de um conjunto de dados. As medidas mais conhecidas de tendência central são média, mediana e moda (Figura 3.1).

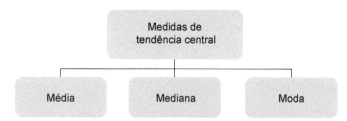

Figura 3.1 Medidas de tendência central

3.2.1 Média

Existem diferentes tipos de média: média aritmética, média ponderada, média geométrica, média harmônica, média móvel, média aparada. A média mais usada na área das ciências biológicas é a média aritmética, geralmente referida apenas como média. Neste capítulo, veremos a média aritmética; no Capítulo 6, *Noções sobre Regressão*, veremos a média móvel.

Para obter a média aritmética ou simplesmente a média de um conjunto de dados, some todos e divida o resultado da soma pelo número de dados.

$$\text{Média} = \frac{\text{Soma de todos os dados}}{\text{Número de dados}}$$

A fórmula da média é:

$$\bar{x} = \frac{\sum x}{n}$$

em que se lê *x-traço (ou x-barra) é igual ao somatório de x dividido por n*.

Exemplo 3.3
Cálculo da média

Um professor de Educação Física mediu a circunferência abdominal de 10 homens que se apresentaram em uma academia de ginástica. Obteve os seguintes valores, em centímetros: 88, 83, 79, 76, 78, 70, 80, 82, 86, 106. A média é:

$$\bar{x} = \frac{88 + 83 + 79 + 76 + 78 + 70 + 80 + 82 + 86 + 106}{10} = \frac{828}{10} = 82,8$$

ou seja, a média da circunferência abdominal desses homens é 82,8 cm.

A média é, de longe, a medida de tendência central mais usada e, talvez por isso, a mais conhecida.[1] Quem nunca ouviu falar na *média de aprovação* em determinada disciplina, ou na *média de idade dos jogadores de futebol* de um time, ou na duração média de *uma viagem* (da Terra até a Lua, por exemplo)?

A característica da média é ser o centro de equilíbrio do conjunto de dados. Para entender isso, imagine que você apresentou os dados do Exemplo 3.3 no eixo das abscissas. Se esse eixo fosse os braços de uma balança mecânica, a média estaria no fulcro, ou seja, no ponto de apoio que dá equilíbrio à balança.

Exemplo 3.4
Tendência central

Reveja o Exemplo 3.3 e observe a Figura 3.2. Imagine que o eixo das abscissas seja o braço de uma balança e que cada ponto tenha uma unidade de massa. Para haver equilíbrio, é preciso que o fulcro da balança esteja localizado onde está a média, ou seja, no ponto em que foi desenhada uma flecha.

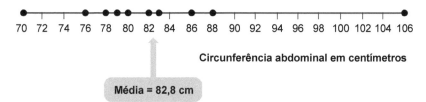

Figura 3.2 Circunferência abdominal, em centímetros, de usuários de uma academia, com a respectiva média

---

[1] Há quem pretenda ser engraçado dizendo que a média não faz sentido. Isso porque, por exemplo, se alguém tem os pés na geladeira e a cabeça no forno, na média essa pessoa está em temperatura agradável. O fato é que, para relatar o comportamento de uma variável, a média não basta. Ela é necessária, mas não é suficiente (ver Capítulo 4, *Medidas de Dispersão para uma Amostra*).

3.2.1.1 Média de dados discretos apresentados em tabelas de distribuição de frequências

Como vimos no Capítulo 1, *Apresentação de Dados em Tabelas*, é razoável organizar grandes conjuntos de *dados discretos* em uma *tabela de distribuição de frequências*, uma vez que muitos valores se repetem.

A média aritmética de dados discretos apresentados em uma tabela de distribuição de frequências é dada por:

$$\bar{x} = \frac{\sum xf}{\sum f}$$

Exemplo 3.5
Média de dados discretos em tabela de distribuição de frequências

Uma psicóloga que trabalha em Recursos Humanos perguntou aos 20 funcionários de uma empresa quantos filhos em idade escolar eles tinham. As respostas estão na Tabela 3.1.

Tabela 3.1 Número de filhos em idade escolar de 20 funcionários da empresa

1	0	1	0
2	1	2	1
2	2	1	5
0	1	1	1
3	0	0	0

Para calcular a média, a psicóloga construiu a distribuição de frequências apresentada na Tabela 3.2.

Tabela 3.2 Número de funcionários da empresa segundo o número de filhos em idade escolar

Número de filhos em idade escolar	Número de funcionários
0	6
1	8
2	4
3	1
4	0
5	1

A Tabela 3.3 apresenta os cálculos intermediários para obter a média: cada valor (x) foi multiplicado pela respectiva frequência (f). A soma desses produtos foi dividida pela soma das frequências (Σf).

$$\bar{x} = \frac{0 \times 6 + 1 \times 8 + 2 \times 4 + 3 \times 1 + 4 \times 0 + 5 \times 1}{6 + 8 + 4 + 1 + 0 + 1} = \frac{24}{20} = 1,2$$

(continua)

Exemplo 3.5
Média de dados discretos em tabela de distribuição de frequências (*Continuação*)

Tabela 3.3 Cálculos auxiliares

Número de filhos em idade escolar (x)	Frequência (f)	Produto (xf)
0	6	0
1	8	8
2	4	8
3	1	3
4	0	0
5	1	5
Total	$\Sigma f = 20$	$\Sigma xf = 24$

Quando os dados são contínuos e estão agrupados em classes, para calcular a média é preciso obter o *valor central* (ou *ponto médio*) de cada classe.

Valor central da classe é a média dos dois extremos da classe.

Vamos representar valor central de classe por x^* e construir uma tabela para apresentar as classes, os valores centrais das classes (x^*) e as frequências (f) de classe.

Para obter a média aritmética de dados contínuos agrupados em classes, multiplique o valor central de cada classe pela respectiva frequência, some esses produtos e divida essa soma pela soma das frequências. Então:

$$\bar{x} = \frac{\Sigma x^* f}{\Sigma f}$$

Exemplo 3.6
Média de dados contínuos em tabela de distribuição de frequências

Os dados do Exemplo 1.16 do Capítulo 1, agrupados em classes na Tabela 1.11, estão reapresentados na Tabela 3.4.

Tabela 3.4 Número de nascidos vivos segundo a faixa de peso ao nascer em quilogramas

Faixa de peso	Número de nascidos vivos
1,5 ⊢ 2,0	3
2,0 ⊢ 2,5	16
2,5 ⊢ 3,0	31
3,0 ⊢ 3,5	34
3,5 ⊢ 4,0	11
4,0 ⊢ 4,5	4
4,5 ⊢ 5,0	1

(*continua*)

> **Exemplo 3.6**
> **Média de dados contínuos em tabela de distribuição de frequências** (*Continuação*)
>
> Para calcular a média, é preciso obter o valor central de cada classe. A classe 1,5 ⊢ 2,0 tem dois extremos: o inferior, que é 1,5, e o superior, que é 2,0. O valor central dessa classe é:
>
> $$\frac{1,5 + 2,0}{2} = \frac{3,5}{2} = 1,75$$
>
> Os demais valores centrais são obtidos da mesma forma. Ajuda muito construir uma tabela onde possam ser apresentados: classes, valores centrais (x^*), frequências (f) de classe e produtos x^*f, como mostra a Tabela 3.5. A soma dos produtos x^*f foi dividida pela soma das frequências, Σf.
>
> **Tabela 3.5** Cálculos auxiliares
>
> | Classe | Valor central (x^*) | Frequência (f) | Produto (x^*f) |
> |---|---|---|---|
> | 1,5 ⊢ 2,0 | 1,75 | 3 | 5,25 |
> | 2,0 ⊢ 2,5 | 2,25 | 16 | 36 |
> | 2,5 ⊢ 3,0 | 2,75 | 31 | 85,25 |
> | 3,0 ⊢ 3,5 | 3,25 | 34 | 110,5 |
> | 3,5 ⊢ 4,0 | 3,75 | 11 | 41,25 |
> | 4,0 ⊢ 4,5 | 4,25 | 4 | 17 |
> | 4,5 ⊢ 5,0 | 4,75 | 1 | 4,75 |
> | Soma | | $\Sigma f = 100$ | $\Sigma x^*f = 300,00$ |
>
> $$\bar{x} = \frac{1,75 \times 3 + 2,25 \times 16 + \cdots + 4,75 \times 1}{3 + 16 + \cdots + 1} = \frac{300}{100} = 3,00$$

3.2.1.2 Efeito do valor discrepante sobre a média

A média é uma excelente medida da tendência central dos dados. No entanto, é muito *sensível* aos valores discrepantes. Para entender isso, veja o Exemplo 3.7.

> **Exemplo 3.7**
> **Média de um conjunto de dados com um valor discrepante**
>
> Nos meses de junho, julho e agosto de 2019, houve 3.254 casos de sarampo no estado de São Paulo, 18 no Rio de Janeiro, 13 em Pernambuco, 13 em Minas Gerais, 12 em Santa Catarina, 7 no Paraná, 7 no Rio Grande do Sul, 3 no Maranhão, 3 em Goiás, 3 no Distrito Federal, 1 no Mato Grosso do Sul, 1 no Espírito Santo, 1 no Piauí, 1 no Rio Grande do Norte, 1 na Bahia e 1 em Sergipe.[a] Para determinar quantos casos de sarampo ocorreram, em média, nesses estados do Brasil, calcule:
>
> $$\bar{x} = \frac{3254 + 18 + 13 + 13 + 12 + 7 + 7 + 3 + 3 + 3 + 1 + 1 + 1 + 1 + 1 + 1}{16} = 208,7$$
>
> A média é muito alta, considerando os dados de 15 dos 16 estados. Isso aconteceu porque há um valor discrepante: 3.254 casos ocorridos no estado de São Paulo, onde houve um surto.[b]

---

[a] Agência Brasil – Repórter da Agência Brasil. O Brasil tem 16 estados com surto ativo de sarampo. Brasília; 2019.
[b] Surto: acontece quando há aumento repentino do número de casos de uma doença em uma região específica. Para ser considerado surto, o aumento de casos deve ser maior do que o esperado pelas autoridades de saúde.

Quando há um valor muito discrepante, a média não é uma boa medida para expressar a tendência central dos dados. Nessas circunstâncias, a *mediana* dá melhor informação. Mas o que é mediana?

3.2.2 Mediana

> Mediana é o valor que divide um conjunto de dados em duas partes: uma com números menores ou iguais à mediana, outra com números maiores ou iguais à mediana.

A mediana ocupa a posição central do conjunto de dados ordenados. Quando o número de dados é *ímpar*, existe um único valor na posição central. Esse valor é a mediana. Por exemplo, o conjunto de dados {3; 5; 9} tem mediana 5 porque esse é o valor que está no centro do conjunto de dados, escritos em ordem crescente. Quando o número de dados é *par*, existem dois valores na posição central. A mediana é a média desses dois valores. Por exemplo, o conjunto {3; 5; 7; 9} tem mediana 6 porque essa é a média entre 5 e 7, que estão na posição central dos dados ordenados.

Exemplo 3.8
Determinação da mediana

Para obter a mediana do peso, em quilogramas, dos cinco bebês do Exemplo 3.1, coloque os dados em ordem crescente, como segue:

$$2{,}250;\ 2{,}750;\ 3{,}250;\ 3{,}500;\ 3{,}750$$

A mediana é 3,250 kg, porque é o valor que está na posição central quando os dados estão ordenados (Figura 3.3).

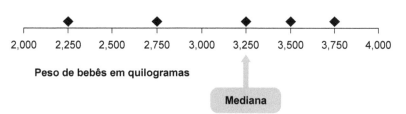

Figura 3.3 Pesos de bebês, em quilogramas, sobre um eixo e a respectiva mediana

Quando o conjunto de dados tem um, ou alguns valores bem maiores ou bem menores que os demais (os chamados *dados discrepantes*), a tendência central dos dados é mais bem descrita pela mediana. Veja o Exemplo 3.9.

Exemplo 3.9
Decidindo entre média e mediana

São dadas as idades das pessoas em uma sala: 42, 3, 9, 5, 7, 9, 1, 9. Para obter a média, calcule:

$$\bar{x} = \frac{42 + 3 + 9 + 5 + 7 + 9 + 1 + 9}{8} = \frac{85}{8} = 10{,}625$$

Para obter a mediana, é preciso ordenar os dados: 1, 3, 5, 7, 9, 9, 9, 42; depois, calcular a média dos valores 7 e 9, que ocupam a posição central dos dados ordenados. Então, a mediana das idades é 8.

A mediana descreve bem o conjunto de dados porque o valor 42 é um dado discrepante, que "puxa" a média para cima, mas não afeta a mediana.

Existem casos, porém, em que o uso da média aritmética é mais razoável do que a mediana, mesmo que haja um valor discrepante. Como exemplo, considere que você jogou 3 vezes na loteria e ganhou:

- Na primeira vez, x_1 = R$ 0,00
- Na segunda vez, x_2 = R$ 0,00
- Na terceira vez, x_3 = R$1.000.000,00.

Qual medida descreve melhor seu ganho? A mediana é zero (diga isso a seus parentes), mas a média é 1/3 do valor de x_3 (e esse valor diz mais sobre seu ganho nas três tentativas).

3.2.3 Moda

Moda é o valor que ocorre com maior frequência.

Exemplo 3.10

Determinação da moda

A moda dos dados 1, 1, 2, 5, 3, 7, 4, 7, 8, 7, 9, 6 é 7, porque é o valor que ocorre mais vezes (Figura 3.4).

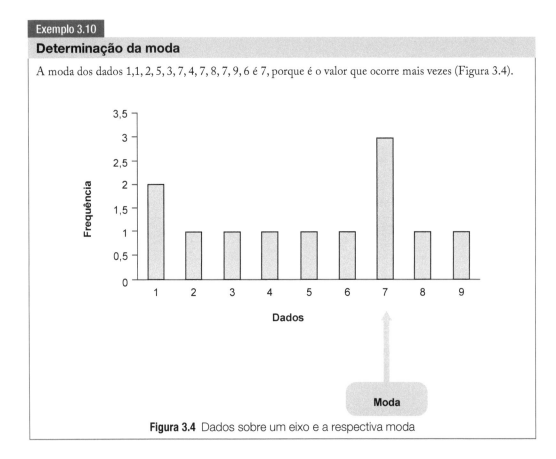

Figura 3.4 Dados sobre um eixo e a respectiva moda

Um conjunto de dados pode não ter moda ou ter duas ou mais modas. Assim, o conjunto de dados 0, 2, 4, 6, 8, 10 não tem moda, enquanto o conjunto 1, 2, 2, 3, 4, 4, 5, 6, 7 tem duas modas: 2 e 4.

Quando uma tabela de distribuição de frequências apresenta grande quantidade de dados, é importante destacar a classe com maior frequência, chamada *classe modal*. Essa classe mostra a área em que os dados estão concentrados.

Exemplo 3.11
Classe modal

Reveja os dados apresentados no Exemplo 1.18 do Capítulo 1, reapresentado aqui na Tabela 3.6 e na Figura 3.5 para que a classe modal possa ser observada mais facilmente. A classe modal é "Acima do peso".

Tabela 3.6 Pacientes hipertensos estágio 3 com idade média de 53,6 anos, classificados segundo o índice de massa corporal (IMC)

Classe	Frequência
Abaixo do peso	1
Normal	4
Acima do peso	20
Obesidade I	14
Obesidade II	7
Obesidade III	2
Total	48

Fonte: Sousa, M. G. *Determinantes das propriedades funcionais e estruturais das grandes artérias e as relações com lesão de órgãos-alvo em hipertensos estágio 3*. [Tese de Doutorado]. São Paulo: FMUSP, 2012.

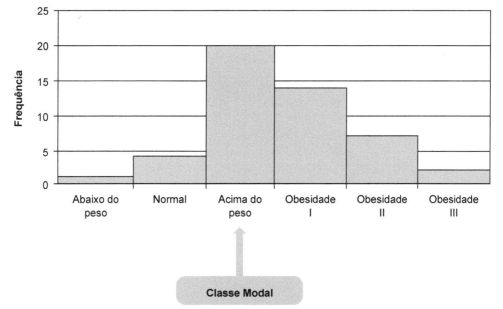

Figura 3.5 Pacientes hipertensos estágio 3 com idade média de 53,6 anos, classificados segundo o índice de massa corporal (IMC)

A moda é a única medida de tendência central que também pode ser usada para descrever *dados qualitativos*. Nesse caso, a moda é a *categoria* da variável que ocorre com maior frequência.

Exemplo 3.12
Moda de dado qualitativo

Veja os dados apresentados na Tabela 3.7. O grupo sanguíneo O, que ocorreu com maior frequência, é a moda.

Tabela 3.7 Número de indivíduos segundo o grupo sanguíneo

Grupo sanguíneo	Frequência
O	550
A	456
B	132
AB	29
Total	1.167

A moda é informativa quando o conjunto de dados é grande. Se o conjunto de dados for relativamente pequeno (menos de 30 observações), você pode até obter a moda, mas, na maioria das vezes, ela não terá qualquer sentido prático. A média e a mediana fornecem, nesses casos, melhor descrição da tendência central dos dados.

3.3 Exercícios resolvidos

1. Com base nos dados da Tabela 3.8, calcule o peso médio dos ratos em cada idade.

Tabela 3.8 Peso, em gramas, de ratos machos da raça Wistar segundo a idade, em dias

Número do rato	Idade				
	30	34	38	42	46
1	76	95	99	122	134
2	81	90	101	125	136
3	50	60	62	72	85
4	47	50	57	72	84
5	63	79	82	94	110
6	65	75	79	88	98
7	63	74	79	88	100
8	64	74	92	96	98

Para obter a média aritmética dos pesos aos 30 dias, basta calcular:

$$\bar{x} = \frac{76+81+50+47+63+65+63+64}{8} = \frac{509}{8} = 63,6$$

As médias dos pesos para as demais idades, obtidas da mesma maneira, estão apresentadas na Tabela 3.9 e mostram que o peso médio dos ratos aumenta com a idade.

Tabela 3.9 Médias dos pesos, em gramas, de grupos de oito ratos machos Wistar, segundo a idade, em dias

Idade	Média
30	63,6
34	74,6
38	81,4
42	94,6
46	105,6

2. Determine a mediana dos dados apresentados na Tabela 1.8 (Capítulo 1). Para isso, os dados da Tabela 1.8 foram arranjados em ordem crescente na Tabela 3.10.

Tabela 3.10 Número de faltas de 30 funcionários ao trabalho. Clínica ABC, segundo semestre de 2019

0	1	2
0	1	2
0	1	2
0	1	2
0	**1**	3
0	**1**	3
0	1	3
0	1	4
0	1	4
1	2	6

Como o número de dados (30) é par, a mediana é a média aritmética dos dois valores (em negrito) que ocupam a posição central, ou seja, a mediana é 1. Portanto, metade dos empregados não faltou ou faltou apenas 1 dia.

3. Foi feito um ensaio clínico para testar o efeito de um novo analgésico em 10 pacientes com osteoartrite. Os pacientes foram divididos ao acaso em dois grupos de mesmo tamanho: um grupo recebeu comprimidos de placebo (60 mg, 2 vezes/dia) e o outro grupo recebeu comprimidos de um novo analgésico (60 mg, 2 vezes/dia). Os dados apresentados na Tabela 3.11 correspondem à dor noturna relatada pelos pacientes em uma escala (0 = nenhuma dor; 100 = dor extrema), em 2 dias consecutivos, isto é, 1 dia antes de receber os comprimidos (início) e depois de os receberem (final). Calcule, para cada paciente, as diferenças entre os valores obtidos no final e no início da pesquisa (Tabela 3.12), tanto quando receberam placebo como quando receberam o novo analgésico. Calcule as médias dessas diferenças. Discuta.

Tabela 3.11 Dor noturna relatada pelo paciente em uma escala de 0 a 100, segundo o grupo

Placebo		Novo analgésico	
Início	Final	Início	Final
80	70	80	60
70	50	75	50
75	50	45	25
75	85	50	20
65	65	60	30

Tabela 3.12 Diferenças entre os dados de dor noturna relatados pelo paciente no início e no final da pesquisa e as respectivas médias

Placebo	Novo analgésico
−10	−20
−20	−25
−25	−20
10	−30
0	−30
−9,0	−25,0

As médias das diferenças são −9,0 para placebo e −25,0 para o novo analgésico. Os pacientes que receberam o novo analgésico relataram, em média, maior alívio da dor.

3.4 Exercícios propostos

1. Determine média, mediana e moda dos seguintes conjuntos de dados:
   a) 8; 3; 0; 6; 8
   b) 8; 16; 2; 8; 6
   c) 4; 16; 10; 6; 20; 10
   d) 0; −2; 3; −1; 5
   e) 2; −1; 0; 1; 2; 1; 9
2. Imagine que você está dirigindo um carro em uma estrada e observa que o número de veículos que você ultrapassa é igual ao número de veículos que ultrapassam você. Nesse caso, a velocidade de seu carro corresponde – considerando a velocidade de todos esses carros – a qual medida de tendência central?
3. Dado um conjunto de dados, qual das medidas de tendência central (média, mediana e moda) corresponde sempre a um valor numérico do conjunto?
4. Quatro pessoas reunidas em uma sala têm, em média, 20 anos. Se uma pessoa com 40 anos entrar na sala, qual passa a ser a idade média do grupo?
5. Na Tabela 3.13, são apresentadas taxas de glicose em miligramas por 100 mililitros de sangue em ratos machos da raça Wistar com 30 dias de idade, que serão usados em um ensaio pré-clínico para o teste de determinada substância. Encontre média e mediana.

Tabela 3.13 Taxa de glicose, em miligramas por 100 mililitros de sangue, de oito ratos machos da raça Wistar com 30 dias de idade

Número do rato	Taxa de glicose
1	101
2	98
3	97
4	104
5	95
6	105

6. Na Tabela 3.14, são apresentados: estaturas (em metros), pesos (em quilogramas) e pressão arterial (em milímetros de mercúrio) de pacientes hospitalizados porque tiveram um acidente vascular encefálico (AVE), mais conhecido como derrame. Calcule a média e a mediana para cada variável.

Tabela 3.14 Estaturas (em metros), pesos (em quilogramas) e pressão arterial (em milímetros de mercúrio) de 11 pacientes hospitalizados com acidente vascular encefálico (AVE)

Número do paciente	Estatura	Peso	Pressão arterial
1	1,75	90	180
2	1,58	60	200
3	1,80	80	140
4	1,65	76	220
5	1,80	70	170
6	1,73	65	150
7	1,68	72	140
8	1,65	70	140
9	1,65	75	180
10	1,75	70	160
11	1,65	70	140

7. Com os dados apresentados na Tabela 3.15, calcule o número médio de dentes cariados, para estudantes de cada sexo.

Tabela 3.15 Número de estudantes de 12 anos, segundo o número de dentes cariados e o sexo

Número de dentes cariados	Sexo Masculino	Sexo Feminino
0	16	13
1	2	5
2	3	3
3	2	2
4	2	2

8. Para estudar o tempo de latência de um sonífero usando ratos de laboratório, um pesquisador administrou o produto a 10 ratos e determinou o tempo que levaram para dormir. Dos 10 ratos, dois precisaram de meio minuto; quatro precisaram de 1 minuto; três de 1,5 minuto; e 1 não dormiu. Calcule o tempo médio de latência.
9. Determine média, mediana e moda para cada sexo, em relação aos dados apresentados na Tabela 3.16.

Tabela 3.16 Consumo diário de sal, em gramas por dia, segundo o sexo

Masculino	Feminino
6	4
9	10
6	6
8	8
7	6
6	8

10. Determine média, mediana e moda para cada sexo, em relação aos dados de volume diário de urina, apresentados na Tabela 3.17.

Tabela 3.17 Volume diário de urina, em litros, segundo o sexo

Masculino	Feminino
0,5	0,9
1,4	0,6
0,9	0,5
0,8	1,3
1,3	0,8
0,5	0,7

11. Determine mediana e moda para os dados apresentados na Tabela 3.18 e interprete-as.

Tabela 3.18 Tempo de retorno, em dias, às atividades diárias de pacientes submetidas a histerectomia

Número da paciente	Tempo de retorno
1	20
2	30
3	15
4	20
5	40
6	50
7	25
8	30
9	15
10	35

12. Determine a média dos dados apresentados na Tabela 3.19.

Tabela 3.19 Teor de vitamina C (miligramas de ácido ascórbico em 100 mililitros) em 10 caixas de 100 mililitros de suco de maçã encontradas no mercado

Número da caixa	Teor de vitamina C
1	2,5
2	4,9
3	4,1
4	0,8
5	2,4
6	5,7
7	3,3
8	7,4
9	1,6
10	3,5

13. A média, a mediana e a moda podem ser iguais? Dê um exemplo.
14. Qual das medidas de tendência central não pode ser calculada para os dados da Tabela 3.20? Por quê?

Tabela 3.20 Número de reclamações feitas pelos empregados de uma clínica em determinado semestre, segundo o sexo, que foram recebidas pela diretoria

Número de reclamações	Sexo Masculino	Feminino
0	16	13
1	8	3
2	3	3
3	2	1
4 ou mais	2	3

Medidas de Dispersão para uma Amostra

Capítulo 4

As medidas de tendência central resumem a informação contida em um conjunto de dados, mas não contam toda a história. Por exemplo, a temperatura média em 1 dia na mesma cidade não dá ideia da variação da temperatura ao longo do dia; a média de gastos em dinheiro de uma pessoa durante o ano nada diz sobre possíveis excessos em determinados dias e a falta de dinheiro nos finais de mês.

Veja um exemplo com informações numéricas. São dois domicílios: no primeiro, moram sete pessoas, todas com 22 anos; a média de idade dos moradores desse domicílio coletivo (uma "república") é, evidentemente, 22 anos. No segundo domicílio, também moram sete pessoas: um casal, ela com 17 e ele com 23 anos; dois filhos, um com 2 e outro com 3 anos; a mãe da moça, com 38 anos; um irmão da moça, com 8 anos; e a avó da moça, com 63 anos. A média de idade nesse segundo domicílio também é 22 anos. No entanto, "idade média de 22 anos" descreve bem a situação do primeiro domicílio, mas não a do segundo.

Média, mediana e moda informam a *tendência central dos dados*, mas nada dizem sobre a dispersão dos dados em torno de valores centrais. E este último exemplo mostra que as medidas de tendência central são tanto mais descritivas de um conjunto de dados quanto menor for a *variabilidade*. Então, para descrever um conjunto de dados, é importante fornecer uma medida da dispersão ou variabilidade dos dados. Neste capítulo, serão apresentadas algumas maneiras de medir dispersão ou variabilidade.

4.1 Medidas de dispersão

É preciso medir quão dispersos ou quão espalhados estão os dados que analisamos. As medidas de dispersão mais conhecidas são amplitude, amplitude interquartílica, variância e desvio-padrão (Figura 4.1).

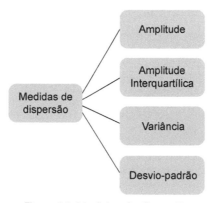

Figura 4.1 Medidas de dispersão

4.1.1 Amplitude

Para medir a variabilidade de um conjunto de dados, começa-se calculando o valor mínimo e o valor máximo do conjunto. Só depois é possível calcular a *amplitude*.

Mínimo de um conjunto de dados é o número de menor valor. Máximo de um conjunto de dados é o número de maior valor.

Para medir a variabilidade, você pode fornecer o valor mínimo e o valor máximo do conjunto de dados e calcular a *amplitude*.

A amplitude de um conjunto de dados, definida como a diferença entre o máximo e o mínimo, é uma medida de dispersão ou variabilidade.

$$\text{Amplitude} = \text{máximo} - \text{mínimo}$$

Exemplo 4.1
Mínimo, máximo e amplitude

As crianças que estão no pátio de uma escola têm 3, 6, 5, 7 e 9 anos de idade. Apresente o número de crianças, a mediana, o mínimo, o máximo e a amplitude em uma tabela (Tabela 4.1).

Para obter a mediana e a amplitude, você primeiro ordena os dados como segue: 3, 5, 6, 7, 9. A mediana é 6. A amplitude é:

$$\text{Amplitude} = 9 - 3 = 6$$

Tabela 4.1 Estatísticas da idade das crianças

Estatística	Resultado
Número de crianças	5
Mediana	6
Mínimo	3
Máximo	9
Amplitude	6

A amplitude é uma ideia básica em Estatística, mas um valor discrepante – por ser muito grande ou muito pequeno – aumenta consideravelmente a amplitude. Como dizem os estatísticos, a amplitude é muito *sensível* aos valores discrepantes.

Exemplo 4.2
Comparação de amplitudes

Durante os 5 dias úteis de determinada semana, foi medido o barulho do tráfego, em decibéis, em duas esquinas (Figura 4.2). Calcule as amplitudes dos dados de cada conjunto. Note que há um valor discrepante (67) na segunda esquina, que aumentou em muito a amplitude, se comparada à amplitude obtida na primeira esquina.

(continua)

> **Exemplo 4.2**
>
> **Comparação de amplitudes** (*Continuação*)
>
> 1ª esquina: 56; 54; 51; 58; 52; 60
>
> $$\text{Amplitude} = 60 - 51 = 9$$
>
> 2ª esquina: 56; 54; 58; 52; 51; 67
>
> $$\text{Amplitude} = 67 - 51 = 16$$
>
>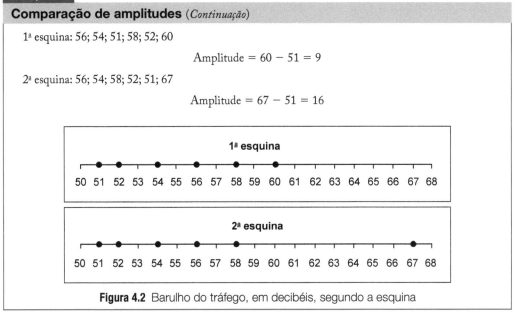
>
> **Figura 4.2** Barulho do tráfego, em decibéis, segundo a esquina

A amplitude é bastante usada como medida de variabilidade, mas, para descrever um conjunto de dados, muitas vezes é melhor fornecer mínimos e máximos. Por exemplo, se alguém informar que os policiais que estão na ativa em certa corporação têm idades entre 18 e 52 anos, estará fornecendo uma informação mais útil do que se disser que a amplitude das idades é de 34 anos.

4.1.2 Amplitude interquartílica

4.1.2.1 Quartil

Antes de definir amplitude interquartílica, é preciso entender o que são quartis. Lembre-se de que a mediana, explicada no Capítulo 3, *Medidas de Tendência Central*, divide um conjunto de dados em dois subconjuntos com o mesmo número de dados, ou seja, em duas metades. Os quartis, como o nome sugere, dividem o conjunto de dados em *quatro quartos*.

> Quartis são valores que dividem um conjunto de dados em quatro partes. São, portanto, três: o primeiro quartil separa o quarto (25%) de dados com valores menores que os demais; o segundo quartil, que é a mediana, separa a metade dos dados com valores menores que os demais; o terceiro quartil separa o quarto (25%) de dados com valores maiores que os demais.

Para se obterem os quartis[1] quando o conjunto tem um *número ímpar* de dados, deve-se:

1. Organizar os dados em ordem crescente. Encontrar a *mediana*, que é o *segundo quartil*, e marcar esse valor.

---

[1] Os métodos empregados para calcular os quartis apresentam pequenas diferenças. Se você calcular os quartis para o Exemplo 5.3 usando o Excel, encontrará valores diferentes. Os valores calculados aqui são os quartis (em inglês, quartiles). O outro método, que é usado no Excel, calcula as "dobradiças" (em inglês, hinges).

2. Se o número de dados for ímpar, a mediana será um número que está no conjunto. Para encontrar o primeiro quartil, toma-se o conjunto de dados iguais ou menores que a mediana. O *primeiro quartil* é a mediana do novo conjunto de dados.
3. Para encontrar o *terceiro quartil*, deve-se tomar o conjunto de dados iguais ou maiores do que a mediana. O terceiro quartil é a mediana do novo conjunto de dados.

Exemplo 4.3

Obtenção dos quartis de conjunto com número ímpar de dados

O número de dados no conjunto 1, 2, 3, 4, 5, 6, 7, 9, 10 é ímpar. Então, a mediana é o valor central dos dados ordenados, ou seja, 5.

$$1, 2, 3, 4, 5, 6, 7, 9, 10$$

Para obter o primeiro quartil, separe os dados *iguais ou menores* do que a mediana. O primeiro quartil é a mediana do novo conjunto de dados, ou seja, 3.

$$1, 2, 3, 4, 5$$

Para obter o terceiro quartil, separe os dados *iguais ou maiores* do que a mediana. O terceiro quartil é a mediana do novo conjunto de dados, ou seja, 7.

$$5, 6, 7, 9, 10$$

Se o conjunto tiver um *número par* de dados, para se obterem os quartis, deve-se:

1. Organizar os dados em ordem crescente. Encontrar a *mediana*, que é o *segundo quartil*, e marcar esse valor.
2. A mediana, dada pela média dos dois valores centrais, não é, necessariamente, um número igual a qualquer outro do conjunto de dados. Para encontrar o *primeiro quartil*, separa-se o conjunto de dados menores do que a mediana. O primeiro quartil é a mediana do novo conjunto de dados.
3. Para encontrar o *terceiro quartil*, deve-se separar o conjunto de dados maiores do que a mediana. O terceiro quartil é a mediana do novo conjunto de dados.

Exemplo 4.4

Obtenção dos quartis de conjunto com número par de dados

A mediana dos dados 0, 1, 2, 3, 4, 5, 5, 7, 9, 10 é a média dos dois valores que estão no centro dos dados ordenados, ou seja, 4,5.

$$0, 1, 2, 3, 4, 5, 6, 7, 9, 10$$

Para obter o primeiro quartil, separe os dados *menores* do que a mediana. O primeiro quartil é a mediana desse novo conjunto de dados, ou seja, 2.

$$0, 1, 2, 3, 4$$

Para obter o terceiro quartil, separe os dados *maiores* do que a mediana. O terceiro quartil é a mediana desse novo conjunto de dados, ou seja, 7.

$$5, 6, 7, 9, 10$$

Existem vários métodos para obter quartis, que levam a resultados ligeiramente diferentes. Diferentes programas para computador empregam métodos diferentes. Por isso, se você calcular os quartis para o Exemplo 4.3 usando o Excel, encontrará resultados diferentes dos obtidos aqui e, se usar o Minitab, achará outros resultados. O SAS permite escolher entre cinco métodos. Além disso, os valores aqui calculados são chamados no Brasil de quartis (em inglês, *quartiles*), mas o autor que inventou o *boxplot*[2] os chama de "dobradiças" (em inglês, *hinges*).

Felizmente, as diferenças entre resultados são pequenas e não afetam as conclusões de um trabalho. De qualquer modo, é preciso definir a *distância interquartílica*, que é uma medida de dispersão que aparece nos *boxplots*.

4.1.2.2 Cálculo da amplitude interquartílica

Como a amplitude é muito sensível aos valores discrepantes, ou seja, muda de valor se for incluída uma observação discrepante, a amplitude interquartílica descreve melhor a dispersão dos dados.

Amplitude interquartílica é a distância entre o primeiro e o terceiro quartis.

$$\text{Amplitude interquartílica} = \text{terceiro quartil} - \text{primeiro quartil}$$

Exemplo 4.5
Amplitude interquartílica

Vamos calcular as amplitudes interquartílicas para o Exemplo 4.2. Reveja os dados.

1ª esquina: 56; 54; 51; 58; 52; 60

Para encontrar a amplitude interquartílica, comece ordenando os dados:

51; 52; 54; 56; 58; 60

O número de dados é par. A mediana é a média de 54 e 56, ou seja, 55. Encontre o primeiro e o terceiro quartis. Então:

Mediana: 55
1º quartil: 52
3º quartil: 58

$$\text{Amplitude interquartílica} = 58 - 52 = 6$$

2ª esquina: 56; 54; 58; 52; 51; 67

Para encontrar a amplitude interquartílica, é preciso ordenar os dados, calcular a mediana e encontrar o primeiro e o terceiro quartis. Então:

51; 52; 54; 56; 58; 67

Mediana: 55
1º quartil: 52
3º quartil: 58

$$\text{Amplitude interquartílica} = 58 - 52 = 6$$

Note que o valor discrepante (67) na segunda esquina não afetou nem a mediana nem a amplitude interquartílica.

---
[2] John Wilder Tukey (1915-2000).

4.1.2.3 Diagrama de caixa (*boxplot*)

As medidas que acabamos de ver – mínimo, primeiro quartil, mediana, terceiro quartil e máximo – tornam possível traçar o *diagrama de caixa*, que ajuda a entender a informação contida em um conjunto de dados.

Para desenhar um diagrama de caixa:

- Desenhe um segmento de reta em posição vertical, com escala, para representar a amplitude dos dados
- Marque, nesse segmento, o primeiro, o segundo e o terceiro quartis
- Desenhe um retângulo (*box*) de maneira que os lados superior e inferior passem exatamente sobre os pontos que marcam o primeiro e o terceiro quartis
- Faça um ponto para representar a mediana sobre o segmento de reta anteriormente traçado, obedecendo à escala.

Exemplo 4.6

Diagrama de caixa (*boxplot*)

A Figura 4.3 apresenta um diagrama de caixa para o conjunto de dados: 1; 2; 3; 4; 5; 6; 7; 8; 9; 10.

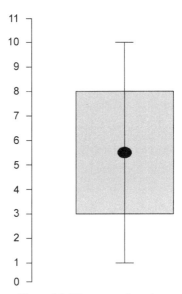

Figura 4.3 Diagrama de caixa

Foram calculados:

- Mínimo: 1
- Primeiro quartil: 3
- Mediana: 5,5
- Terceiro quartil: 8
- Máximo: 10
- Amplitude interquartílica: 8 − 3 = 5.

O retângulo do diagrama de caixa é dado pela distância interquartílica. Esse retângulo contém, no caso de grandes conjuntos de dados, cerca de 50% dos dados que estão no centro da distribuição.

4.1.3 Variância

Quando a média é usada como medida de tendência central, pode-se calcular o desvio de cada dado observado em relação à média, como segue:

$$\text{Desvio} = \text{dado} - \text{média}$$

$$d_i = x_i - \bar{x}$$

Exemplo 4.7
Desvios em relação à média

Reveja o Exemplo 4.1: as idades de cinco crianças são 3, 6, 5, 7 e 9 anos. Para calcular os desvios em relação à média, subtraímos a média de cada idade. Como a média é 6, os desvios são os valores apresentados na Tabela 4.2.

Tabela 4.2 Cálculo dos desvios

Idade (x)	Desvio ($x - \bar{x}$)
3	3 − 6 = −3
6	6 − 6 = 0
5	5 − 6 = −1
7	7 − 6 = 1
9	9 − 6 = 3

Desvios pequenos significam dados *aglomerados* em torno da média, enquanto desvios grandes significam dados *dispersos* em torno da média. Todavia, esses desvios precisam ser resumidos em *um só número* para que você possa olhar o número e julgar o grau de variabilidade dos dados. Como é possível fazer isso?

À primeira vista, parece possível calcular a *média dos desvios*. Mas essa média é sempre igual a zero, porque, como ela está no centro de equilíbrio dos dados, o "peso" dos desvios negativos é igual ao "peso" dos desvios positivos. Em outras palavras, a soma dos desvios negativos é sempre igual à soma dos desvios positivos. Isso pode ser verificado em qualquer conjunto de dados. No Exemplo 4.7: − 3 + 0 − 1 + 1 + 3 = 0.

É preciso eliminar os sinais antes de somar. É intuitivo pensar em calcular a média dos valores absolutos dos desvios. Essa medida realmente existe; é o *desvio médio*, pouco encontrado nos trabalhos de Estatística. Mas existe outra maneira de eliminar os sinais: elevam-se os valores ao quadrado.[3] A soma assim obtida é denominada *soma de quadrados dos desvios*. A partir dessa soma, obtém-se a *variância*. Veja a definição de variância da amostra, que é indicada por s^2.[4]

---

[3] Elevar os desvios ao quadrado têm vantagens: todos ficam positivos, então a variância nunca será negativa; elevar ao quadrado dá mais peso aos desvios maiores, o que é bom porque pontos longe da média aumentam a variabilidade; a matemática fica mais fácil nos cálculos posteriores.

[4] É importante distinguir entre variância da população e variância da amostra. Até aqui, porém, tratamos apenas de amostras. De qualquer maneira, convém assinalar que tanto as fórmulas de cálculo quanto a notação são diferentes (s^2 para variância da amostra e σ^2 para variância da população).

4.1.3.1 Definição e fórmula de cálculo da variância

Variância da amostra é a soma dos quadrados dos desvios de cada observação em relação à média, dividida por $(n - 1)$.

$$s^2 = \frac{\sum (x - \bar{x})^2}{n-1}$$

Para calcular a variância:

- Calcule a média
- Calcule o desvio de cada observação em relação à média
- Eleve cada desvio ao quadrado
- Some os quadrados dos desvios
- Divida o resultado por $n - 1$ (n é o número de observações).

Exemplo 4.8

Cálculo da variância

Os cálculos auxiliares para obter a variância dos dados do Exemplo 4.1 estão na Tabela 4.3.

Tabela 4.3 Cálculo da variância

Dado (x)	Desvio (x − $\bar{x}$)	Desvio ao quadrado (x − $\bar{x}$)²
3	3 − 6 = −3	(−3)² = 9
6	6 − 6 = 0	0² = 0
5	5 − 6 = −1	(−1)² = 1
7	7 − 6 = 1	1² = 1
9	9 − 6 = 3	3² = 9
Σx = 30	Σ(x − $\bar{x}$) = 0	Σ(x − $\bar{x}$)² = 20

A variância é:

$$s^2 = \frac{\sum (x - \bar{x})^2}{n-1}$$

$$s^2 = \frac{20}{4} = 5$$

A variância quantifica a variabilidade dos dados. O divisor $n - 1$ recebe o nome de *graus de liberdade*.[5]

---

[5] A soma dos desvios é sempre zero. Então, tendo os valores de $(n - 1)$ desvios, você pode calcular o valor do desvio que está faltando. Reveja o Exemplo 4.7. Imagine que você conhecesse apenas quatro dos cinco desvios: −3, 0, −1 e 1. A soma desses desvios é −3. Para que a soma seja 0, falta o desvio de valor 3. Graus de liberdade significa o número de desvios que estão "livres" para variar (podem ter qualquer valor), mas o último está determinado porque a soma dos desvios é, necessariamente, zero.

4.1.3.2 Outra fórmula para calcular a variância

A fórmula apresentada na seção 4.3.1 para calcular a variância pode ser desenvolvida algebricamente. Obtém-se uma fórmula que, embora pareça mais complicada, possibilita que o cálculo da variância seja feito com menor número de operações aritméticas.[6] Prefira usar esta segunda fórmula se você estiver fazendo cálculos à mão.

$$s^2 = \frac{\sum x^2 - \frac{(\sum x)^2}{n}}{n-1}$$

Exemplo 4.9
Cálculo da variância

São dados os tempos em minutos que seis meninos permaneceram sobre seus skates: 4; 6; 4; 6; 5; 5. Para calcular a variância, foram feitos os cálculos intermediários apresentados na Tabela 4.4.

Tabela 4.4 Cálculo da variância

x	x²
4	16
6	36
4	16
6	36
5	25
5	25
Σx = 30	Σx² = 154

A variância é:

$$s^2 = \frac{154 - \frac{(30)^2}{6}}{5} = 0,8$$

4.1.3.3 Variância de dados agrupados em tabelas de distribuição de frequências

A variância de dados agrupados em uma tabela de distribuição de frequências, ou seja, de $x_1, x_2, \ldots x_n$ que se repetem $f_1, f_2, \ldots f_n$ vezes na amostra, é:

$$s^2 = \frac{\sum x^2 f - \frac{(\sum xf)^2}{\sum f}}{\sum f - 1}$$

---

[6]Essa fórmula foi apresentada aqui porque é encontrada em muitos textos, mas corresponde à mesma apresentada na definição. Facilita fazer os cálculos à mão, mas atualmente isso não tem sentido.

Exemplo 4.10
Cálculo da variância de dados agrupados

Reveja a Tabela 3.2, do Exemplo 3.5 do Capítulo 3 reapresentada aqui como Tabela 4.5.

Tabela 4.5 Número de funcionários da empresa segundo o número de filhos em idade escolar

Número de filhos em idade escolar	Número de funcionários
0	6
1	8
2	4
3	1
4	0
5	1

A Tabela 4.6 apresenta os cálculos auxiliares para obter a variância.

Tabela 4.6 Cálculos auxiliares para obtenção da variância

Número de filhos em idade escolar (x)	Frequência (f)	Produto (xf)	Produto (x^2f)
0	6	0	0
1	8	8	8
2	4	8	16
3	1	3	9
4	0	0	0
5	1	5	25
Total	$\Sigma f = 20$	$\Sigma xf = 24$	$\Sigma x^2 f = 58$

Aplicando a fórmula:

$$s^2 = \frac{\sum x^2 f - \frac{\left(\sum xf\right)^2}{\sum f}}{\sum f - 1}$$

$$s^2 = \frac{58 - \frac{24^2}{20}}{20 - 1} = \frac{58 - 28{,}8}{19} = 1{,}54$$

4.1.4 Desvio-padrão

O desvio-padrão é uma medida de variabilidade muito recomendada porque mede bem a dispersão dos dados e possibilita, assim, interpretação de interesse prático. Para calcular o desvio-padrão, é preciso, primeiro, calcular a variância. Lembre-se de que, para calcular a variância, os desvios em relação à média foram *elevados ao quadrado*. Por isso, a unidade de medida da variância é igual ao *quadrado* da medida das observações. Logo, extraindo a raiz quadrada da variância, você obtém uma medida de variabilidade com a mesma unidade de medida dos dados. É o *desvio-padrão*.

> Desvio-padrão é a raiz quadrada da variância, com sinal positivo.

$$s = \sqrt{\text{variância}} = \sqrt{\frac{\sum (x - \bar{x})^2}{n - 1}}$$

Exemplo 4.11
Cálculo do desvio-padrão

A Tabela 4.7 apresenta a duração, em minutos, das chamadas telefônicas realizadas em três consultórios médicos. As médias, as variâncias e os desvios-padrões são apresentados na Tabela 4.8. As observações foram medidas em minutos, a variância é dada em minutos ao quadrado, o que não tem sentido prático, mas o desvio-padrão é dado em minutos.

Tabela 4.7 Tempo, em minutos, das chamadas telefônicas feitas em uma manhã, em três consultórios médicos

Consultório A	Consultório B	Consultório C
4	9	9
6	1	1
4	5	1
6	5	2
5	1	8
5	9	9

Tabela 4.8 Estatísticas obtidas para os dados da Tabela 4.7

Estatísticas	Consultório A	Consultório B	Consultório C
Média	5	5	5
Variância	0,8	12,8	16,4
Desvio-padrão	0,89	3,58	4,05

A duração, em minutos, das chamadas telefônicas realizadas nos três consultórios médicos foi, em média, a mesma, ou seja, 5 minutos. No entanto, a variação de tempo das chamadas variou muito. Compare, por exemplo, o desvio-padrão 0,89 minuto do consultório A, com o desvio-padrão 4,05 minutos do consultório C.

4.2 Medida de dispersão relativa

4.2.1 Coeficiente de variação

Coeficiente de variação (CV) é a razão entre o desvio-padrão e a média. O resultado é multiplicado por 100, para ser apresentado em porcentagem.

$$CV = \frac{s}{\bar{x}} \times 100$$

Para entender como se interpreta o coeficiente de variação, imagine dois grupos de pessoas: no primeiro grupo, elas têm idades 3, 1 e 5 anos; a média é 3 anos. No segundo, 55, 57 e 53 anos; a média é 55 anos.

Verifique que, nos dois grupos, a dispersão dos dados é idêntica: ambos têm variância $s^2 = 4$ e desvio-padrão $s = 2$. No entanto, diferenças de 2 anos são muito mais importantes no primeiro grupo, que tem média 3, do que no segundo grupo, que tem média 55. Agora, veja os coeficientes de variação. No primeiro grupo, o coeficiente de variação é:

$$CV = \frac{2}{3} \times 100 = 66{,}67\%$$

No segundo grupo, o coeficiente de variação é:

$$CV = \frac{2}{55} \times 100 = 3{,}64\%$$

Um coeficiente de variação de 66,67% indica que a *dispersão dos dados em relação à média* é muito grande, ou seja, a *dispersão relativa* é alta. Um coeficiente de variação de 3,64% indica que a *dispersão dos dados em relação à média* é pequena. É importante notar que o coeficiente de variação pode ser expresso em porcentagem porque é *adimensional* – não tem unidade de medida. Isso acontece porque média e desvio-padrão são medidos na mesma unidade que, então, se cancelam. Por ser adimensional, o coeficiente de variação é útil para comparar a dispersão relativa de variáveis medidas em diferentes unidades. Veja o Exercício resolvido nº 3.

4.3 Exercícios resolvidos

1. É dado o nível de colesterol de cinco pessoas: 260; 160; 200; 210; 240. Calcule a média e a variância.
   A média é:

$$\bar{x} = \frac{260 + 160 + 200 + 210 + 240}{5} = \frac{1070}{5} = 214{,}0$$

Para obter a variância, foram feitos os cálculos intermediários apresentados na Tabela 4.9.

Tabela 4.9 Cálculos intermediários para obtenção da variância

Nível de colesterol	Desvio em relação à média	Desvio ao quadrado
260	46	2116
160	−54	2916
200	−14	196
210	−4	16
240	26	676
Soma	0	5.920

A variância é:

$$s^2 = \frac{5920}{4} = 1480,00$$

2. Observe os conjuntos A, B, C e D de dados. Sem fazer cálculos, qual deles apresenta menor variância? Quais têm maior variância?
   A: 7; 7; 7; 7
   B: 6; 7; 7; 8
   C: 6; 8; 10; 12
   D: 106; 108; 110; 112
   O conjunto A tem a menor variância, pois os dados são todos iguais entre si. O conjunto B tem variância maior do que o conjunto A, pois os dados variam de 1 em 1. Os conjuntos C e D têm variâncias maiores do que as dos outros, mas iguais entre si (em ambos os conjuntos, os dados variam de 2 em 2).
3. Calcule a média, o desvio-padrão e o coeficiente de variação dos dados apresentados na Tabela 4.10. Comente os resultados.

Tabela 4.10 Peso e comprimento de 10 cães

Peso (kg)	Comprimento (cm)
23	104
22	107
21	103
21	105
17	100
28	104
19	108
14	91
19	102
19	99

a) Para peso: a média é 20,3 kg e o desvio-padrão é 3,74 kg. O coeficiente de variação é 18,42%.
b) Para comprimento: a média é 102,3 cm e o desvio-padrão é 4,85 cm. O coeficiente de variação é 4,74%.

Não se podem comparar desvios-padrões de peso e comprimento porque as unidades de medida são diferentes. No entanto, os coeficientes de variação podem ser comparados porque são adimensionais. É fácil ver que a dispersão relativa dos dados de peso (CV = 18,42%) é maior do que a dispersão relativa dos dados de comprimento (CV = 4,74%). Isso significa que os dados de peso variam mais em relação à média do que os dados de comprimento. Lembre-se de que isso também acontece em humanos adultos e normais: provavelmente, você conhece duas pessoas sendo que uma tem o dobro de peso da outra (104 kg e 52 kg, por exemplo), mas não conhece uma pessoa com o dobro da altura de outra.

4. Determine os quartis[7] do conjunto de dados: 1, 2, 2, 5, 5, 7, 8, 10, 11, 11.

Os dados já estão ordenados. Para obter a mediana, note que o número de dados é par. Então, a mediana é a média dos valores centrais 5 e 7, que é 6.

$$1, 2, 2, 5, 5, 7, 8, 10, 11, 11.$$

Para obter o primeiro quartil, separe os dados menores do que a mediana (6). O primeiro quartil é a mediana desses dados, 2.

$$1, 2, 2, 5, 5.$$

Para obter o terceiro quartil, separe os dados iguais ou maiores do que a mediana. O terceiro quartil é a mediana desses dados, 10.

$$7, 8, 10, 11, 11.$$

5. Foi feito um experimento para comparar dois métodos de treinamento para a execução de um serviço especializado. Vinte homens foram selecionados para esse experimento. Dez deles foram escolhidos ao acaso e treinados pelo método A. Os outros dez foram treinados pelo método B. Concluído o período de treinamento, todos os homens executaram o serviço e foi medido o tempo de que cada um despendeu para executar o serviço. Os dados são apresentados na Tabela 4.11. Calcule as estatísticas (apresentadas na Tabela 4.12) e desenhe diagramas de caixa (na Figura 4.4) para comparar os métodos.

Tabela 4.11 Tempo, em minutos, despendido na execução do serviço, segundo o método de treinamento

Método A	Método B
15	23
20	31
11	13
23	19
16	23
21	17
18	28
16	26
27	25
24	28

---

[7] Os métodos empregados para calcular os quartis têm pequenas diferenças. Se você calcular os quartis para o Exemplo 4.5 usando o Excel, encontrará: 1º quartil = 2,75; 3º quartil = 9,5. Não é o método aqui ensinado.

Tabela 4.12 Estatísticas de tempo, em minutos, despendido na execução do serviço segundo o método de treinamento

Estatística	Método A	Método B
Mínimo	11	13
Primeiro quartil	16	19
Mediana	19	24
Terceiro quartil	23	28
Máximo	27	31

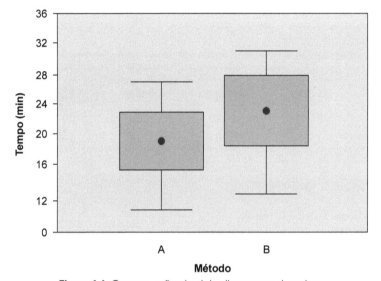

Figura 4.4 Comparação de dois diagramas de caixa

A Figura 4.4 mostra que a variabilidade é praticamente a mesma para os dois métodos. No entanto, a mediana do tempo despendido por homens treinados pelo método A foi menor. Prefira o método A.

6. Calcule a variância e o desvio-padrão para cada idade dos dados apresentados na Tabela 3.8 do Capítulo 3 e comente o resultado.

A variância é dada pela seguinte fórmula:

$$s^2 = \frac{\sum x^2 - \frac{(\sum x)^2}{n}}{n-1}$$

Usando uma calculadora ou um computador, é possível obter as somas apresentadas na Tabela 4.13.

Tabela 4.13 Resultados parciais

Soma	Idade				
	30 dias	34 dias	38 dias	42 dias	46 dias
Σx	509	597	651	757	845
Σx^2	33.305	46.043	54.765	74.417	92.041
$(\Sigma x)^2$	259.081	356.409	423.801	573.049	714.025

As variâncias e os desvios-padrões estão apresentados na Tabela 4.14. Os desvios-padrões aumentam com a idade, ou seja, a dispersão dos dados em torno da média aumenta com a idade.

Tabela 4.14 Variância e desvio-padrão do peso, em gramas, de ratos machos da raça Wistar, segundo a idade

Estatística	Idade				
	30 dias	34 dias	38 dias	42 dias	46 dias
Variância	131,41	213,13	255,7	397,98	398,27
Desvio-padrão	11,5	14,6	16,0	19,9	20,0

4.4 Exercícios propostos

1. Dados os valores 5, 3, 2 e 1, calcule:
   a) o mínimo
   b) o máximo
   c) a amplitude
2. Dados os valores 3, 8, 5, 6, 4, 3 e 6, calcule:
   a) Σx
   b) $\Sigma (x - \bar{x})^2$
3. Calcule a média e o desvio-padrão para o seguinte conjunto de dados: 3; 9; 4; 1; 3.
4. A variância de uma amostra é 100 e a soma de quadrados dos desvios é 500. Qual é o tamanho da amostra?
5. A média das idades das quatro pessoas que estão reunidas em uma sala é 20 anos e a variância é zero. Se uma pessoa com 40 anos entrar na sala, qual será a idade média do novo grupo e qual será a variância?
6. São dadas, na Tabela 4.15, as notas de três alunos em cinco provas. Calcule, para cada aluno, a média e o desvio-padrão das notas obtidas. Discuta.

Tabela 4.15 Notas de três alunos em cinco provas

Aluno	1ª prova	2ª prova	3ª prova	4ª prova	5ª prova
Antônio	5	5	5	5	5
João	6	4	5	4	6
Pedro	10	10	5	0	0

7. Responda às seguintes questões:
   a) O valor do desvio-padrão pode ser maior do que o valor da média?
   b) O valor do desvio-padrão pode ser igual ao valor da média?
   c) O valor do desvio-padrão pode ser negativo?
   d) Quando o desvio-padrão é igual a zero?
8. Calcule a variância, o desvio-padrão e o coeficiente de variação para os dados apresentados no Exercício 5 do Capítulo 3.
9. Os tempos de latência, em minutos, de um analgésico em seis pacientes foram: 4; 6; 4; 6; 5; 5. Calcule a média e a variância.
10. Responda às seguintes questões:
    a) qual é a desvantagem de usar a amplitude para comparar a variabilidade de dois conjuntos de dados?
    b) A variância pode ser negativa?
    c) A variância pode ser menor do que o desvio-padrão?
11. Um professor de Odontologia queria saber se alunos que começam a atender pacientes em disciplinas clínicas têm aumento na frequência do batimento cardíaco. Para isso, mediu a frequência dos batimentos cardíacos de cinco alunos de primeiro ano (que não cursam disciplinas clínicas) e de cinco alunos do segundo ano, pouco antes do primeiro atendimento de pacientes. Os dados estão apresentados na Tabela 4.16. Calcule as médias e os desvios-padrões. Discuta.

Tabela 4.16 Frequência de batimentos cardíacos, medida em batimentos por minuto (bpm), de alunos de primeiro e segundo anos

1º ano	2º ano
87	106
70	100
76	86
71	96
69	90

12. Para verificar se duas dietas indicadas para pessoas que precisam perder peso são igualmente eficientes, um médico separou, ao acaso, um conjunto de 12 pacientes em dois grupos. Cada paciente seguiu a dieta designada para seu grupo. Decorrido certo tempo, o médico aferiu a perda de peso (em quilogramas) de cada paciente de cada grupo. Os dados estão apresentados na Tabela 4.17. Calcule as médias e as variâncias. Discuta.

Tabela 4.17 Perda de peso, em quilogramas segundo a dieta

Dieta A	Dieta B
8	7
5	8
6	2
7	5
4	12
6	8

Noções sobre Correlação

Capítulo 5

Você sabe que o bom desempenho do atleta está relacionado com um bom treinamento. Sabe também que o número de pontos que um aluno obtém no Exame Nacional do Ensino Médio (Enem) está ligado à preparação adequada para a prova. Essas afirmativas revelam a consciência de que pode haver *relação entre duas variáveis*. Você sabe que o risco de câncer de pulmão aumenta conforme o tempo do hábito do tabagismo, e que a pressão arterial se eleva com a idade. Tais assertivas revelam consciência da *evolução de uma variável ao longo do tempo*. Este capítulo mostra como estudar o comportamento conjunto de duas variáveis.

5.1 Diagrama de dispersão

Vamos pensar em duas variáveis numéricas e chamar, como é habitual em Estatística, uma de X e a outra de Y. Se você medir essas duas variáveis em 22 pessoas, 22 animais ou 22 objetos, terá 22 pares de valores dessas duas variáveis. Se X e Y têm a tendência de variar conjuntamente, dizemos que existe *correlação* entre elas. Neste capítulo, veremos como se responde às seguintes perguntas:

- É razoável considerar que existe correlação entre duas variáveis X e Y?
- Que tipo de correlação existe entre ambas?
- Qual é o grau dessa correlação?
- Como estudar a variação de uma variável ao longo do tempo?

Para responder a essas perguntas, é preciso desenhar gráficos e fazer alguns cálculos. Começaremos desenhando um gráfico denominado diagrama de dispersão.

> Diagrama de dispersão (*scatterplot*) é um gráfico que se faz para exibir a relação entre duas variáveis quantitativas.

Para desenhar o diagrama de dispersão, é preciso:

1. Traçar um sistema de eixos cartesianos que represente, em cada eixo, uma das variáveis.
2. Escrever os nomes das variáveis nos respectivos eixos.
3. Traçar as escalas de maneira a dar ao diagrama o aspecto aproximado de um quadrado.
4. Desenhar um ponto para representar cada um dos pares de valores das variáveis.

Exemplo 5.1

Diagrama de dispersão

Um fisioterapeuta mediu a altura (X) e o peso (Y) de 22 universitários. Os dados estão apresentados na Tabela 5.1, e o diagrama de dispersão na Figura 5.1. Observando a figura, você "vê" a variação conjunta das variáveis altura e peso: os pesos tendem a ser maiores quando as alturas são maiores. *(continua)*

Exemplo 5.1
Diagrama de dispersão (*Continuação*)

Tabela 5.1 Altura, em metros, e peso, em quilogramas, de 22 universitários

Número do universitário	Altura (m)	Peso (kg)
1	1,70	60
2	1,68	68
3	1,75	85
4	1,68	67
5	1,65	68
6	1,80	102
7	1,75	60
8	1,70	60
9	1,60	50
10	1,82	85
11	1,64	43
12	1,80	75
13	1,79	71
14	1,75	70
15	1,78	87
16	1,77	96
17	1,80	80
18	1,85	85
19	1,78	70
20	1,80	80
21	1,75	82
22	1,70	50

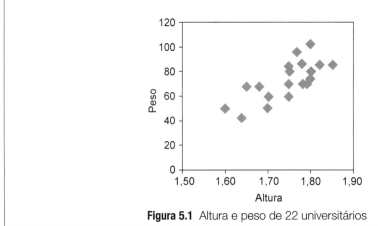

Figura 5.1 Altura e peso de 22 universitários

Existe *correlação entre X e Y* quando os dados, apresentados em diagrama de dispersão, formam uma nuvem de pontos na forma aproximada de uma elipse. A *correlação* é *positiva* quando X cresce e Y, em média, também cresce; e é *negativa* quando X cresce e Y, em média, decresce.

Exemplo 5.2
Correlação positiva e correlação negativa

Os dados apresentados na Tabela 5.2 estão ilustrados nos diagramas da Figura 5.2. Observe que:

- X e Y crescem juntamente no conjunto A: a correlação é *positiva*
- No Conjunto B, enquanto X cresce, Y decresce: a correlação é *negativa*.

Tabela 5.2 Correlação positiva e correlação negativa

| Conjunto A || Conjunto B ||
X	Y	X	Y
1	2	1	8
2	0	2	12
3	6	3	8
4	3	4	10
5	9	5	4
6	4	6	9
7	10	7	3
8	8	8	6
9	12	9	0
10	8	10	2

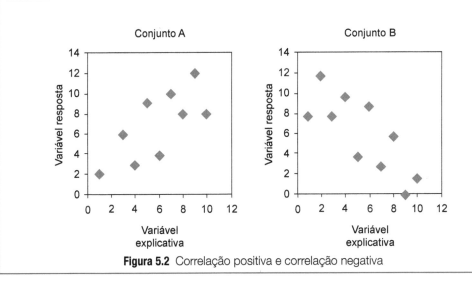

Figura 5.2 Correlação positiva e correlação negativa

A *correlação* entre duas variáveis é *forte* quando, no diagrama de dispersão, X e Y formam uma elipse fechada em torno de uma reta; é *fraca* quando, no diagrama de dispersão, X e Y formam uma elipse mais arredondada; e *nula* quando X e Y estão dispersos.

Exemplo 5.3
Correlação forte, correlação fraca, correlação nula

Os dados apresentados na Tabela 5.3 estão ilustrados nos diagramas da Figura 5.3. Observe que:

- No Conjunto A, os pontos estão bem *próximos de uma reta*: a correlação é *forte*
- No Conjunto B, os pontos estão *espalhados em torno de uma reta*: a correlação é *fraca*
- No Conjunto C, os pontos estão totalmente dispersos: a correlação é *nula*, ou seja, não existe correlação entre as variáveis.

Tabela 5.3 Correlações forte, fraca e nula

| Conjunto A || Conjunto B || Conjunto C ||
X	Y	X	Y	X	Y
1	2	1	6	1	3
2	6	2	3	2	4
3	5	3	5	3	6
4	8	4	8	4	3
5	6	5	4	5	4
6	9	6	12	6	7
7	9	7	9	7	2
8	11	8	5	8	4
9	12	9	7	9	2
10	10	10	12	10	6

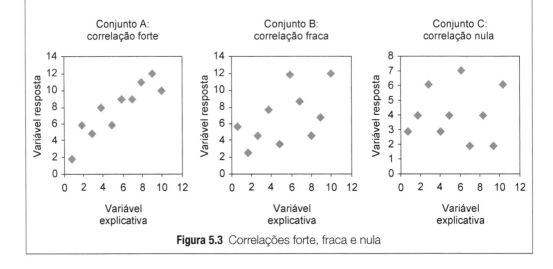

Figura 5.3 Correlações forte, fraca e nula

A correlação entre duas variáveis pode ser *linear* ou *não linear*. Diz-se que a correlação é linear quando a nuvem de pontos que representam os dados se dispersa em torno de uma reta, e não linear quando a nuvem de pontos se dispersa em torno de uma curva.

Exemplo 5.4
Relação linear e relação não linear entre duas variáveis

Os dados da Tabela 5.4 estão apresentados nos dois diagramas da Figura 5.4. A correlação é perfeita nos dois conjuntos, mas:

- No Conjunto A, os pontos estão sobre uma reta: a correlação é linear
- No Conjunto B, os pontos estão sobre uma parábola: a correlação é não linear.

Tabela 5.4 Relações linear e relação não linear entre duas variáveis

Conjunto A		Conjunto B	
X	Y	X	Y
0	2	1,5	1
1	3	2	2
2	4	3	3
3	5	4	3,5
4	6	5	3
5	7	6	2
6	8	6,5	1

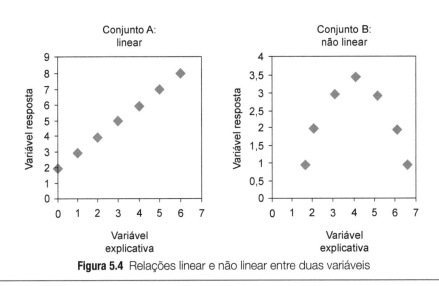

Figura 5.4 Relações linear e não linear entre duas variáveis

5.2 Cálculo do coeficiente de correlação

O *grau de correlação linear* entre duas variáveis quantitativas X e Y é medido pelo *coeficiente de correlação de Pearson*,[1] representado por r e definido pela seguinte fórmula:

$$r = \frac{\sum XY - \frac{(\sum X)(\sum Y)}{n}}{\sqrt{\left[\sum X^2 - \frac{(\sum X)^2}{n}\right]\left[\sum Y^2 - \frac{(\sum Y)^2}{n}\right]}}$$

Coeficiente de correlação de Pearson é a medida do grau de relação linear entre duas variáveis quantitativas.

O valor de r só pode variar entre -1 e $+1$, inclusive; ou seja, $-1 \leq r \leq +1$. Assim:

- Se $r = 1$, a correlação é perfeita positiva
- Se $r = 0$, a correlação é nula
- Se $r = -1$, a correlação é perfeita negativa.

Para julgar valores intermediários de r, deve ser aplicado um *teste estatístico*, que leva em conta o *tamanho da amostra* (n). Entretanto, existe uma regra prática que, embora rudimentar,[2] possibilita julgar o valor do coeficiente de correlação (r):

- Correlação pequena: $0 < r < 0{,}25$ ou $-0{,}25 < r < 0$
- Correlação fraca: $0{,}25 \leq r < 0{,}50$ ou $-0{,}50 < r \leq -0{,}25$
- Correlação moderada: $0{,}50 \leq r < 0{,}75$ ou $-0{,}75 < r \leq -0{,}50$
- Correlação forte: $0{,}75 \leq r < 1{,}00$ ou $-1 < r \leq -0{,}75$.

Nas ciências físicas, os coeficientes de correlação têm valores relativamente altos. Nas ciências da saúde, os coeficientes de correlação são menores, devido à grande variabilidade dos fenômenos biológicos. Nas ciências do comportamento, em que a variabilidade das respostas é muito alta, coeficientes de correlação iguais ou maiores que 0,70 são extremamente raros.

---

[1] Para estudar a correlação entre variáveis ordinais, calcula-se o coeficiente de correlação de Spearman. Ver também: VIEIRA, S. **Bioestatística**: tópicos avançados. 4. ed. Rio de Janeiro: GEN Guanabara Koogan, 2023.
[2] A regra é imprecisa, mas serve como primeira aproximação. Além disso, valores de r entre $-0{,}25$ e $+0{,}25$, embora possam apresentar significância estatística, não são perceptíveis nos diagramas. Ver também COLTON, T. **Statistics in Medicine**. New York: Little, Brown and Company, 1974.

Exemplo 5.5
Cálculo do coeficiente de correlação

Vamos calcular o coeficiente de correlação para os dados do Conjunto A, apresentado na Tabela 5.3. Os cálculos intermediários estão na Tabela 5.5.

Tabela 5.5 Cálculos intermediários para a obtenção do coeficiente de correlação (Conjunto A da Tabela 5.3)

X	Y	XY	X^2	Y^2
1	2	2	1	4
2	0	0	4	0
3	6	18	9	36
4	3	12	16	9
5	9	45	25	81
6	4	24	36	16
7	10	70	49	100
8	8	64	64	64
9	12	108	81	144
10	8	80	100	64
$\Sigma X = 55$	$\Sigma Y = 62$	$\Sigma XY = 423$	$\Sigma X^2 = 385$	$\Sigma Y^2 = 518$

Substituindo os somatórios calculados na Tabela 5.5 na fórmula do coeficiente de correlação e lembrando que o tamanho da amostra é $n = 10$, obtemos:

$$r = \frac{423 - \frac{55 \times 62}{10}}{\sqrt{\left[385 - \frac{55^2}{10}\right]\left[518 - \frac{62^2}{10}\right]}}$$

$$r = \frac{82}{\sqrt{82,5 \times 133,6}}$$

$$r = 0,781$$

Mesmo que não tivéssemos visto os dados, poderíamos dizer, olhando o resultado obtido para o coeficiente de correlação, que X e Y têm correlação positiva forte.

Exemplo 5.6
Cálculo do coeficiente de correlação

Vamos calcular agora o coeficiente de correlação para os dados do Conjunto B, apresentado na Tabela 5.3. Os cálculos intermediários são apresentados na Tabela 5.6.

Tabela 5.6 Cálculos intermediários para obter o coeficiente de correlação (Conjunto B da Tabela 5.3)

X	Y	XY	X^2	Y^2
1	8	8	1	64
2	12	24	4	144
3	8	24	9	64
4	10	40	16	100
5	4	20	25	16
6	9	54	36	81
7	3	21	49	9
8	6	48	64	36
9	0	0	81	0
10	2	20	100	4
$\Sigma X = 55$	$\Sigma Y = 62$	$\Sigma XY = 259$	$\Sigma X^2 = 385$	$\Sigma Y^2 = 518$

Substituindo, na fórmula, os somatórios pelos valores calculados na Tabela 5.6 e lembrando que o tamanho da amostra é $n = 10$, obtemos:

$$r = \frac{259 - \frac{55 \times 62}{10}}{\sqrt{\left[385 - \frac{55^2}{10}\right]\left[518 - \frac{62^2}{10}\right]}}$$

$$r = \frac{-82}{\sqrt{82,5 \times 133,6}}$$

$$r = -0,781$$

O coeficiente de correlação calculado para os dados apresentados no Conjunto B da Tabela 5.2 indicam correlação negativa forte entre as variáveis.

Para calcular o coeficiente de correlação, é necessário pressupor que:
- Cada unidade da amostra forneceu valores tanto de X quanto de Y
- As unidades foram selecionadas *ao acaso* ou, pelo menos, são representativas de uma grande população
- As variáveis X e Y foram *medidas de forma independente*. Não tem sentido calcular o coeficiente de correlação entre X e Y se Y tiver sido obtido por meio de uma fórmula que inclui X.

> **Exemplo 5.7**
> **Pressuposição necessária para o cálculo de r**
>
> Pode-se calcular o coeficiente de correlação entre as notas obtidas pelos alunos de um curso em duas disciplinas (*p. ex.*, matemática e física). No entanto, não tem sentido correlacionar as médias finais no curso às notas de quaisquer das disciplinas que compuseram as médias finais. Elas não são independentes (p. ex., as notas de matemática entram no cálculo das médias finais).

5.3 Cuidados na interpretação do coeficiente de correlação

O diagrama de dispersão dá ideia da relação entre duas variáveis. Contudo, para que o coeficiente de correlação de Pearson tenha significado, é preciso que os pontos estejam espalhados *em torno de uma linha reta*. Portanto, antes de calcular o valor de r, convém desenhar um diagrama de dispersão: se a relação *não* for linear, o valor de r obtido pela fórmula dada aqui não mede a relação entre as variáveis.

Outro ponto importante é saber que *correlação não implica causa*. Uma correlação positiva entre duas variáveis mostra que essas variáveis crescem no mesmo sentido, mas não indica que aumentos sucessivos em uma das variáveis *causam* aumentos sucessivos na outra variável.

Da mesma maneira, uma correlação negativa entre duas variáveis mostra apenas que variam em sentidos contrários, mas não indica que acréscimos em uma delas *causam* decréscimos na outra. E cuidado com o chavão: correlação não significa causa. *Pode* existir uma relação de causa e efeito entre as variáveis.

De qualquer modo, um exemplo antigo, mas muito interessante, foi apresentado por um estatístico.[3] Ele mostrou que, na década de 1930, à medida que aumentava o número de cegonhas em uma cidade da Dinamarca, o de recém-nascidos também ficava maior. Embora houvesse correlação entre as duas variáveis, não há uma *relação de causa e efeito*. A correlação é *espúria*: existe uma *terceira variável* – o tamanho da cidade – que tem efeito sobre a quantidade de recém-nascidos (quanto maior ficava a cidade, mais crianças nasciam) e a de casas com chaminés, perto das quais as cegonhas faziam seus ninhos.

5.4 Séries temporais

Série estatística é uma sequência ordenada de dados quantitativos usados para mostrar tendência ao longo do tempo ou no espaço. Quando os dados são observados ao longo do tempo, diz-se que a *série é temporal*. Na construção de uma série temporal, é preciso observar rigorosamente a ordenação de dias, meses e anos. Assim, em uma série temporal, 2010 antecede 2020, 1 ano antecede 2 anos, e assim por diante.

---

[3] O exemplo é de Gustav Fischer, que apresentou, em gráfico, os números de nascimentos na cidade de Oldenburg durante 7 anos (de 1930 a 1936) e o número de cegonhas observadas em cada um deles. (BOX, G. E. P., HUNTER, W. G., HUNTER, J. S. **Statistics for experimenters**: design, discovery and innovation. 2. ed. New York: Wiley, 2005.)

5.4.1 Gráfico de linhas

Quem trabalha na área de saúde frequentemente precisa observar a *tendência* de uma variável ao longo do tempo. Isso pode ser feito por meio de um *gráfico de linhas*, também chamado *gráfico de série temporal*. Os dados observados referem-se à *variável resposta*, e o tempo é a *variável explicativa*.

Variável resposta ou desfecho é a variável que estamos estudando.

Variável explicativa ou fator é a variável que tem efeito sobre a variável resposta ou desfecho.

Exemplo 5.8
Variável resposta e variável explanatória

A altura de uma criança varia em função da idade (tempo de vida). Então, a *variável resposta é altura*, e a *variável explanatória é idade*.

Para fazer um gráfico de linhas, deve-se:

1. Coletar valores da variável Y nos tempos X que você quer estudar.
2. Traçar um sistema de eixos cartesianos; no eixo das abscissas, representar o tempo (X), e no das ordenadas, a variável resposta Y.
3. Estabelecer as escalas e fazer as necessárias graduações em cada um dos eixos.
4. Escrever os nomes das variáveis nos respectivos eixos.
5. Desenhar um ponto para representar cada par de valores (X, Y).
6. Unir os pontos por segmentos de reta.
7. Escrever o título.

Exemplo 5.9
Gráfico de linhas

Tabela 5.7 População residente no Brasil, segundo o ano do Censo Demográfico

Ano do censo	População
1940	41.236.315
1950	51.944.397
1960	70.070.457
1970	93.139.037
1980	119.002.706
1991	146.825.475
2000	169.799.170
2010	190.755.799

Fonte: Instituto Brasileiro de Geografia e Estatística (IBGE). Dados Históricos dos Censos. Disponível em: https://www.ibge.gov.br/estatisticas/sociais/populacao/25089-censo-1991-6.html?=&t=series-historicas. Acesso em: out. 2024.[4]

(continua)

---

[4]Instituto Brasileiro de Geografia e Estatística. Dados históricos dos censos de 1940 a 1996 – IBGE. Disponível em: www.ibge.gov.br/home/estatistica/populacao/.../1940_1996.shtm. Acesso em: abr. 2014. Resultados do Universo do Censo Demográfico 2010. Disponível em: www.ibge.gov.br/. Acesso em: abr. 2014.

Exemplo 5.9
Gráfico de linhas (*Continuação*)

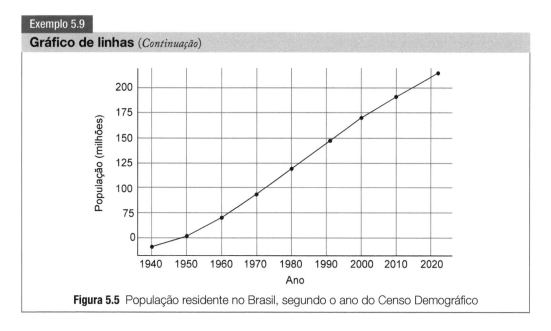

Figura 5.5 População residente no Brasil, segundo o ano do Censo Demográfico

No gráfico, os pontos consecutivos ligados por linhas ajudam a visualizar as mudanças da variável no período em estudo. Assim, a Figura 5.5 mostra nitidamente o crescimento da população brasileira de 1940 a 2010. Nesse período, a população mais do que quadruplicou.

5.4.2 Médias móveis em séries temporais

Há vários tipos de médias móveis, mas veremos aqui apenas a média móvel simples, ou média móvel aritmética, geralmente referida como média móvel. Imagine uma série temporal como, por exemplo, o número de óbitos por dia devido à COVID-19. As variações diárias explicadas pelos atrasos nos registros que ocorrem principalmente nos finais de semana são muito grandes. Para reduzir o efeito desse tipo de variação e dar visão da variação da incidência da doença ao longo do tempo, são fornecidos ao leitor não apenas os dados diários do número de casos, mas também as médias móveis.

Uma média móvel simples de *k* termos de uma série temporal é dada pela soma de *k* termos consecutivos dessa série, dividida por *k*.

Sejam y_t os valores da variável. Então, dada a série de valores y_t, em que $t = 1, 2, ..., n$, as médias móveis dessa série são dadas por:

$$(y_1, y_2, ..., y_k)/k$$
$$(y_2, y_3, ..., y_{k+1})/k$$
$$\vdots$$
$$(y_{n-k+1}, y_{n-k+2}, ..., y_n)/k$$

Exemplo 5.10
Cálculo das médias móveis

Veja os seguintes dados, que se referem aos dias de uma semana: 11; 12; 13; 14; 15; 16; 17.

Vamos calcular médias móveis de cinco termos ($k = 5$). A primeira média móvel abrange os primeiros 5 dias. A segunda média móvel descarta o primeiro dia (11) e adiciona um novo dado da sequência (16), abrangendo, portanto, 5 dias. A terceira média móvel continua descartando o primeiro dado da média móvel anterior (12) e adicionando o novo dado (17).

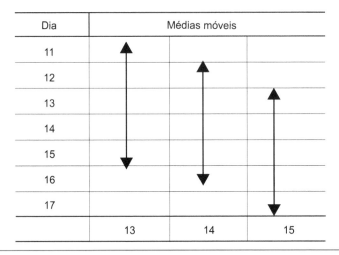

Uma média móvel pode ser indicada por MM. A média móvel de k termos pode ser indicada por k-MM.

Exemplo 5.11
Cálculo das médias móveis

Com os dados diários da série temporal 25, 85, 65, 45, 95, 75, 15, 35, calcule as médias móveis simples de três termos (Tabela 5.8) e faça o gráfico (Figura 5.6).

Tabela 5.8 Cálculo das médias móveis

Dia	Dados	MM	Dia
1	25	–	–
2	85	–	–
3	65	(25 + 85 + 65)/3	58,33
4	45	(85 + 65 + 45)/3	65,00
5	95	65 + 45 + 95)/3	68,33
6	75	(45 + 95 + 75)/3	71,67
7	15	(95 + 75 + 15)/3	61,67
8	35	(75 + 15 + 35)/3	41,67

(continua)

Exemplo 5.11
Cálculo das médias móveis (*Continuação*)

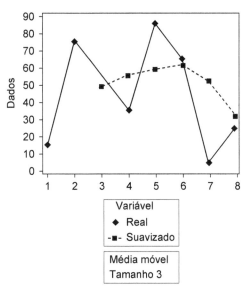

Figura 5.6 Gráfico das médias móveis

Observe o gráfico: quando você olha para os dados diários, nota um "sobe e desce" que não dá boa ideia da tendência. No entanto, o gráfico com as médias móveis mostra pequena subida e, em seguida, tendência de queda ou, como dizem os economistas, um viés de baixa. A curva suavizada dá uma ideia melhor do fenômeno.

A pandemia de COVID-19 chamou a atenção não apenas para as estatísticas, mas também para o uso da média móvel.[5] Por que a média móvel? Gráficos com as médias móveis dão mais visibilidade da tendência de uma série temporal. Dados diários têm grandes variações. Os picos e vales dificultam a visão da tendência. O que se faz?

Calculam-se médias móveis de sete termos (uma semana). Para isso, soma-se o número de óbitos (ou de novos casos) nos últimos 7 dias e divide-se o resultado por 7. Por exemplo, o total de mortes no Estado de São Paulo na primeira semana de julho foi 1.712. Dividindo esse total por 7, chega-se à primeira média móvel do mês de julho no Estado, que foi de 245 óbitos por dia nesse período.

Como você já aprendeu, para obter a segunda média móvel, retira-se o dado de 1º de julho e acrescenta-se o dado de 8 de julho. Segue-se assim até obter toda a curva. Por conta do tempo de incubação do novo Coronavírus, que pode chegar a até 14 dias, convencionou-se comparar a média móvel do dia com a média móvel de 14 dias antes. As variações no número de mortes (ou de casos) de até 15% para mais ou para menos caracterizam estabilidade da doença.

---

[5] O conceito de média móvel já fez 100 anos. São usadas médias móveis em meteorologia para estudar, por exemplo, a tendência de dados meteorológicos; na indústria, para o controle de um processo produtivo; no comércio, para estudar a tendência de consumo de determinado produto; no mercado de ações, para prever preços de ações etc.

> **Exemplo 5.12**
> **Uso da média móvel com dados reais**
>
> A série temporal apresentada na Figura 5.7, com médias móveis, é do Ministério da Saúde e mostra número de óbitos em todo o Brasil, de 1º de março de 2020 a 1º de agosto de 2020.
>
>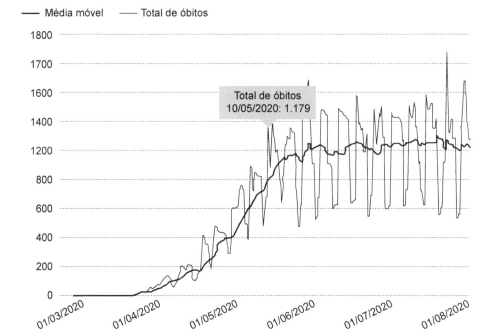
>
> **Figura 5.7** Gráfico das médias móveis para COVID-19 no Brasil, em 2020 (Fonte: Lima, 2020.)[6]

5.5 Exercícios resolvidos

1. Calcule os coeficientes de correlação para cada um dos três conjuntos de dados apresentados no Exemplo 5.2.

    Para o Conjunto A: $\Sigma X = 55$; $\Sigma Y = 60$; $\Sigma XY = 352$; $\Sigma X2 = 385$; $\Sigma Y2 = 434$.
    Portanto, $r = 0,282$.
    Para o Conjunto B: $\Sigma X = 55$; $\Sigma Y = 76$; $\Sigma XY = 487$; $\Sigma X2 = 385$; $\Sigma Y2 = 654$.
    Portanto, $r = 0,869$.
    Para o Conjunto C: $\Sigma X = 55$; $\Sigma Y = 75$; $\Sigma XY = 495$; $\Sigma X2 = 385$; $\Sigma Y2 = 645$.
    Portanto, $r = 1,000$.

2. Faça um diagrama de dispersão (Figura 5.8) e calcule o coeficiente de correlação para os dados apresentados na Tabela 5.9. Discuta o resultado.

---

[6]LIMA, M. **Média móvel de mortes no Brasil por Covid-19 cai e chega a 1.013**. Disponível em: https://www.metropoles.com/brasil/media-movel-de-mortes-no-brasil-por-covid-19-cai-e-chega-a-1 013. Acesso em: 16 dez. de 2020.

Tabela 5.9 Peso e comprimento de sete recém-nascidos

Peso (kg)	Comprimento (cm)
3,5	51
3,7	49
3,1	48
4,2	53
2,8	48
3,5	50
3,2	49

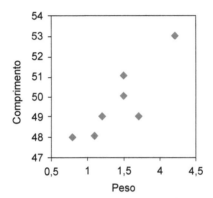

Figura 5.8 Peso, em quilogramas, e comprimento, em centímetros, de sete recém-nascidos

Tabela 5.10 Cálculos intermediários para obtenção do coeficiente de correlação

Peso (X)	Comprimento (Y)	X^2	Y^2	XY
3,5	51	12,25	2.601	178,5
3,7	49	13,69	2.401	181,3
3,1	48	9,61	2.304	148,8
4,2	53	17,64	2.809	222,6
2,8	48	7,84	2.304	134,4
3,5	50	12,25	2.500	175
3,2	49	10,24	2.401	156,8
$\Sigma X = 24$	$\Sigma Y = 348$	$\Sigma X^2 = 83,52$	$\Sigma Y^2 = 17.320$	$\Sigma XY = 1.197,4$

Usando a fórmula, obtém-se $r = 0,869$, ou seja, existe elevada correlação positiva entre peso e comprimento de recém-nascidos.

3. A Tabela 5.11 fornece o peso, a altura e o índice de massa corporal (IMC) de 10 pessoas. É razoável calcular os coeficientes de correlação das três variáveis, combinadas duas a duas? Por exemplo: altura *versus* peso, altura *versus* IMC, peso *versus* IMC?

Tabela 5.11 Altura, peso e IMC de 10 pessoas

Altura (m)	Peso (kg)	IMC (kg/m²)
1,56	53,5	21,98
1,58	58,4	23,39
1,61	59,2	22,84
1,62	53,2	20,27
1,65	64,0	23,51
1,72	57,5	19,44
1,73	67,0	22,39
1,74	66,0	21,80
1,79	77,0	24,03
1,80	66,0	20,37

O IMC é dado pela fórmula:

$$IMC = \frac{Peso}{Altura \times Altura}$$

A condição da pessoa segundo a classificação do IMC está apresentada na Tabela 1.13 do Capítulo 1, *Apresentação de Dados em Tabelas*. É perfeitamente cabível calcular a correlação entre peso e altura, mas nunca, de qualquer dessas duas variáveis contra IMC, uma vez que o IMC é calculado a partir das outras duas. Calcular a correlação entre peso e IMC, ou entre altura e IMC, entraria em conflito com a pressuposição de independência.

4. Reveja os dados apresentados no Exemplo 5.1, relativos ao fisioterapeuta que mediu o peso (Y) e a altura (X) de 22 universitários. Calcule o coeficiente de correlação para esses dados. Verifique: $r = 0{,}747 \approx 0{,}75$. A correlação é forte e positiva.

5.6 Exercícios propostos

1. Explique o que cada um dos seguintes coeficientes de correlação informa sobre a relação entre X e Y: (a) $r = 1$; (b) $r = -1$; (c) $r = 0$; (d) $r = 0{,}90$; (e) $r = -0{,}90$.
2. Sem ver os dados, que tipo de correlação você espera entre: (a) idade de pessoas adultas e velocidade de corrida; (b) número de vendedores em uma loja e volume de vendas feitas por dia; (c) a estatura de um homem e o número de dentes existentes na boca?
3. Um estudo mostrou que a taxa de morte por doenças do coração era maior entre motoristas de ônibus do que entre cobradores. A princípio, pensou-se que o tipo de trabalho fosse a maior causa da doença, mas depois notou-se que o tamanho dos uniformes fornecidos aos motoristas era sempre bem maior que o dos cobradores. O que isso sugere a você?
4. Os valores de X e Y devem ser medidos na mesma unidade para que se possa calcular o coeficiente de correlação?
5. Indique a afirmativa que melhor descreve os diagramas (A), (B) e (C), apresentados na Figura 5.9.
    1. Forte correlação positiva.
    2. Forte correlação negativa.
    3. Correlação nula ou próxima de nula.
    4. Correlação positiva fraca.
    5. Correlação negativa fraca.
    6. Correlação perfeita positiva.
    7. Correlação perfeita negativa.

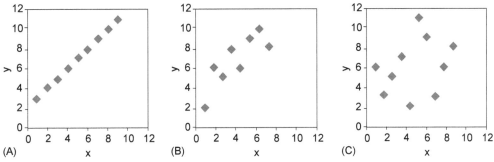

Figura 5.9 Diagramas de dispersão

6. Preencha as lacunas:
   a) O maior valor possível para o coeficiente de correlação é _____. Se todos os pontos caírem exatamente sobre uma reta, o valor de r será _____ ou _____, dependendo de a correlação ser _____ ou _____. Se todos os pontos estiverem espalhados ao acaso no diagrama de dispersão, o coeficiente de correlação terá valor próximo de _____. Quanto mais próximos de uma reta estiverem todos os pontos, _____ será o valor absoluto de r.
7. A correlação entre idade e expectativa de vida é:
   a) Positiva   b) Nula   c) Negativa   d) Irregular
8. O diagrama de dispersão deve ser feito para estabelecer:
   a) Se as variáveis estão ou não correlacionadas
   b) Se as variáveis são positivas
   c) Se as variáveis são negativas
   d) A qualidade das variáveis
9. Faça um diagrama de dispersão e calcule o coeficiente de correlação para os dados apresentados na Tabela 5.12. Discuta o resultado.

Tabela 5.12 Dados relativos a duas variáveis X e Y

X	Y
3	2
5	2
4	7
2	7
1	2

10. Faça diagramas de dispersão e calcule os valores de r para os conjuntos de dados da Tabela 5.13.

Tabela 5.13 Dois conjuntos de pares de valores de duas variáveis

| Conjunto A || Conjunto B ||
X	Y	X	Y
1	1	1	1
2	3	1,5	2
3	6	3	3
4	5	4,5	2
5	8	5	1

11. Se os valores de X variarem, mas todos os valores de Y forem iguais entre si, qual será o valor de r?
12. Calcule o coeficiente de correlação para os dados apresentados na Tabela 5.14.

Tabela 5.14 Idade gestacional e peso ao nascer de recém-nascidos

Idade gestacional (semanas)	Peso ao nascer (kg)
28	1,25
32	1,25
35	1,75
38	2,25
39	3,25
41	3,25
42	4,25

13. Calcule os coeficientes de correlação de Pearson para os dados dos dois conjuntos de dados apresentados na Tabela 5.15. Discuta a razão de esses valores serem tão diferentes, embora os dados sejam tão semelhantes.

Tabela 5.15 Dois conjuntos de pares de valores de duas variáveis

Conjunto A		Conjunto B	
X	Y	X	Y
1	2	1	2
2	4	2	4
3	6	3	6
4	8	4	8
5	10	5	0

14. Suponha que foram obtidos, de pacientes com enfisema,[7] o número de anos que o indivíduo fumou (X) e a avaliação do médico (uma nota, medida em uma escala de 0 a 100) sobre a diminuição da capacidade pulmonar do paciente (Y). Os resultados para 10 pacientes são apresentados na Tabela 5.16. Calcule o valor do coeficiente de correlação.

$$\Sigma Y = 18.055;\ \Sigma X^2 = 11.053;\ \Sigma Y^2 = 30.600$$

Tabela 5.16 Tempo do hábito de fumar (X), em anos, e diminuição da capacidade pulmonar (Y) avaliada pelo médico do paciente

Número do paciente	X	Y
1	25	55
2	36	60
3	22	50
4	15	30
5	48	75
6	39	70
7	42	70
8	31	55
9	28	30
10	33	35

---

[7] OTT, L; Mendenhall, W. **Understanding Statistics**. 6. ed. Belmont: Wadsworth, 1994.

15. O volume máximo de oxigênio inalado ($V_{O_2máx}$) tem sido usado como medida da situação cardíaca tanto de indivíduos saudáveis quanto de pessoas que sofrem de doenças cardíacas. Os dados[8] de $V_{O_2máx}$ em ml/kg/min e o tempo de exercício em minutos para 12 voluntários, homens saudáveis, depois da prática de exercícios, estão apresentados na Tabela 5.17. Desenhe um diagrama de dispersão. Olhando o diagrama, você diria que o $V_{O_2máx}$ diminui quando o tempo de exercícios físicos aumenta?

Tabela 5.17 Duração do exercício e $V_{O_2máx}$ para 12 homens saudáveis

Voluntário	Duração do exercício (min)	$V_{O_2máx}$ (ml/kg/min)
1	10,0	82
2	9,5	73
3	10,2	68
4	10,5	74
5	11,0	66
6	11,3	63
7	11,6	58
8	12,0	54
9	12,1	56
10	12,5	51
11	12,8	55
12	13,0	44

16. Faça um gráfico de linhas para os dados apresentados na Tabela 5.18. Discuta o resultado.

Tabela 5.18 Taxas de fecundidade total no Brasil, segundo o ano do censo demográfico

Ano do censo	Taxa de fecundidade total
1940	6,16
1950	6,21
1960	6,28
1970	5,76
1980	4,35
1991	2,89
2000	2,38
2010	1,90

Fonte: Disponível em ibge.gov. br. Acesso em 12 jan 2020.

---

[8] OTT, L; Mendenhall, W. **Understanding Statistics**. 6. ed. Belmont: Wadsworth, 1994.

Capítulo 6

Noções sobre Regressão

Pontos desenhados em um diagrama de dispersão podem sugerir *correlação entre duas variáveis* (ver Capítulo 5, *Noções sobre Correlação*), e podem sugerir *relação linear* entre elas. Se a variação da variável resposta Y em função da variação da variável explicativa X for aproximadamente linear, podemos buscar a equação da reta que descreve os dados.

Exemplo 6.1
Relação linear

Um pesquisador colocou a mesma quantidade de plasma humano em oito tubos de ensaio e, em seguida, adicionou a mesma porção de procaína[1] nesses tubos. Analisou, então, a quantidade de procaína que havia hidrolisado em cada um, mas em tempos diferentes. Os dados obtidos pelo pesquisador estão na Tabela 6.1, e o diagrama de dispersão é apresentado na Figura 6.1. Os pontos caem praticamente sobre uma reta. Parece lógico traçar uma reta para mostrar como a quantidade de procaína hidrolisada (Y) aumenta em função do tempo decorrido (X) após sua administração.

Tabela 6.1 Quantidade de procaína hidrolisada no plasma humano em função do tempo decorrido desde que foi colocada no tubo de ensaio contendo plasma humano

Tempo (min)	Procaína hidrolisada (10 mol/l)
2	3,5
3	5,7
5	9,9
8	16,3
10	19,3
12	25,7
14	28,2
15	32,6

(*continua*)

---

[1] Procaína é um anestésico local que, ao ser colocado no plasma humano, se decompõe. A água contida no plasma quebra a molécula de procaína por meio de uma reação química denominada hidrólise. Esta não ocorre imediatamente, mas ao longo de um tempo curto, como mostram os dados.

Exemplo 6.1
Relação linear (*Continuação*)

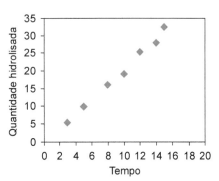

Figura 6.1 Quantidade de procaína hidrolisada, em 10 mol/l, no plasma humano em função do tempo decorrido desde que foi colocada no tubo de ensaio contendo plasma humano

6.1 Regressão linear simples

Nas ciências biológicas, é fácil encontrar variáveis que têm, em maior ou menor grau, influência sobre outra. Elas são chamadas de *variáveis explicativas*, porque explicam a variação da *variável resposta*. Por exemplo, "explicam" (têm efeito) a variação da pressão arterial (variável resposta) as seguintes variáveis: idade, genética, obesidade, vida sedentária, estresse, hábito de fumar, consumo elevado de sal, níveis altos de colesterol, consumo de bebidas alcoólicas etc.

Análise de regressão é um método estatístico que possibilita examinar o efeito de uma ou mais variáveis explicativas sobre uma variável resposta.

Neste capítulo, veremos como a variável resposta Y varia em função de uma única variável explicativa X, dado um conjunto de pares de valores dessas duas variáveis.

Exemplo 6.2
Ideia de regressão

Reveja o Exemplo 6.1. Como se explica a *variação* da quantidade de procaína nos oito tubos de ensaio que também continham plasma humano? Pelo passar do tempo. A Figura 6.1 mostrou que a *variação* da quantidade de procaína que hidrolisa em tubos de ensaio contendo plasma humano é *função* do tempo decorrido desde que ali foi colocada. Note ainda que, no diagrama de dispersão, os pontos estão praticamente sobre uma reta.

6.1.1 Equação da reta

A equação de uma reta é escrita como segue:

$$Y = a + bX$$

Nessa equação, *a* é o coeficiente linear e *b* é o coeficiente angular da reta. O *coeficiente linear da reta*, indicado neste livro por *a*, dá a *altura* em que a reta corta o eixo das ordenadas. Se *a* for um número:

- *Positivo*, a reta corta o eixo das ordenadas *acima* da origem
- *Negativo*, a reta corta o eixo das ordenadas *abaixo* da origem
- *Zero*, a reta passa pela origem do sistema de eixos cartesianos.

Exemplo 6.3
Equação da reta: coeficientes lineares diferentes

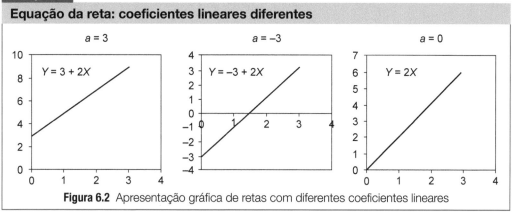

Figura 6.2 Apresentação gráfica de retas com diferentes coeficientes lineares

O *coeficiente angular da reta*, aqui indicado por *b*, dá a inclinação da reta. Se *b* for um número:

- *Positivo*, a reta é ascendente
- *Negativo*, a reta é descendente
- *Zero*, a reta é paralela ao eixo das abscissas.

Exemplo 6.4
Equação da reta: coeficientes angulares diferentes

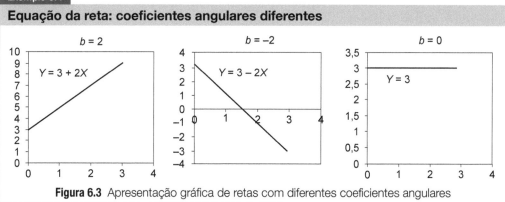

Figura 6.3 Apresentação gráfica de retas com diferentes coeficientes angulares

6.1.2 Cálculo dos coeficientes da regressão linear simples

6.1.2.1 Reta de regressão

Em Matemática, você passa uma reta por dois pontos, mas em Estatística você tem uma "nuvem" de pontos. Reveja o Exemplo 6.1. No diagrama de dispersão, você percebe que os pontos se distribuem *em torno* de uma reta, mas *não estão sobre* essa reta.

No entanto, podemos calcular a *equação da reta*[2] que melhor descreve o conjunto de pontos, X e Y. Dizemos, então, que vamos *ajustar uma regressão linear simples* a um conjunto de dados.[3] A regressão é *linear* porque vamos ajustar uma *reta*, e é *simples* porque há apenas *uma variável explicativa*.

Como encontrar a equação da reta? A *melhor* reta, no sentido de ter as propriedades estatísticas desejáveis, recebe o nome de *reta de regressão*.[4]

O coeficiente angular da reta de regressão é obtido por meio da seguinte fórmula:

$$b = \frac{\sum XY - \frac{(\sum X)(\sum Y)}{n}}{\sum X^2 - \frac{(\sum X)^2}{n}}$$

O coeficiente linear é obtido por meio desta fórmula:

$$a = \overline{Y} - b\overline{X}$$

Nessa equação, $\overline{Y}$ e $\overline{X}$ são as médias de Y e X, respectivamente. Veja o Exemplo 6.5.

Exemplo 6.5

Cálculo dos coeficientes de regressão

Vamos obter a reta de regressão para o problema apresentado no Exemplo 6.1. Os cálculos auxiliares estão na Tabela 6.2.

Tabela 6.2 Cálculos auxiliares para a obtenção de *a* e de *b* do Exemplo 6.1

X	Y	XY	X²
2	3,5	7,0	4
3	5,7	17,1	9
5	9,9	49,5	25
8	16,3	130,4	64
10	19,3	193,0	100
12	25,7	308,4	144
14	28,2	394,8	196
15	32,6	489,0	225
69	141,2	1.589,2	767

(continua)

---

[2]Considera-se aqui apenas os casos em que *a* e *b* são, por hipótese, diferentes de zero. Se *a* é obrigatoriamente igual a zero, ou seja, deve passar pela origem (http://soniavieira.blogspot.com/2019/09/regressao-linear-simples-passando-pela-origem.html).
[3]O coeficiente angular, chamado neste livro de *b*, é a tangente trigonométrica do ângulo formado pelo eixo das abscissas e pela reta de equação $Y = a + bX$.
[4]Muitos autores referem-se à reta de regressão como reta de mínimos quadrados porque esse é o método estatístico utilizado para chegar às fórmulas dos coeficientes de regressão.

Exemplo 6.5
Cálculo dos coeficientes de regressão (*Continuação*)

Aplicando as fórmulas, obtemos:

$$b = \frac{1.589,2 - \frac{69 \times 141,2}{8}}{767 - \frac{69^2}{8}} = \frac{371,35}{171,875} = 2,16$$

$$a = \frac{141,2}{8} - 2,16 \times \frac{69}{8} = -0,985$$

Para traçar a *reta de regressão*, é preciso dar valores arbitrários para X e depois calcular os valores de Y. Indicam-se os valores calculados de Y por $\hat{Y}$.

Fazendo $X = 5$, tem-se que:

$$\hat{Y} = -0,985 + 2,16 \times 5 = 9,82$$

E fazendo $X = 15$, tem-se que:

$$\hat{Y} = -0,985 + 2,16 \times 15 = 31,42$$

Os dois pares de valores ($X = 5$ e $\hat{Y} = 9,82$) e ($X = 15$ e $\hat{Y} = 31,42$) possibilitam traçar a reta de regressão no diagrama de dispersão (Figura 6.4).

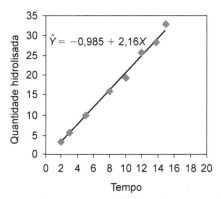

Figura 6.4 Reta de regressão: quantidade de procaína hidrolisada, em 10 mol/l, no plasma humano, em função do tempo, em minutos, decorrido após sua administração

A equação da reta de regressão possibilita *estimar* valores de Y para quaisquer valores de X dentro do intervalo estudado, mesmo que tais valores não existam na amostra.

Exemplo 6.6
Estimativa da variável resposta

Observe os dados apresentados na Tabela 6.1. Não existe o valor $X = 13$, mas é possível estimar o valor da variável resposta Y para $X = 13$. Basta fazer:

$$\hat{Y} = -0,985 + 2,16 \times 13 = 27,10$$

O valor $\hat{Y} = 27,10$ é uma *estimativa*, feita com base na equação da reta de regressão, para a quantidade de procaína que deve estar hidrolisada 13 minutos após sua administração.

6.1.3 Condições para o ajuste da regressão linear simples

Para ajustar uma regressão linear simples a um conjunto de dados, é preciso que sejam atendidas as seguintes condições:

- As variáveis em estudo devem ser contínuas
- A relação entre as duas variáveis deve ser linear
- As observações devem ser independentes.

Embora possam ser feitas análises de regressão com variáveis discretas, neste capítulo estamos tratando apenas o caso de *variáveis contínuas*. Os procedimentos para o ajuste de regressão no caso de *variáveis discretas* são diferentes.

Todavia, é importante ter ideia sobre o tipo de relação entre duas variáveis contínuas. Recomenda-se desenhar um diagrama de dispersão e verificar se os pontos se distribuem em torno de uma reta. Se isso não acontecer, a relação não é linear (ver Seção 6.3 deste capítulo).

De qualquer modo, para ajustar uma reta de Y contra X, é preciso que os dados dessas duas variáveis tenham sidos *obtidos independentemente*. Verifique sempre como foram obtidos os dados de X e Y antes de interpretar os resultados do ajuste de uma regressão. Veja o Exemplo 6.7.

Exemplo 6.7

Resultado falso

Imagine que 10 alunos fizeram duas provas em uma disciplina. As notas e as respectivas médias estão apresentadas na Tabela 6.3. O professor quer saber se a nota na segunda prova é função da nota na primeira prova, de maneira que ele possa prever se o aluno terá boa nota na segunda prova olhando a nota da primeira. Observe a reta de regressão no diagrama de dispersão da Figura 6.5. É fácil ver que a nota na segunda prova não foi explicada pela nota na primeira prova, pois os pontos estão muito dispersos.

O professor resolve, então, verificar se a média das duas notas é função da nota na primeira prova, de maneira que ele possa prever se o aluno será aprovado olhando a nota da primeira prova. No entanto, isso *não* pode ser feito. O resultado seria *falso* porque as variáveis são dependentes. A média das duas notas *depende*, evidentemente, do valor da nota obtida na primeira prova.

Tabela 6.3 Notas e média de 10 alunos em duas provas

Número do aluno	1ª prova	2ª prova	Média
1	7	7	7
2	5	5	5
3	4	8	6
4	9	9	9
5	2	10	6
6	4	3	3,5
7	8	4	6
8	10	6	8
9	6	4	5
10	7	3	5

(continua)

Exemplo 6.7
Resultado falso (*Continuação*)

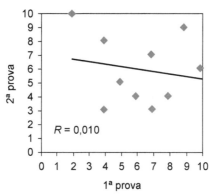

Figura 6.5 Nota na segunda prova em função da nota na primeira prova

6.1.4 Escolha da variável explicativa

Quando os valores de X são fixados antes do início da coleta dos dados, ajusta-se a regressão de Y contra X. No Exemplo 6.1, o pesquisador fixou os tempos em que iria observar a quantidade de procaína hidrolisada antes de iniciar a pesquisa. Então, a quantidade de procaína hidrolisada *depende* do tempo em que foi medida, e não o contrário.

Nem sempre os valores de X são fixados *antes* do início da pesquisa. Nesses casos, tanto é possível ajustar a regressão de Y contra X como a regressão de X contra Y. Recomenda-se identificar a variável que *deve ser prevista*, conhecido o valor da outra variável, e ajustar a regressão da variável que *deve ser prevista* contra a outra variável.

Exemplo 6.8
Escolha da variável explicativa

Veja os dados apresentados na Tabela 6.4. Você deve ajustar uma regressão da pressão arterial (Y) contra o peso (X), porque é o peso que pode explicar (explanar) a pressão arterial, e não o contrário.

Tabela 6.4 Pressão arterial, em milímetros de mercúrio, e peso, em quilogramas, de cães adultos

Peso (kg)	Pressão arterial (mmHg)
14	105
14	102
15	111
15	104
15	107
16	90
16	105

(*continua*)

Exemplo 6.8
Escolha da variável explicativa (*Continuação*)

Tabela 6.4 Pressão arterial, em milímetros de mercúrio, e peso, em quilogramas, de cães adultos (*Continuação*)

Peso (kg)	Pressão arterial (mmHg)
16	102
16	126
17	134
18	113
19	107
19	125
19	130
19	110
19	107
20	102
20	116
21	135
21	100
21	127
22	125
22	116
23	130
23	107
23	103
24	135
24	143
28	121
28	135

Foram calculados:

$$b = \frac{68.733 - \dfrac{587 \times 3.473}{30}}{11.907 - \dfrac{(587)^2}{30}} = \frac{777,9667}{421,3667} = 1,846$$

$$a = \frac{3.473}{30} - 1,846 \times \frac{587}{30} = 79,64$$

Então:

$$\hat{Y} = 79,64 + 1,846X$$

(*continua*)

Exemplo 6.8
Escolha da variável explicativa (*Continuação*)

A reta de regressão apresentada na Figura 6.6 mostra a *tendência* de ocorrer aumento de pressão arterial quando o peso aumenta. Convém observar, porém, que os pontos estão *muito dispersos* em torno da reta. Isso significa que a *previsão* da pressão arterial de um cão adulto em função de seu peso tem grande margem de erro.

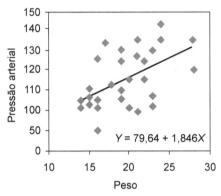

Figura 6.6 Reta de regressão para pressão arterial e peso de cães adultos

6.1.5 Extrapolação

Dada uma reta de regressão, fica fácil calcular o valor de Y para qualquer valor de X. É preciso, porém, bom senso: *não* estime valores de Y para valores de X muito além do intervalo estudado. A *extrapolação* pode levar ao absurdo, porque a relação entre X e Y pode não ser linear fora do intervalo estudado. Isso acontece com as séries temporais, isto é, com variáveis que variam em função do tempo. A relação entre X e Y pode ser, por exemplo, cíclica, como mostrado no Exemplo 6.9. Há também casos em que o fenômeno é modificado por fatores que não podiam ser previstos na ocasião em que os dados foram coletados e analisados. Por exemplo, a previsão do crescimento da economia para 2020, feita em 2019, não levou em conta a pandemia de COVID-19, que teve efeito negativo sobre o crescimento da economia no Brasil e no mundo.

Exemplo 6.9
Extrapolação indevida

A Tabela 6.5 apresenta as temperaturas médias mensais, nos primeiros 7 meses do ano, de uma cidade do Sul do Brasil. Esses dados são apresentados no diagrama de dispersão da Figura 6.7. Se alguém ajustar uma reta como a mostrada no diagrama e quiser usá-la para "prever" a temperatura na cidade em dezembro (mês 12), chegará a um valor absurdo, menor do que 2 graus negativos. A razão disso é óbvia: o fenômeno é cíclico – não é linear além do período estudado.

(continua)

Exemplo 6.9
Extrapolação indevida (*Continuação*)

Tabela 6.5 Temperaturas médias segundo o mês de uma cidade do Sul do Brasil

Mês	Número do mês	Temperatura média no mês (°C)
Janeiro	1	23
Fevereiro	2	22
Março	3	20
Abril	4	18
Maio	5	15
Junho	6	12
Julho	7	9

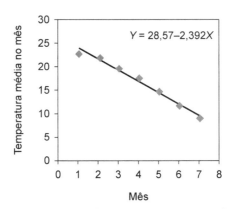

Figura 6.7 Reta ajustada às temperaturas médias de uma cidade do Sul do Brasil segundo o mês

6.2 Coeficiente de determinação

Antes de definir coeficiente de determinação, vamos entender o que é uma relação matemática e o que é uma relação estatística. Se você aumentar o lado de um quadrado em 1 cm, a área aumenta. E, se você continuar aumentando o lado do quadrado de 1 em 1 cm, a área continuará aumentando. Você sabe dizer *exatamente* a área do quadrado para cada tamanho de lado, porque a relação entre a área de um quadrado e seus lados é *matemática*: área = lado × lado.

Pense agora em alguém que quer diminuir o peso porque seu médico lhe disse que obesos tendem a ter pressão arterial alta. Sabe-se, portanto, que existe relação entre excesso de peso e pressão arterial alta. Contudo, a *relação* entre essas duas variáveis *não é exata*, ou seja, para cada quilo a mais, não ocorre um aumento fixo na pressão arterial. Existe a tendência de a pressão arterial aumentar com o aumento de peso, mas a pressão arterial também aumenta em função de outros fatores, como idade, vida sedentária, hereditariedade e alguns hábitos, como fumar e consumir sal em excesso. E, mesmo que conhecêssemos outras causas que explicam o aumento da pressão arterial, ainda assim não saberíamos prever *exatamente* a pressão arterial de uma pessoa. A relação entre pressão arterial e peso é *probabilística* e, portanto, sujeita a erro.

Assim, existem *relações determinísticas* – como é a relação entre lado e área de um quadrado – e *relações probabilísticas* – como é a relação entre peso e pressão arterial. No primeiro caso, não há erro na previsão, ou seja, dado o lado de um quadrado, você pode dizer *exatamente* qual é a área: está determinado. No segundo caso, a previsão é possível, mas dentro de certas *margens de erro*.

Neste ponto, a pergunta é inevitável: qual é o "tamanho" desse erro? Existe uma estatística denominada *coeficiente de determinação*, indicada por R^2, que mede a *contribuição* de uma variável na *previsão* de outra. Parece complicado, mas tente entender este exemplo: imagine que você queira comprar uma camiseta para uma criança. Você chega à loja e pede ajuda à vendedora. O que ela pergunta em primeiro lugar? A idade da criança, claro. Por quê? Porque boa parte da variação do tamanho das crianças é explicada pela variação de sua idade – o que é medido pelo R^2. Assim, saber a idade da criança ajuda na *previsão* do tamanho da camiseta.[5]

O *coeficiente de determinação* é a proporção da variação de Y explicada pela variação de X.

O *coeficiente de determinação* é igual ao quadrado do coeficiente de correlação. *Não* pode, portanto, ser negativo. Varia entre 0 e 1, inclusive. Para interpretar o coeficiente de determinação, é usual transformá-lo em porcentagem. Para isso, basta multiplicar o resultado obtido em seu cálculo por 100. Veja o Exemplo 6.10.

Exemplo 6.10
Coeficiente de determinação

Calcule o coeficiente de determinação para os dados das Tabelas 6.1 e 6.4. Discuta cada um deles.

Usando os cálculos da Tabela 6.2, é possível obter $R^2 = 0,994$. Isso significa que 99,4% da variação da quantidade de procaína hidrolisada no plasma humano se explicam pelo tempo decorrido após sua administração. Em outras palavras, se você souber o tempo decorrido desde que a procaína foi colocada no plasma, poderá justificar 99,4% da variação de procaína que se hidrolisou.

Para os dados contidos na Tabela 6.4, com o auxílio de um computador (ou de seu professor), é possível obter $R^2 = 0,265$, um valor baixo. Apenas 26,5% da variação da pressão arterial de cães é explicada pelo peso. Fatores como idade, sedentarismo, hereditariedade e alimentação também são importantes.

6.3 Regressão não linear

Existem situações em que os pares de valores das variáveis X e Y, apresentados em diagrama de dispersão, não se distribuem em torno de uma reta. Vamos apresentar aqui algumas das funções matemáticas que podem ser ajustadas aos pares de valores X e Y quando eles não se distribuem em torno de uma reta.

6.3.1 Alguns tipos de função não linear

No programa Excel, você encontra as seguintes opções para ajuste de regressão: linear (que vimos até o momento), exponencial, logarítmica, potência, média móvel (vista no Capítulo 5 deste livro) e polinomial (que não será vista neste livro). O ajuste de funções não lineares é mais difícil. Você deve usar computador para fazer o ajuste, mas entendendo o tipo de função que você está usando.

---
[5] A vendedora também pergunta se o presente é para menino ou menina. Essa informação também contribui, embora menos do que a idade, para a escolha do tamanho (na primeira infância, os meninos são maiores), mostrando-se, contudo, decisiva para a escolha do modelo.

6.3.1.1 Função exponencial

A *função exponencial* é comumente apresentada como:

$$Y = ae^{bX}$$

Nessa equação, *a* e *b* são parâmetros; *e* é o número transcendente, aproximadamente igual a 2,71828. Essa equação é chamada de *exponencial* porque traz a variável explicativa no expoente.[6] A função exponencial pode ser crescente ou decrescente, ou seja, há crescimento exponencial, mas também há decréscimo exponencial. Veja o Exemplo 6.11.

Exemplo 6.11
Função exponencial

A Tabela 6.6 e a Figura 6.8 apresentam dois conjuntos de dados: o Conjunto A é uma função exponencial crescente e o Conjunto B é uma função exponencial decrescente.

Tabela 6.6 Valores *X* e *Y* em dois conjuntos de dados

Conjunto A		Conjunto B	
X	Y	X	Y
1	2	1	128
2	4	2	64
3	8	3	32
4	16	4	16
5	32	5	8
6	64	6	4
7	128	7	2

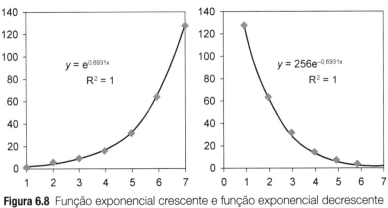

Figura 6.8 Função exponencial crescente e função exponencial decrescente

---

[6]O programa Excel para computadores ajusta uma exponencial com muita facilidade.

Para ajustar a função exponencial a um conjunto de dados X e Y, podemos *transformar* a variável Y. Por exemplo, é possível desenhar um diagrama de dispersão colocando, no lugar dos valores de Y, os logaritmos naturais de Y.

6.3.1.2 Função logarítmica

Na função logarítmica, toma-se o *logaritmo de X* (geralmente logaritmo natural) como *variável explicativa*. O modelo fica como segue, desde que X não assuma valor zero:

$$Y = \alpha + \beta \ln(x)$$

Exemplo 6.12
Função logarítmica

A Tabela 6.7 e a Figura 6.9 apresentam um conjunto de pares de dados: a função ajustada é logarítmica.

Tabela 6.7 Valores X e Y

X	Y
2	1
4	2
8	3
16	4
32	5
64	6
128	7
256	8

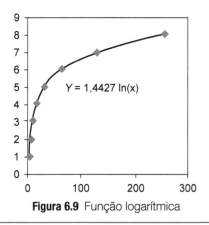

Figura 6.9 Função logarítmica

6.3.1.3 Função potência

Na função potência, a *variável explicativa*, que não pode ser igual a zero, é *elevada a um expoente*, como mostra o modelo matemático:

$$Y = \alpha X^\beta$$

Exemplo 6.13

Função potência

A função potência foi ajustada aos dados da Tabela 6.8 e apresentada em gráfico na Figura 6.10.

Tabela 6.8 Valores X e Y

X	Y
1	1
2	4
3	9
4	16
5	25
6	36
7	49
8	64

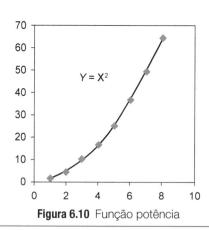

Figura 6.10 Função potência

6.3.2 Transformação de variáveis

Transformar uma variável significa usar uma operação matemática para mudar a escala de medida. Uma transformação pode ser linear ou não ser linear.

A *transformação linear* preserva a relação entre variáveis. Você pode multiplicar ou dividir as variáveis por uma constante, somar ou subtrair constantes, que a relação entre as variáveis não se modifica. Por exemplo, você pode colocar, em gráfico, o crescimento da população do Brasil em milhões de pessoas – não o número de pessoas.

A *transformação não linear* modifica a relação entre variáveis. A correlação entre elas muda. Por exemplo, se você colocar em gráfico os valores observados de duas variáveis X e Y, depois calcular a recíproca de X e colocar em gráfico os valores de 1/X e Y, verá gráficos diferentes. Experimente.

São várias as transformações que podem ser feitas para conseguir uma relação linear entre variáveis. Uma transformação muito comum é a logarítmica.

Exemplo 6.14
Transformação logarítmica da função exponencial

Os dados apresentados no Conjunto A do Exemplo 6.11 se ajustam à função exponencial.

$$Y = ae^{bX}$$

Em vez de ajustar uma função exponencial, pode ser feita, primeiramente, uma transformação de variáveis, para que possa ser possível ajustar uma função linear aos dados. Aplicando logaritmo natural à função exponencial, vem:

$$\ln(x) = \ln(a) + bx$$

Então, você ajusta uma função linear de $\ln Y$ contra X. Foram calculados os logaritmos naturais de Y. Os valores de X, de Y e dos logaritmos naturais de Y estão apresentados na Tabela 6.9 e na Figura 6.11. Note que o diagrama de dispersão apresentado na Figura 6.11 mostra pontos sobre uma reta.

Tabela 6.9 Valores de X, de Y e dos logaritmos naturais de Y

X	Y	ln(Y)
1	2	0,69315
2	4	1,38629
3	8	2,07944
4	16	2,77259
5	32	3,46574
6	64	4,15888
7	128	4,85203

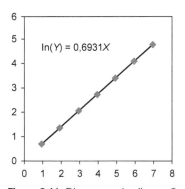

Figura 6.11 Diagrama de dispersão

As transformações são, em geral, *empíricas*; logo, para dados n pares de valores X e Y, é preciso fazer várias tentativas até encontrar a transformação que torne possível ajustar uma regressão linear aos pares de dados. Algumas vezes, porém, o modelo é *especificado* teoricamente. Por exemplo, a equação de Arrenhius dá a velocidade de uma reação química em função da temperatura em que ela se processa. Se T é a temperatura em graus Kelvin na qual ocorre a reação química, a equação de Arrenhius estabelece que a velocidade V é dada por:

$$\ln V = C - \frac{A}{R} \times \frac{1}{T}$$

Nessa equação, $\ln V$ é o logaritmo natural da velocidade da reação química à temperatura T e R é uma constante (1,987 cal/grau/mol). Para ajustar a equação de Arrenhius aos dados de temperatura e de velocidade de uma reação química, é preciso calcular os valores das variáveis transformadas, ou seja, o *logaritmo natural da velocidade* e o *inverso da temperatura*. Em seguida, ajusta-se uma regressão linear do logaritmo natural de V contra o inverso de T, isto é:

$$\ln V = a + b\frac{1}{T}$$

Então, $C = a$ e $A = -Rb$.

Uma regra, porém, é básica: antes de ajustar uma reta de regressão aos dados, devem-se colocar os pontos (X, Y) em um diagrama de dispersão e estudar o conhecimento disponível na literatura sobre o fenômeno. A inspeção dos dados numéricos é obrigatória. Às vezes, é possível ajustar mais de um modelo aos dados e depois escolher, com base nas estatísticas obtidas (coeficientes de determinação etc.), aquele que melhor se ajusta aos dados.

6.4 Exercícios resolvidos

1. Ajuste uma reta de regressão aos dados apresentados no Exercício Resolvido nº 2 do Capítulo 5 para estudar peso em função do comprimento dos recém-nascidos (Figura 6.12). Calcule o coeficiente de determinação.

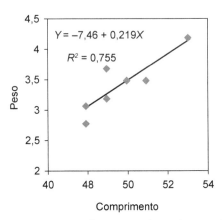

Figura 6.12 Reta de regressão para peso, em quilogramas, de recém-nascidos em função do comprimento, em centímetros

2. Ajuste uma reta de regressão aos dados apresentados no Exercício Resolvido nº 3 do Capítulo 5, para estudar peso em função de altura (Figura 6.13). Calcule o coeficiente de determinação.

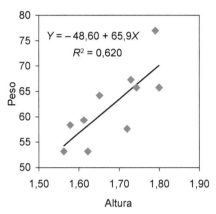

Figura 6.13 Reta de regressão para peso, em quilogramas, em função da altura, em metros

6.5 Exercícios propostos

1. Ajuste uma reta de regressão aos dados apresentados na Tabela 6.10.

Tabela 6.10 Teor de vitamina C (mg de ácido ascórbico/100 ml de suco de maçã) em função do período de armazenamento em dias

Período de armazenamento	Teor de vitamina C
1	4,09
45	3,27
90	2,45
135	3,27
180	1,64

2. A reta de regressão será a mesma se você trocar X por Y? O coeficiente de correlação muda?
3. É preciso que X e Y tenham as mesmas unidades de medida para que seja possível calcular a reta de regressão?
4. Se os filhos fossem exatamente 5 cm mais altos que seus pais, como ficaria a reta de regressão que daria a altura dos filhos em função da altura de seus pais?
5. Como seria a reta de regressão se todos os pontos de X tivessem o mesmo valor?
6. Os dados da Tabela 6.11 foram apresentados com a finalidade de mostrar que existe relação entre o índice de cárie (CPO-D) de uma criança e o número de anos de estudo do responsável por ela. Para obter esses dados, o pesquisador examinou 50 escolares e determinou o índice de cárie de cada um deles. Obteve, então, o número de anos de estudo do responsável por cada uma das crianças. Depois, organizou uma tabela com duas variáveis, sendo a primeira o número de anos de estudo do responsável pela criança, em classes, e a segunda a média do índice de cárie referente às crianças de cada classe de escolaridade do responsável. O que você acha?

Tabela 6.11 Número médio de anos de estudo do responsável pelas crianças de uma amostra e CPO-D médio

Anos de estudo do responsável	CPO-D médio
0	1,70
De 1 até 4 anos	1,85
De 5 até 8 anos	0,75
De 9 a 11 anos	0,44

7. Uma cadeia de padarias queria saber se a quantidade de dinheiro gasto em propaganda faz as vendas aumentarem. Durante 6 semanas, fez, em ordem aleatória, gastos com propaganda de valores variados, conforme mostra a Tabela 6.12, e anotou os valores recebidos nas vendas. Calcule a reta de regressão e coloque em forma de gráfico. O que você acha?

Tabela 6.12 Gastos com propaganda por semana e valores recebidos nas vendas

Gastos (R$)	Valores recebidos (R$)
100,00	1.020,00
150,00	1.610,00
200,00	2.030,00
250,00	2.560,00
300,00	2.800,00

8. Com os dados[7] apresentados no Exercício Proposto nº 14 do Capítulo 5, obtidos de pacientes com enfisema, calcule a reta de regressão.
9. Com os dados[7] apresentados no Exercício Proposto nº 15 do Capítulo 5 sobre o volume máximo de oxigênio inalado ($V_{O_2máx.}$), você diria que a variável diminui linearmente à medida que a atividade aumenta? Calcule a reta de regressão.
10. A Tabela 6.13 apresenta a pressão sanguínea diastólica, em milímetros de mercúrio, de pessoa em repouso e o tempo, em minutos, desde o início do repouso.[8] Desenhe um diagrama de dispersão. Uma reta de regressão explicaria a variação da pressão sanguínea diastólica em função desse tempo de repouso?

Tabela 6.13 Tempo desde o início do repouso e pressão sanguínea diastólica

Tempo (min) desde o início do repouso	Pressão sanguínea diastólica (mmHg)
0	72
5	66
10	70
15	64
20	66

---

[7] OTT, L; MENDENHALL, W. **Understanding statistics**. 6. ed. Belmont: Wadsworth, 1994. p. 487.
[8] SCHORK, M. A.; REMINGTON, R. D. **Statistics with applications to the biological and health sciences**. 3. ed. New Jersey: Prentice Hall, 2000. p. 297.

11. Faça um diagrama de dispersão para apresentar os dados da Tabela 6.14. Calcule a reta de regressão. Coloque a reta no gráfico. Que peso médio deveriam ter 10 ratos com 32 dias?

Tabela 6.14 Idade e peso médio de 10 ratos machos da raça Wistar

Idade (dias)	Peso médio (g)
30	64
34	74
38	82
42	95
46	106

12. Ajuste uma equação exponencial aos dados da Tabela 6.15.

Tabela 6.15 Dados de X e Y

X	Y
28	1,25
32	1,25
35	1,75
38	2,25
39	3,25
41	3,25
42	4,25

Noções sobre Amostragem

Capítulo 7

Vimos até aqui a *estatística descritiva*, que mostra como relatar os dados por meio de gráficos e de estatísticas como médias e desvios-padrões e, se for o caso, de coeficientes de correlação e retas de regressão. Então, você já sabe como apresentar e resumir os dados se, por exemplo, medir o peso e a altura de 100 crianças com 7 anos de idade. E não tenha dúvida: a chave para o bom entendimento da Estatística é saber distinguir entre os dados observados (amostra) e a vasta quantidade de dados que poderiam ter sido observados (população).

É possível *generalizar* as observações feitas nessas 100 crianças (uma amostra) para todas as crianças com 7 anos da região (a população). Para isso, porém, é preciso usar um conjunto de técnicas de estatística que possibilitam, com base em uma amostra, fazer *inferência* para a população de onde a amostra foi retirada. Veremos um pouco dessas técnicas nos próximos capítulos. Neste, vamos estudar população e amostra.

7.1 População e amostra

População ou universo é o conjunto de unidades sobre o qual desejamos informação.

Amostra é todo subconjunto de unidades retiradas da população para obter a informação desejada.

Os termos *população* ou *universo* não se restringem, porém, a um conjunto de pessoas. Referem-se a *qualquer conjunto grande de unidades* que tenham algo em comum, como radiografias feitas pelos alunos de um curso de Radiologia, prontuários de pacientes atendidos pelo Sistema Único de Saúde (SUS) durante determinado mês, laudos de necropsia encaminhados à Justiça por um dado serviço, auditorias das contas hospitalares de uma maternidade e certidões de óbito registradas em uma cidade em determinado período.

Também é preciso distinguir entre *população-alvo* e *população configurada*. Para entender a diferença, imagine que um instituto de pesquisa quer saber a proporção de moradores de uma cidade favoráveis à proposta do prefeito de implantar ciclovias. A *população-alvo* da pesquisa é constituída por *todos* os moradores da cidade. Então, o instituto de pesquisa resolve entrevistar, por 5 dias úteis, uma amostra das pessoas que durante o dia estão em diferentes pontos públicos da cidade. No entanto, nem toda a população-alvo estará disponível para ser amostrada. Há os que não estão nas ruas porque estão hospitalizados ou estão em casa cuidando de uma criança ou de um doente, os muito velhos, os presidiários. Há também os que não sabem responder, como as crianças pequenas e os deficientes mentais, além dos que não têm tempo e os que não aceitam responder. Logo, a *população configurada para amostragem* é necessariamente menor do que a população-alvo, ou seja, os moradores da cidade (Figura 7.1).

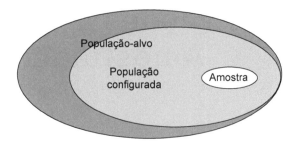

Figura 7.1 Configuração da amostra

7.2 Parâmetros e estatísticas

Parâmetro é um valor numérico que descreve determinada característica da população. Em uma dada população e em um dado momento, o parâmetro não varia, ou seja, é um valor fixo.[1]

Estatística é um valor numérico que descreve determinada característica de uma amostra. É usada para estimar o parâmetro correspondente na população de onde a amostra foi retirada.[1]

É importante entender, quando se faz pesquisa por amostragem, que é possível tirar diferentes amostras da mesma população. Os valores das estatísticas variarão de amostra para amostra, mas em torno do parâmetro. Por exemplo, no Brasil, a média de idade dos universitários em um dado ano é um parâmetro. Diferentes amostras retiradas ao acaso da população de alunos que cursam uma universidade nesse ano darão diferentes estatísticas, mas todas variarão em torno do parâmetro. A estatística de determinada amostra só excepcionalmente é igual ao parâmetro.

Erro de amostragem é a diferença entre a estatística de uma amostra e o parâmetro (que se desconhece) da população.

7.3 Razões para o uso de amostras

Censo é o levantamento de dados de toda a população.

O Instituto Brasileiro de Geografia e Estatística (IBGE) faz o Censo Demográfico do Brasil a cada 10 anos, por exigência da Constituição da República Federativa do Brasil. São coletadas, por exemplo, informações sobre sexo, idade e nível de renda de todos os residentes no país. Entretanto, as pesquisas acadêmicas são feitas por amostragem, isto é, coletam-se dados de amostras, e não de toda a população. As razões para isso são poucas, mas absolutamente relevantes (Figura 7.2).

A primeira razão para estudar amostras é o fato de existirem *populações infinitas* ou *tão grandes que podem ser consideradas como infinitas* na prática. Estudá-las por inteiro seria impossível. Por exemplo, quantos peixes tem o mar? Esse número é, em determinado momento, matematicamente finito, mas tão grande que pode ser considerado infinito para qualquer finalidade prática. Então, quem faz pesquisas sobre peixes do mar trabalha, necessariamente, com amostras.

---

[1]EASTON, V. J.; MCCOLL, J. H. **Statistics glossary**. Disponível em: www.stats.gla.ac.uk/steps/glossary. Acesso em: 22 jan. de 2020.

Outra razão para uso de amostras é *o alto custo e a demora dos censos*. Por exemplo, qual é a média de peso ao nascer de nascidos vivos no Brasil em determinado ano? Avaliar toda a população pode ser impossível para um pesquisador, porque isso levaria muito tempo e custaria muito dinheiro.

Outras vezes, é *impossível estudar toda a população* porque o próprio ato de observar destrói as unidades. Exemplos disso ocorrem no controle de qualidade. Uma empresa que fabrica fósforos e queira testar a qualidade do produto que fabrica, não pode acender todos os fósforos que fabricou, apenas alguns deles.

Além disso, as pesquisas científicas são muito complexas e não podem usar toda a população. Por exemplo, se um pesquisador quiser estudar o efeito de uma nova substância na indução do parto, não poderá aplicá-la em todas as parturientes que estão sendo atendidas em determinado período (p. ex., 6 meses) na maternidade em que trabalha. Um estudo desse tipo exige planejamento minucioso, que inclua a descrição de infraestrutura para atendimento a eventuais ocorrências, orçamento detalhado, consentimento das parturientes envolvidas no estudo e aprovação da instituição.[2]

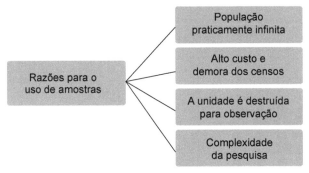

Figura 7.2 Razões para uso de amostras

7.4 Técnicas de amostragem

Antes de obter uma amostra, é preciso definir quais serão os *critérios para selecionar* as unidades que a comporão. De acordo com o critério, tem-se o tipo de amostra, como apresenta a Figura 7.3.

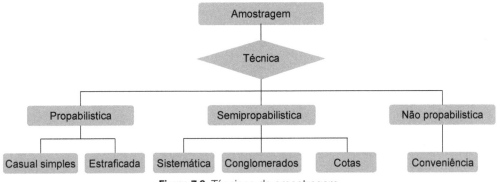

Figura 7.3 Técnicas de amostragem

---

[2]Veja mais sobre como fazer pesquisa em VIEIRA, S; HOSSNE, W. S. **Metodologia científica para a área da saúde**. 5 ed. Rio de Janeiro: GEN Guanabara Koogan, 2023.

7.4.1 Amostra probabilística

A *amostra probabilística* é constituída por unidades *retiradas da população por procedimento casual ou aleatório*. Vamos definir dois tipos de amostra probabilística: a casual simples e a casual estratificada.

7.4.1.1 Amostra casual simples

Para obter uma *amostra casual simples*, também conhecida como amostra aleatória simples, confira um número a cada unidade da população e, depois, selecione *ao acaso* os números das unidades que irão formar a amostra. Para esse procedimento, use um *gerador de números aleatórios* encontrado em computador.[3]

Também se faz o procedimento aleatório retirando papeizinhos de uma caixa ou bolas de um globo (usados em programas de auditório). É o que chamamos de sorteio. Esse procedimento, embora ainda utilizado, deve ser evitado, porque nem sempre papéis em uma caixa ou bolas em um globo estão bem misturados.

Para lembrar esse procedimento, veja a Figura 7.4, que exibe a seleção de quatro pessoas ao acaso, de um conjunto de 12 pessoas. É óbvio que tanto a "população" quanto a "amostra" são absurdamente pequenas,[4] mas a intenção é apenas dar ideia do procedimento de amostragem.

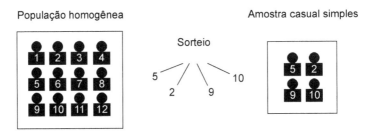

Figura 7.4 Amostragem casual simples

Exemplo 7.1

Amostra casual simples

Um dentista quer obter uma amostra de 2% dos 500 pacientes de sua clínica para entrevistá-los sobre a qualidade do atendimento da secretária. Para obter uma amostra casual simples de 2% dos 500 pacientes, é preciso sortear 10. Isso pode ser feito de maneira antiga, bem conhecida e muito trabalhosa: escrevem-se os nomes de todos os pacientes em pedaços de papel, colocam-se todos os pedaços de papel em uma urna, mistura-se bem e retira-se um nome. Esse procedimento é repetido até serem retirados os nomes dos 10 pacientes que comporão a amostra.[4]

7.4.1.2 Amostra casual estratificada

Se a população estiver naturalmente dividida em grupos distintos de pessoas, o pesquisador deve obter uma *amostra aleatória estratificada*. Para isso, é preciso agrupar as pessoas similares em *estratos*. Depois, o pesquisador deve retirar, de cada estrato, uma amostra casual simples proporcional ao tamanho do estrato. O conjunto dessas amostras é a amostra aleatória estratificada (Figura 7.5).

---

[3] Quando a população é muito pequena, é melhor fazer o censo do que amostrar.
[4] Seria melhor usar um gerador de números aleatórios, que pode ser encontrado em computador.

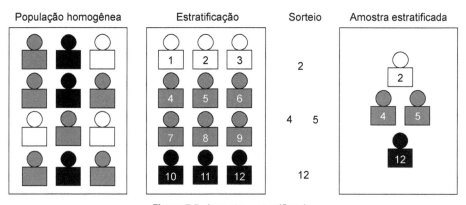

Figura 7.5 Amostra estratificada

Exemplo 7.2
Amostra estratificada

Um dentista quer obter uma amostra de 2% dos 500 pacientes de uma clínica para entrevistá-los sobre a qualidade do atendimento da secretária. A amostra terá, então, 10 pacientes. O dentista supõe que homens estejam sendo mais bem atendidos do que mulheres. Aproximadamente 3/5 dos pacientes são mulheres. Para obter dados de ambos os grupos, o dentista deve separar as fichas de homens das fichas de mulheres, formando, assim, dois estratos. Em seguida, deve obter uma amostra aleatória de quatro homens e seis mulheres e, depois, reunir os dados dos dois estratos em uma só amostra aleatória estratificada.

A amostra aleatória simples é, em tese, a preferida pelos estatísticos. No entanto, só a amostra estratificada garante a representação de todos os estratos (as categorias) da população na amostra coletada.

7.4.2 Amostra semiprobabilística

Para retirar da população uma *amostra semiprobabilística*, usa-se *procedimento parcialmente aleatório*. Vamos definir três tipos de amostra semiprobabilística: amostra sistemática, amostra por conglomerados e amostra por quotas.

7.4.2.1 Amostra sistemática

A *amostra sistemática* é constituída por unidades retiradas da população, seguindo um *sistema* preestabelecido. Para estabelecer o sistema, é preciso que as unidades estejam organizadas de algum modo, como alunos em filas, casas nas ruas, prontuários arquivados em ordem alfabética etc. O pesquisador estabelece a proporção de unidades que deseja na amostra: 1/10 dos alunos, 1/20 das casas, 1/100 dos prontuários etc.

Para entender o procedimento, imagine que o diretor de uma clínica tem 12 médicos em sua equipe e deseja retirar uma amostra sistemática composta por 1/3 deles. Isso significa que o diretor quer, na sua amostra, um de cada três médicos da equipe. Com os nomes dos médicos listados em ordem alfabética, o diretor deve sortear um número entre 1 e 3. Se sair o número 1, por exemplo, o diretor seleciona o primeiro médico da lista (o número 1) para a amostra. A partir daí toma, *sistematicamente*, o primeiro médico de cada três, em sequência. Como a primeira unidade é 1, seguem, de três em três, as unidades de números 4, 7, 10 (Figura 7.6).

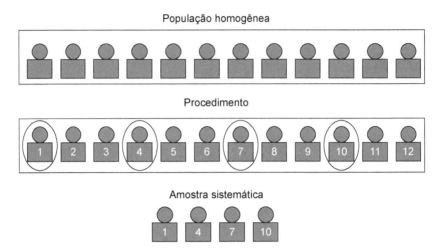

Figura 7.6 Amostra sistemática

> **Exemplo 7.3**
> **Amostra sistemática**
>
> Um dentista quer obter uma amostra de 2% dos 500 pacientes de sua clínica para entrevistá-los sobre a qualidade do atendimento da secretária. A amostra terá, portanto, 10 pacientes. Para obter a amostra, o dentista divide 500 por 10, obtendo 50. Tendo os prontuários organizados, sorteia um número entre 1 e 50. Se sair o número 27, este será o número de prontuário do primeiro paciente a ser incluído na amostra. Depois, a partir do número 27, o dentista conta 50 prontuários e chama esse paciente para a amostra. Procede assim até completar a amostra de 10 pacientes.

7.4.2.2 Amostra por conglomerados

Conglomerados são grupos de unidades que já existem na população. Um asilo é um conglomerado de idosos, uma escola de ensino médio é um conglomerado de adolescentes, um hospital é um conglomerado de doentes. Na *amostragem por conglomerados*, um deles é selecionado ao acaso. Veja a Figura 7.7, que mostra uma população com quatro conglomerados, 1, 2, 3 e 4, da qual foi sorteado um deles (o número 1).

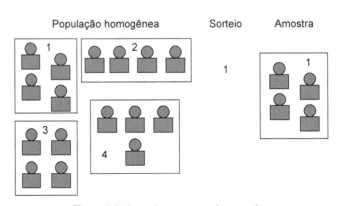

Figura 7.7 Amostra por conglomerados

> **Exemplo 7.4**
> **Amostra por conglomerados**
>
> Um professor de Educação Física quer estudar o efeito da terapia de reposição hormonal (uso de hormônios por mulheres depois da menopausa) sobre o desempenho nos exercícios. Para obter uma amostra por conglomerados, ele pode sortear duas academias (conglomerados) de ginástica da cidade e avaliar o desempenho das mulheres que as frequentam e, depois, comparar o desempenho das que fazem uso da terapia de reposição hormonal na pós-menopausa com o daquelas que não fazem.

Não confunda *amostra aleatória estratificada* com *amostra por conglomerados*. Embora ambas envolvam grupos, são muito diferentes. Os conglomerados existem na população e, embora haja diferença dentro deles, são similares entre si, de tal maneira que cada um pode representar a população. Os estratos, por sua vez, são formados pelo próprio pesquisador antes de iniciar a pesquisa, porque a população examinada é constituída por unidades diferentes. Então, obrigatoriamente, deve haver similaridade dentro dos estratos e também diferença entre eles.

Ainda, a amostragem por conglomerados usa todos os membros dos conglomerados sorteados para constituir a amostra, enquanto a amostragem estratificada usa uma amostra de membros de todos os estratos.

7.4.2.3 Amostra por quotas

Só se faz uma *amostragem por quotas* quando a população é constituída por unidades heterogêneas. O pesquisador deve retirar, dessa população heterogênea, grupos de unidades similares que constituirão as quotas. A ideia de quota é, portanto, semelhante à de estrato, com uma diferença básica: a amostra estratificada é *aleatória* porque o pesquisador organiza os estratos antes de iniciar a pesquisa e só então *sorteia*, dentro de cada estrato, as unidades para compor a amostra. A *amostra por quotas* não é aleatória porque, embora as quotas também sejam definidas antes de iniciar a pesquisa, as unidades que comporão a amostra *não* são sorteadas; elas são amostradas devido à facilidade de acesso do pesquisador a elas. A grande vantagem da amostragem por quotas é ser relativamente barata. Por essa razão, é muito usada em levantamentos de opinião e pesquisas de mercado. A Figura 7.8 mostra 12 bonecos – metade é cinza, um quarto é preto e um quarto é branco. Para tirar uma amostra de quatro bonecos, retiram-se os primeiros dois cinza encontrados, o primeiro preto e o primeiro branco; não se faz sorteio.

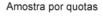

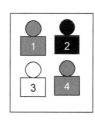

Figura 7.8 Amostra por quotas

> **Exemplo 7.5**
>
> **Amostra por quotas**
>
> Considere uma pesquisa de opinião referente a serviços públicos de saúde. Como se faz uma amostra por quotas? O pesquisador deve entrevistar homens e mulheres com mais de 18 anos de idade que vivem em uma metrópole (p. ex., Curitiba), na proporção apresentada pelo censo demográfico em termos de sexo, idade e renda. Sai, então, às ruas para trabalhar, com a incumbência de entrevistar determinada *quota de pessoas* com determinadas características. Por exemplo, um entrevistador pode ser incumbido de entrevistar 30 homens com "mais de 50 anos que recebam mais de seis e menos de 10 salários mínimos". Deverá, então, julgar, pela aparência das pessoas que vê nas ruas, quais se enquadram nas características descritas – homem com mais de 50 anos que ganha entre seis e 10 salários mínimos. Se julgar que viu a pessoa certa, deve fazer a abordagem e, em seguida, confirmar as características com perguntas. O procedimento continua até o pesquisador preencher a quota de 30 entrevistas.

7.4.3 Amostra não probabilística ou de conveniência

A *amostra não probabilística* ou *de conveniência* é constituída por unidades reunidas em uma amostra simplesmente porque o pesquisador tem fácil acesso a essas unidades. O professor que toma os alunos de sua classe como amostra de toda a escola, por exemplo, está usando uma amostra de conveniência.

> **Exemplo 7.6**
>
> **Amostra não probabilística**
>
> Um nutricionista quer entrevistar mães de 50 crianças de 3 e 4 anos, para conhecer os hábitos alimentares dessas crianças. Se o nutricionista trabalha em uma escola em que estão matriculadas crianças dessa faixa etária, provavelmente procurará as mães dessas crianças para obter a amostra de que precisa.

Não confunda *amostra de conveniência* com *amostra por conglomerados*. Embora ambas envolvam grupos já constituídos, são muito diferentes. Os conglomerados *são similares entre si*, de tal maneira que qualquer um deles pode ser sorteado para representar todos; o pesquisador sorteia um deles. Já a amostra de conveniência é tomada pelo pesquisador pela facilidade de acesso a essas unidades, ou seja, sem qualquer procedimento aleatório, o que significa que a amostra obtida pode não ter representatividade.

7.4.4 Avaliação das técnicas de amostragem

As *amostras aleatórias* exigem que o pesquisador tenha a listagem com todas as unidades da população, porque, dessa listagem, serão sorteadas as unidades que comporão a amostra. Essa exigência inviabiliza a tomada de amostras aleatórias em grande parte dos casos. Por exemplo, não é possível obter uma amostra aleatória de cariocas simplesmente porque não temos uma lista com o nome de todos os cariocas.

A *amostra sistemática* não exige que a população seja conhecida, mas é preciso que esteja organizada em filas, em arquivos, em domicílios ou mesmo andando nas ruas. Por exemplo, para tomar uma amostra dos domicílios de uma cidade, parte-se de um ponto sorteado e toma-se, de tantos em tantos, um domicílio para a amostra.

A *amostra por conglomerados* exige livre acesso aos conglomerados, o que nem sempre é possível. Um médico pode sortear cinco hospitais da cidade de São Paulo para entrevistar pacientes internados por problemas cardíacos, mas dificilmente conseguirá permissão da diretoria de todos esses cinco hospitais para fazer sua pesquisa.

A *amostra por quotas* exige algum conhecimento da população, mas as unidades não precisam estar numeradas ou identificadas. Se você quiser uma amostra de homens e de mulheres empregados em uma grande empresa, basta saber, por exemplo, a proporção de homens e mulheres empregados e amostrar, segundo essa proporção, os primeiros homens e as primeiras mulheres que encontrar trabalhando lá.

De qualquer modo, as amostras que usam algum tipo de procedimento aleatório são praticamente obrigatórias quando o objetivo da pesquisa é estimar probabilidades. É o caso das prévias eleitorais, nas quais se pergunta aos respondentes para quem darão seu voto, em cenários de candidatos hipotéticos. A escolha dos respondentes deve ser rigorosamente planejada, para que fique caracterizado algum tipo de casualização. Amostras constituídas por voluntários, nesses casos, são especialmente ruins.

As amostras probabilísticas são preferíveis, embora, na prática, nem sempre sejam possíveis. Na área de saúde, o pesquisador trabalha *necessariamente* com unidades às quais tem *acesso*. Nos ensaios clínicos,[5] os participantes são escolhidos de acordo com *critérios de elegibilidade*. Um pesquisador da área de saúde não pode procurar pacientes com determinada patologia e usar um procedimento aleatório para trazê-los para sua clínica, por exemplo. Pode, no entanto, buscar pacientes com determinadas características (elegíveis) tratados na instituição em que trabalha. O interesse nessas pesquisas está centrado não nas estimativas de probabilidade, mas nas diferenças relativas que podem ser bem estimadas com um bom delineamento.[6]

7.5 Noções sobre o tamanho das amostras

Do ponto de vista do estatístico, as amostras devem ser grandes o suficiente para trazer maior confiança às conclusões obtidas. Para entender as razões desse ponto de vista, imagine que em uma cidade existam dois hospitais.[7] Em um deles, nascem, em média, 120 bebês por dia e, no outro, 12. A razão de meninos para meninas é, em média, 50% nos dois hospitais. Em certa ocasião, nasceram, em um dos hospitais, duas vezes mais meninos do que meninas. Em qual dos hospitais é mais provável que isso tenha ocorrido? Para o estatístico, a resposta é óbvia: é mais provável que o fato tenha ocorrido no hospital em que nasce menor número de crianças. A probabilidade de uma estimativa desviar-se muito do parâmetro (do valor verdadeiro) é maior quando a amostra é pequena.

A "qualidade" de uma estimativa depende do número de unidades (tamanho) que compõem a amostra, mas não depende do tamanho da população *desde que esta seja muito maior do que a amostra*. De qualquer modo, as amostras não devem ser muito grandes, porque isso seria perda de recursos, e também não devem ser muito pequenas, porque o resultado do trabalho seria de pouca utilidade.

Como se determina o tamanho da amostra? Muitas vezes, o tamanho da amostra é determinado mais por considerações reais ou imaginárias a respeito do custo de cada unidade amostrada do que por técnicas estatísticas. Contudo, se seu orçamento for curto, não tente enquadrar nele uma pesquisa ambiciosa. Um pesquisador precisa sempre levar em conta o que é usual na área. Então, para determinar o tamanho da amostra, veja o que se faz em sua área de trabalho. Verifique o que seu orçamento possibilita fazer e calcule o tamanho da amostra por critério estatístico.[8]

---

[5] Veja ensaios clínicos em VIEIRA, S.; HOSSNE, W. S. **Metodologia científica para a área da saúde**. 5 ed. Rio de Janeiro: GEN Guanabara Koogan, 2023.
[6] PIANTADOSI, S. **Clinical trials**: a methodologic perspective. Nova York: Wiley, 2005.
[7] Com base em um exemplo de KAHNEMEN, D.; TVESKY, A. Judgement under uncertainty: heuristics and bias. **Science**. v. 185, n. 4157, p. 1124-1131, 1974.
[8] Veja, por exemplo, COCHRAN, W. **Sampling techniques**. Nova York: Wiley, 1977. LOHR, S. L. **Sampling**: design and analysis. Pacific Grove: Brooks, 1999. BOLFARINE, H.; BUSSAB, W. O. **Elementos de amostragem**. São Paulo: Edgard Blucher, 2005.

7.6 Representatividade

A amostra só traz informações sobre a *população de onde foi retirada*. Não tem sentido, por exemplo, estudar os hábitos de higiene de índios bolivianos e considerar que as informações "servem" para descrever os hábitos de higiene de moradores da periferia da cidade de São Paulo. Além disso, a amostra deve ter o tamanho usual da área em que a pesquisa se enquadra. Uma amostra muito pequena não traz informação útil, e desconfie também das amostras muito grandes. Será que o pesquisador observou cada unidade amostrada com o devido cuidado?

As amostras podem ser *representativas* ou *não representativas*. E não se pode julgar a qualidade da amostra pelos resultados obtidos. Se você jogar uma moeda 10 vezes, *podem* ocorrer 10 caras. Provável? Não. Possível? Sim.

É *extremamente importante* que as amostras representem a população que dizem representar. Para bem entender uma pesquisa, não basta olhar os números, não basta olhar as conclusões – é preciso entender como a amostra foi tomada e se não incidiram, no processo de amostragem, alguns fatores que poderiam trazer tendência aos dados.

Como você sabe se uma amostra é tendenciosa? Não há *fórmulas* de matemática ou estatística para dizer se a amostra é tendenciosa ou representativa da população. Você precisará ter bom senso e conhecimento na área. São necessários, portanto, muitos cuidados, porque os erros de amostragem podem ser sérios.

> Tendência é a diferença entre a estimativa que se obteve na amostra e o parâmetro que se quer estimar.

Exemplo 7.7

Amostra tendenciosa

Em 1988, Shere Hite[9] levantou, por meio de questionários inseridos em revistas femininas americanas, dados sobre a sexualidade feminina. Estima-se que cerca de 100.000 mulheres tenham sido colocadas em contato com o questionário, mas só 4.500 responderam. Mesmo assim, a amostra é grande. Entretanto, os estatísticos consideraram a amostra tendenciosa. O comportamento dos voluntários é diferente do comportamento dos não voluntários. Então, embora seja difícil ou até mesmo impossível estudar o comportamento de pessoas que não respondem a um questionário, *não* se pode concluir que a amostra de respondentes representa toda a população (incluindo aqueles que não respondem). Conclusões baseadas em amostras de pessoas que, voluntariamente, destacam o encarte de uma revista, respondem ao questionário e o remetem pelo correio são tendenciosas. Não se pode fugir à conclusão de que o questionário foi respondido apenas por leitoras da revista e, entre elas, mulheres dispostas a falar de sua vida pessoal.

Finalmente, algumas pessoas afirmam não acreditar em resultados obtidos de pesquisas de opinião porque elas próprias nunca foram chamadas para opinar. Se você é um daqueles que não acredita em "pesquisas" porque nunca foi entrevistado, então, por coerência, não tome um analgésico, não dirija um carro, não beba cerveja. Afinal, a qualidade desses produtos também é avaliada por amostragem e você, possivelmente, também não participou das pesquisas. É verdade que ocorrem erros, é verdade que existem fraudes e é verdade também que o improvável acontece, mas daí a acreditar que não existem acertos há uma enorme distância. O Brasil tem excelentes institutos de pesquisa.

---

[9] O exemplo é de SILVER, M. **Business statistics**. Londres: McGraw, 1997.

7.7 Exercícios resolvidos

1. Os prontuários dos pacientes de um hospital estão arquivados em ordem alfabética. Qual é a maneira mais rápida de amostrar ⅛ do total de prontuários?
   Resposta: sorteie, para a amostra, um número entre 1 e 8. Se sair, por exemplo, o número 3, tome para a amostra o terceiro de cada oito prontuários ordenados.

2. Na metade do século passado, uma colunista muito conhecida por sua seção de aconselhamento em um jornal americano perguntou a seus leitores: "Se você tivesse de começar de novo, teria filhos?". Ela recebeu cerca de 10.000 respostas, 70% dizendo "Não". Você acredita que as respostas foram tendenciosas?
   Resposta: pessoas que escrevem para a "seção dos leitores" de jornais e revistas normalmente têm respostas fortes, que refletem opinião polarizada. Este exemplo mostra quanto pode ser tendenciosa uma amostra de voluntários que se dão ao trabalho de escrever a um jornal expondo uma situação pessoal de desconforto.

3. Para levantar dados sobre o número de filhos por casal em uma comunidade, um pesquisador organizou um questionário e, em seguida, enviou-o pelo correio a todas as residências. A resposta ao questionário era facultativa, pois o pesquisador não tinha condições de exigir a resposta. Nesse questionário, perguntava-se o número de filhos por casal morador na residência. Você acredita que os dados assim obtidos seriam tendenciosos?
   Resposta: os dados devem ser tendenciosos porque é razoável esperar que: (a) os casais com muitos filhos responderiam pensando na possibilidade de algum tipo de ajuda, como, por exemplo, instalação de uma creche no bairro; (b) os casais que recentemente tiveram o primeiro filho também responderiam; e (c) muitos dos casais que não têm filhos não responderiam.

4. Um pesquisador pretende levantar dados sobre o número de moradores por domicílio usando a técnica de amostragem sistemática. Para isso, ele visitará cada domicílio selecionado. Se nenhuma pessoa estiver presente na ocasião da visita, o pesquisador excluirá o domicílio da amostra. Essa última determinação torna a amostra tendenciosa. Por quê?
   Resposta: nos domicílios onde moram muitas pessoas será mais fácil o pesquisador encontrar pelo menos uma pessoa na ocasião de sua visita. Então, é razoável admitir que os domicílios com poucos moradores tenham maior probabilidade de serem excluídos da amostra.

5. Muitas pessoas acreditam que as famílias se tornaram menores. Suponha que, para estudar essa questão, tenha sido selecionada uma amostra de 2.000 mulheres. O pesquisador perguntou a elas quantos filhos tinham, quantos filhos tinham seus pais e quantos filhos tinham suas avós. O procedimento produz dados tendenciosos. Por quê?
   Resposta: mulheres de gerações anteriores sem filhos não têm possibilidade de serem selecionadas para a amostra. Por outro lado, mulheres de gerações anteriores com muitos filhos terão grande probabilidade de serem amostradas.

6. Para estudar atitudes religiosas, um sociólogo sorteia 10 membros de uma grande igreja para compor uma amostra casual simples. Nota, então, que a amostra ficou composta por nove mulheres e um homem. O sociólogo se espanta: "A amostra não é aleatória! Praticamente só tem mulher". O que você diria?
   Resposta: se a amostra é ou não aleatória depende de como foi selecionada, e não de sua composição. As probabilidades envolvidas no processo de constituir uma amostra aleatória podem determinar amostras atípicas.

7. Para avaliar a expectativa de pais de adolescentes em relação às possibilidades de estudo de seus filhos, foram distribuídos 5.000 questionários pelos estados do Sul do Brasil, e retornaram 1.032. Cerca de 60% dos respondentes diziam que sua maior preocupação era com o preço que se paga para um jovem cursar a universidade. Você considera esse resultado uma boa estimativa para o número de pais preocupados com essa questão?

Resposta: não é uma boa estimativa, porque os respondentes foram relativamente poucos (cerca de 20%). Além disso, tendem a responder pais que querem seus filhos na universidade e estão preocupados com os custos.

8. Um dentista quer levantar o tipo de documentação que seus colegas arquivam quando fazem um tratamento ortodôntico. A documentação depende do caso, mas também envolve questões legais e de bom senso do ortodontista. Para essa pesquisa, ele elabora um questionário e o envia, por *e-mail*, a todos os profissionais inscritos no Conselho Regional de Odontologia. O dentista provavelmente não receberá respostas de todos. Você saberia dizer algumas das razões para isso acontecer?

Resposta: Razões possíveis: (1) nem todos os endereços que constam dos arquivos de um Conselho estão atualizados; (2) nem todas as pessoas que recebem questionários por *e-mail* respondem, seja porque não têm tempo, seja porque têm preguiça ou inércia, ou ainda imaginam razões espúrias para terem sido contatadas; (3) não dão respostas profissionais que não contam com boa documentação de casos ou não a têm em ordem; (4) provavelmente também não respondem profissionais que estejam enfrentando problema de ordem financeira, legal, de admissão em cursos etc.

9. Para estudar o uso de serviços de saúde por mulheres em idade reprodutiva, moradoras de uma grande capital, um pesquisador buscou no Instituto Brasileiro de Geografia e Estatística (IBGE) as subdivisões da cidade utilizadas em censos, conhecidas como setores censitários. Como você procederia para tomar uma amostra de mulheres em idade reprodutiva, moradoras desses setores?

Resposta: cada setor censitário pode ser considerado um conglomerado. Mas o Brasil é um país com grande desigualdade social, e isso deve ser levado em consideração. É preciso estratificar antes de sortear os conglomerados. Devidamente estratificados, sorteiam-se conglomerados na zona residencial mais rica, no centro, na periferia etc. É razoável estabelecer o número de conglomerados levando em conta o tamanho da população de cada zona da cidade. Depois, deve ser escolhido, em cada conglomerado, um ponto ao acaso e, a partir daí, tira-se uma amostra sistemática. A unidade amostral é um domicílio com mulheres em idade reprodutiva, de 10 a 49 anos. Devem ser excluídas do estudo mulheres que não queiram participar.

10. A Tabela 7.1 apresenta os resultados parciais de um levantamento de altura e peso de brasileiros feito pelo IBGE. Nessa tabela, são apresentados: número de participantes na pesquisa, tamanho da amostra e as medianas de altura e peso, segundo o grupo de idade. Por que não foi feito um levantamento de altura e peso de todos os brasileiros?

Tabela 7.1 Tamanho da amostra, medianas de altura e peso da população, por sexo, segundo grupos de idade no Brasil, entre os anos de 2008 e 2009

Grupo de idade (anos)	Homens Número	Homens Altura (cm)	Homens Peso (kg)	Mulheres Número	Mulheres Altura (cm)	Mulheres Peso (kg)
20 a 24	8.299	173,0	69,4	7.938	161,1	57,8
25 a 29	8.084	173,0	72,7	7.945	160,7	60,5
30 a 34	7.044	171,6	74,2	7.288	160,0	62,0
35 a 44	12.511	171,0	74,6	13.332	159,4	63,8
45 a 54	9.845	169,9	74,6	10.904	158,3	65,1
55 a 64	6.585	168,2	73,1	7.545	156,6	65,3
65 a 74	4.035	166,9	70,3	4.650	155,0	63,4
75 ou mais	2.229	165,7	66,8	2.847	152,8	59,2

Fonte: IBGE, Diretoria de Pesquisas, Coordenação de Trabalho e Rendimento, Pesquisa de Orçamentos Familiares 2008-2009.

Resposta: o levantamento de dados de toda a população (censo) é muito caro. Então, os censos são feitos a cada 10 anos. No decorrer desse período, o IBGE faz diversos levantamentos de dados, como, por exemplo, o apresentado na referida tabela.

7.8 Exercícios propostos

1. Dada uma população de quatro pessoas, Antônio, Luís, Pedro e Carlos, escreva as amostras casuais simples que podem ser obtidas, de tamanho 2.
2. Descreva três maneiras diferentes de obter uma amostra sistemática de quatro elementos de uma população de oito elementos, A, B, C, D, E, F, G e H.
3. Dada uma população de 40 alunos, descreva um modo de obter uma amostra casual simples de seis alunos.
4. Organize uma lista com 10 nomes de pessoas em ordem alfabética. Depois, descreva como obter uma amostra sistemática de cinco nomes.
5. Pretende-se obter uma amostra dos alunos de uma universidade para estimar o percentual deles com trabalho remunerado. (a) Qual é a população em estudo? (b) Qual é o parâmetro que se quer estimar? (c) Você acredita que seria possível obter uma boa amostra dos alunos no restaurante universitário? (d) E no ponto de ônibus mais próximo?
6. A maneira de fazer a pergunta pode influenciar a resposta. Basicamente, existem dois tipos de questão: a "questão fechada" e a "questão aberta". Na questão fechada, o pesquisador fornece uma série de respostas possíveis e a pessoa que responde deve apenas assinalar a alternativa com a qual concorda. Já a questão aberta deve ser respondida livremente. Imagine que um dentista queira levantar dados sobre hábitos de higiene oral das pessoas de uma comunidade. Escreva, então, uma questão fechada e uma aberta.
7. Uma classe tem quatro alunos. Eles foram submetidos a uma prova e suas notas foram: João, 10; José, 6; Paulo, 4; e Pedro, 0. Calcule a média da classe (parâmetro). Depois, construa todas as amostras de tamanho 2 e calcule a média de cada uma (estatísticas). Verifique que a média das estatísticas é igual ao parâmetro.
8. Um editor de livros técnicos quer saber se os leitores preferem capas de cores claras com desenhos ou capas simples de cores mais escuras. Se o editor lhe pedir para estudar a questão, como você definiria a população do estudo?
9. Um fabricante de produtos alimentícios pede a você para escolher uma cidade de seu estado para fazer o teste de um novo produto. Como você escolheria a cidade: por sorteio ou usaria seu julgamento do que considera uma "cidade típica" do estado?
10. Um fiscal precisa verificar se as farmácias da cidade estão cumprindo um novo regulamento. A cidade tem 40 farmácias, mas, como a fiscalização demanda muito tempo, o fiscal resolveu optar por visitar uma amostra de 10 farmácias. O cumprimento do regulamento – que, evidentemente, é desconhecido pelo fiscal – está apresentado na Tabela 7.2.
    a) Sem olhar a tabela, sorteie uma amostra para o fiscal (basta sortear 10 números, entre 1 e 40).
    b) Com base na amostra que você sorteou, estime a proporção de farmácias que estão cumprindo o regulamento.
    c) Encontre o parâmetro (a proporção das 40 farmácias que estão cumprindo o regulamento.
    d) A estimativa que você obteve (proporção na amostra) é muito diferente do parâmetro (proporção na população)?

Tabela 7.2 Dados sobre o cumprimento do regulamento

1.	Sim	11.	Não	21.	Sim	31.	Sim
2.	Sim	12.	Sim	22.	Sim	32.	Sim
3.	Não	13.	Não	23.	Não	33.	Não
4.	Sim	14.	Não	24.	Sim	34.	Sim
5.	Sim	15.	Sim	25.	Não	35.	Sim
6.	Não	16.	Não	26.	Não	36.	Não
7.	Sim	17.	Sim	27.	Não	37.	Não
8.	Não	18.	Não	28.	Sim	38.	Não
9.	Não	19.	Não	29.	Não	39.	Sim
10.	Sim	20.	Sim	30.	Não	40.	Sim

Capítulo 8
Distribuição Normal

Nascer menino ou menina pode ser entendido como obra do acaso. Sabe-se também que dois irmãos, filhos dos mesmos pais, podem ter olhos de cores diferentes: um pode ter olhos azuis, e o outro pode ter olhos castanhos, por simples acaso. Então, tem-se a consciência de que o acaso faz parte da vida. Neste capítulo, será abordada a *variável casual* ou *aleatória* e sua *distribuição*. Pode parecer difícil, mas deve-se ter em mente que, muitas vezes, a Estatística apenas formaliza o que já intuímos.

8.1 Variável aleatória

Uma variável é aleatória quando o acaso tem influência sobre os valores que pode assumir.

Exemplo 8.1
Variável aleatória

O tempo despendido por um aluno para ler um livro é uma variável aleatória. Há fatores determinísticos, como gosto pela leitura, mas há também fatores aleatórios, como chamadas telefônicas ocasionais que afetam o tempo de leitura. De qualquer modo, se você anotar o tempo em que cada um de 100 alunos lê o mesmo livro, verá grande variabilidade nos valores obtidos, porque tempo é uma variável aleatória que sofre o efeito de fatores conhecidos e desconhecidos, além do acaso.

Entender que muitas coisas acontecem por acaso é muito mais importante do que entender o conceito de causa e efeito, que já pertence ao nosso dia a dia.[1] O fato é que as variáveis assumem valores diferentes em diferentes unidades da mesma população, tanto por conta de um fator que as modifica como por simples acaso.

8.2 Distribuição normal

Os pesquisadores coletam amostras de variáveis aleatórias, como o peso de crianças com 1 ano de idade, por exemplo. Os dados, organizados em tabelas de distribuição de frequências, dão ideia da distribuição da variável. Quando a variável aleatória é contínua – como é o caso de peso de crianças com 1 ano de idade –, as tabelas de distribuição de frequências podem ser apresentadas graficamente em histogramas. Esses histogramas têm aparência típica que se assemelha à curva de Gauss, apresentada na Figura 8.1.

---

[1] "O acaso é conceito mais fundamental que causalidade". MLODINOW, L. **O andar do bêbado**. Rio de Janeiro: Zahar, 2008.

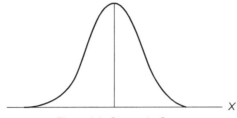

Figura 8.1 Curva de Gauss

A distribuição das medidas biológicas foi estudada, pela primeira vez, por um matemático do século XIX,[2] que levantou medidas em nada menos do que 5.732 soldados escoceses.[3] Depois, organizou os dados em tabelas de distribuição de frequências. Uma das medidas obtidas foi perímetro torácico. A Tabela 8.1 apresenta a distribuição de frequências do perímetro torácico dos 5.732 soldados em 16 classes,[4] com amplitude de uma polegada. Essa distribuição de frequências está apresentada em histograma na Figura 8.2.

Tabela 8.1 Perímetro torácico, em polegadas, de soldados escoceses

Classe	Valor central	Frequência	Percentual (%)
33,5 ⊢ 34,5	34	3	0,05
34,5 ⊢ 35,5	35	19	0,33
35,5 ⊢ 36,5	36	81	1,41
36,5 ⊢ 37,5	37	189	3,30
37,5 ⊢ 38,5	38	409	7,14
38,5 ⊢ 39,5	39	753	13,14
39,5 ⊢ 40,5	40	1.062	18,53
40,5 ⊢ 41,5	41	1.082	18,88
41,5 ⊢ 42,5	42	935	16,31
42,5 ⊢ 43,5	43	646	11,27
43,5 ⊢ 44,5	44	313	5,46
44,5 ⊢ 45,5	45	168	2,93
45,5 ⊢ 46,5	46	50	0,87
46,5 ⊢ 47,5	47	18	0,31
47,5 ⊢ 48,5	48	3	0,05
48,5 e mais	49	1	0,02
Total	–	5.732	100,00

Fonte: Daly, F.; Hand, D. J.; Jones, M.C et al. *Elements of statistics*. Wokingham: Addison-Wesley Publishing Company, 1995.

---

[2] Adolphe Quetelet (1796-1874).
[3] No século XIX, os homens eram, em média, menores do que são hoje.
[4] DALY, F.; HAND, D. J.; JONES, M.C et al. **Elements of statistics**. Wokingham: Addison-Wesley, 1995.

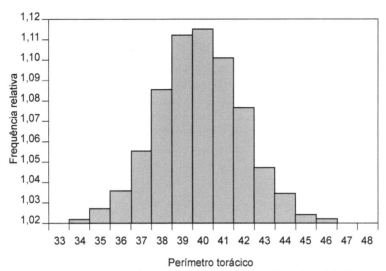

Figura 8.2 Histograma para o perímetro torácico, em polegadas, de soldados escoceses

Compare o histograma da Figura 8.2 com a curva de Gauss apresentada na Figura 8.1. Note a semelhança. Agora, veja a Figura 8.3: a curva de Gauss foi desenhada sobre o histograma da Figura 8.2, para enfatizar a similaridade.

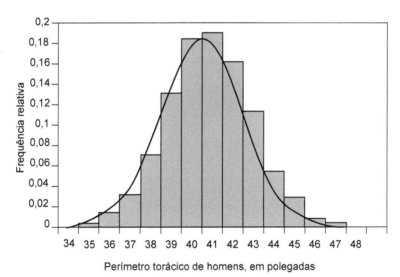

Figura 8.3 Distribuição normal desenhada sobre um histograma

A maioria das medidas biológicas, desde que sejam variáveis contínuas observadas em grandes amostras, dá origem a histogramas que se assemelham à curva de Gauss. É o caso de variáveis como peso ao nascer, tamanho dos sapatos de adultos, quociente de inteligência, quantidade de albumina na urina etc. Diz-se, então, que esse tipo de variável tem *distribuição normal*. Muitos métodos estatísticos exigem que os dados amostrais sejam provenientes de uma população que tenha distribuição normal ou aproximadamente normal. Vamos, então, estudar essa distribuição.

8.2.1 Características da distribuição normal

A *distribuição normal* tem características bem conhecidas:

- Em gráfico, é uma curva em forma de sino, como mostram as Figuras 8.1 e 8.4
- Média, mediana e moda coincidem e estão no centro da distribuição
- A curva é simétrica em torno da média, da mediana e da moda. Logo, 50% dos valores da variável aleatória X são iguais ou maiores do que a média e 50% de seus valores são iguais ou menores do que a média
- A curva abriga 100% da população, ou seja, o total dos valores que podem ser assumidos pela variável aleatória está sob a curva.

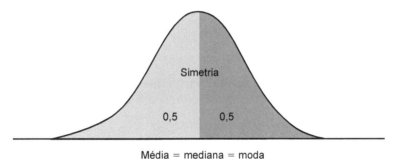

Figura 8.4 Distribuição normal: simetria em torno da média

Exemplo 8.2

Escala construída com base na distribuição normal

A escala Weschler de inteligência para adultos (WAIS)[5] foi construída pressupondo que inteligência é uma variável com distribuição normal com média $\mu = 100$ e desvio-padrão $\sigma = 15$. Dadas as características da distribuição normal, a escala de inteligência de Weschler afirma que:

- Metade da população tem quociente de inteligência (QI) igual ou maior do que 100, e a outra metade tem QI igual ou menor do que 100
- Pessoas com QI muito alto (na cauda à direita da curva) são raras, como também são raras as pessoas com QI muito baixo (na cauda à esquerda da curva).

8.2.2 Algumas probabilidades associadas à distribuição normal

A distribuição normal fica definida quando são dados *dois parâmetros*: a média, que se representa pela letra grega μ (lê-se mi), e o desvio padrão, que se representa pela letra grega σ (lê-se sigma). Se X é uma variável aleatória com distribuição normal de média μ e desvio padrão σ, vale a "regra prática":

$$P\{(\mu - \sigma) \leq X \leq (\mu + \sigma)\} = 0{,}68$$

$$P\{(\mu - 2\sigma) \leq X \leq (\mu + 2\sigma)\} = 0{,}95$$

$$P\{(\mu - 3\sigma) \leq X \leq (\mu + 3\sigma)\} = 0{,}99$$

---

[5] Existem muitas maneiras de "medir" a inteligência (embora nenhuma delas explique exatamente o que está sendo medido). A escala de Weschler foi idealizada pressupondo que a inteligência tem distribuição normal, como mostrado no exemplo. WAIS são as iniciais de *Weschler Adult Intelligence Scale*.

Em termos menos formais, se a variável X que você estuda tem distribuição normal, como mostra a Figura 8.5:

- Aproximadamente 68% (pouco mais de ⅔) dos dados caem entre a média ± um desvio-padrão
- Aproximadamente 95% dos dados caem entre a média ± dois desvios-padrões
- Aproximadamente 99,7% dos dados caem entre a média ± três desvios-padrões.

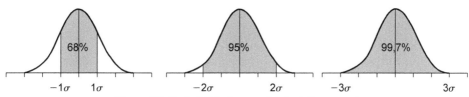

Figura 8.5 Probabilidades na distribuição normal

Exemplo 8.3
Escala construída com base na distribuição normal

A escala Weschler de inteligência para adultos (WAIS) considera inteligência uma variável com distribuição normal de média $\mu = 100$ e desvio padrão $\sigma = 15$. Dadas às características da distribuição normal, usando essa escala de inteligência, tem-se que 68% das pessoas estarão entre:

$$\mu - \sigma = 100 - 15 = 85$$
$$\mu + \sigma = 100 + 15 = 115$$

Essas pessoas são classificadas na escala de Weschler como tendo *inteligência média*. Noventa e cinco por cento das pessoas estarão entre:

$$\mu - 2\sigma = 100 - 2 \times 15 = 70$$
$$\mu + 2\sigma = 100 + 2 \times 15 = 130$$

Na Figura 8.6, veja o valor 115 no eixo horizontal. Acima, está marcado o valor 130. Pessoas com QI entre 115 e 130 são "acima da média"; elas correspondem a 13,5% da população.[6]

Depois, procure o valor 85 no eixo horizontal. Abaixo, está marcado 70. Na escala de Weschler, pessoas com inteligência entre 70 e 85 são classificadas como "abaixo da média"; elas correspondem a 13,5% da população.

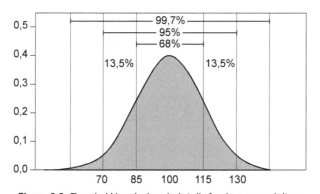

Figura 8.6 Escala Wescheler de inteligência para adultos

---

[6] Veja mais classificações em CHERY, K. **The Wescheler adult intelligence scale**. Disponível em: https://www.verywellmind.com/the-wechsler-adult-intelligence-scale-2795283. Acesso em: 24 ago. 2020.

8.2.3 Usos da distribuição normal

Com base na distribuição normal, podem ser construídas escalas para medir variáveis de difícil medição, assim como foi construída a escala para medir inteligência, mas esses usos são menos comuns.

No entanto, em exames radiológicos, laboratoriais e clínicos, a distribuição normal é muito usada para estabelecer *valores de referência*. Isso acontece, por exemplo, quando se estudam variáveis como densidade óssea, taxa de hemoglobina no sangue, peso ao nascer etc. Sempre que for razoável pressupor que a variável em estudo tem distribuição normal ou aproximadamente normal, pode-se considerar que o intervalo ($\mu \pm \sigma$) engloba aproximadamente 68% da população e o intervalo ($\mu \pm 2\sigma$) engloba praticamente 95% da população. São *aproximações* porque nenhuma distribuição de dados reais tem características *idênticas* às da distribuição normal. Mas existe a "regra empírica" ou "regra prática" para estabelecer *valores de referência*.

Veja como isso é feito. Com base em grandes amostras, estimam-se μ e σ. Os *valores de referência* são os extremos do intervalo ($\mu \pm \sigma$). Em seguida, com base na distribuição normal, define-se que:

- Qualquer dado dentro do intervalo ($\mu \pm \sigma$) é "normal"
- Qualquer dado abaixo de $\mu - \sigma$ ou acima de $\mu + \sigma$ exige cuidados; está acima ou abaixo da média
- Fogem do padrão de normalidade dados fora do intervalo ($\mu \pm 2\sigma$).

Exemplo 8.4

Uso da distribuição normal na prática

Foram obtidos os pesos ao nascer, em quilogramas, de uma amostra de 500 nascidos vivos. A média foi de 3,000 kg e o desvio padrão foi de 0,550 kg. Esses valores *estimam* a média μ e o desvio padrão σ, parâmetros da população da qual essa amostra proveio. Todavia, como a amostra é grande, vamos considerar que as estimativas correspondem aos parâmetros. Então, temos:

$$\mu - \sigma = 3{,}000 - 0{,}550 = 2{,}450$$
$$\mu + \sigma = 3{,}000 + 0{,}550 = 3{,}550$$
$$\mu - 2\sigma = 3{,}000 - 2 \times 0{,}550 = 1{,}900$$
$$\mu + 2\sigma = 3{,}000 + 2 \times 0{,}550 = 4{,}100$$

Agora, podemos considerar, aplicando a distribuição normal, que:

- Será considerado com peso "médio" o nascido vivo com peso dentro do intervalo 2,450 kg ± 3,550 kg
- Será considerado com peso "abaixo da média" o nascido vivo com peso dentro do intervalo 1,900 kg até 2,450 kg
- Será considerado com peso "acima da média" o nascido vivo com peso dentro do intervalo 2,450 kg até 4,100 kg
- O nascido vivo com peso abaixo de 1,900 kg está fora da normalidade
- O nascido vivo com peso acima de 4,100 kg foge do padrão de normalidade dos dados.

Exemplo 8.5

Estabelecendo valores de referência

A Organização Mundial da Saúde (OMS) recomenda os seguintes valores de referência para densidade mineral óssea (BMD, do inglês *bone mineral density*):

- Normal: qualquer valor mais alto que $\mu - \sigma$
- Osteopenia ou osteoporose pré-clínica: valores entre $\mu - \sigma$ e $\mu - 2{,}5\sigma$
- Osteoporose: valores abaixo de $\mu - 2{,}5\sigma$.

(continua)

> **Exemplo 8.5**
>
> **Estabelecendo valores de referência** (*Continuação*)
>
> Para coluna lombar, a média de BMD é 1,061 g/cm² e o desvio padrão é 1,0 g/cm². Então, a pessoa que tiver BMD igual a 0,060 é diagnosticada como tendo osteopenia, como mostra a Figura 8.7.
>
>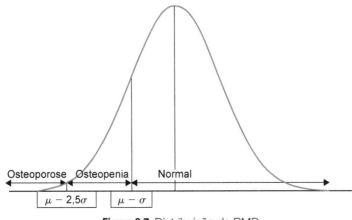
>
> **Figura 8.7** Distribuição de BMD

8.3 Por que a distribuição normal é tão importante?

Pode parecer que vimos, neste capítulo, apenas teoria, sem interesse na sua prática profissional. Entretanto, muitas medidas biológicas (como peso do cérebro) e de produtos fabricados em série (como tamanhos de seringas) têm distribuição normal. É muito importante ter essa informação porque boa parte dos procedimentos estatísticos adotados nas ciências da saúde exigem variáveis com distribuição normal ou aproximadamente normal.

Mas por que medidas biológicas têm distribuição normal? Quando vários fatores atuam sobre uma mesma variável aleatória e seus efeitos se somam, a distribuição dessa variável é normal ou aproximadamente normal. Veja o Exemplo 8.6, que traz quatro situações que dão evidência disso na prática.

> **Exemplo 8.6**
>
> **Soma de fatores**
>
> 1. Imagine que você vai fazer 150 pães, um a um, seguindo uma receita que produz pães com 500 g.[7] Existem muitas causas de variação para o peso dos pães. Por simples acaso, você pode colocar mais ou menos farinha e/ou leite em alguns pães. O forno pode estar mais ou menos quente quando assar alguns dos pães. Pode haver um pouco mais, e às vezes um pouco menos, de umidade no ar enquanto alguns pães crescem. A temperatura ambiente pode ficar um pouco mais alta, ou um pouco mais baixa, e assim por diante. O resultado desses efeitos todos é que, no final, alguns pães terão mais do que 500 g, outros menos e a grande maioria terá peso em torno desse valor.
>
>   *(continua)*

---
[7] MLODINOW, L. **O andar do bêbado**. Rio de Janeiro: Zahar, 2009.

Exemplo 8.6
Soma de fatores (*Continuação*)

O peso dos pães varia de acordo com a distribuição normal. Por quê? Porque aconteceram, por acaso, pequenas variações nas quantidades dos ingredientes e nas condições do ambiente. Em outras palavras, sobre o peso dos pães atuou grande número de fatores (variáveis aleatórias independentes) – alguns fizeram o peso dos pães *aumentar* (como mais farinha, mais leite), outros fizeram o peso dos pães *diminuir* (como menos fermento, temperatura mais baixa). Cada fator tem efeito pequeno porque estão controlados, mas os efeitos se somam. É pouco comum que atuem sobre um mesmo pão apenas efeitos positivos (que ficaria com peso muito acima da média) ou apenas os efeitos negativos (que ficaria com peso muito abaixo da média). Os efeitos positivos e negativos dos diferentes fatores sobre os pesos dos pães se somam, fazendo com que a variável tenha *distribuição normal*.

2. O fisioterapeuta que monitora o *desempenho físico* de seus pacientes está estudando uma variável aleatória com distribuição normal. Essa suposição é razoável porque diversas variáveis, como idade, saúde geral, compreensão da situação, ajuda familiar, empatia do fisioterapeuta etc., têm efeito sobre o desempenho físico de um indivíduo. A soma dos efeitos dessas variáveis (algumas com sinais negativos, outras com sinais positivos) sobre o desempenho físico dos pacientes faz com que essa variável tenha *distribuição normal*.
3. Uma enfermeira que monitora o *peso de recém-nascidos* estuda uma variável aleatória com distribuição normal. Isso porque o peso de um recém-nascido sofre o efeito de diversas variáveis aleatórias independentes, como tempo de gestação, genética, saúde da mãe e do bebê, idade da mãe etc. A soma de todas essas variáveis (algumas com sinais negativos, outras com sinais positivos) sobre peso de recém-nascidos faz com que essa variável tenha *distribuição normal*.
4. Quando alguém pergunta a um intelectual idoso qual é o segredo para acumular tanto conhecimento,[8] a resposta tende a ser uma série de variáveis, como DNA, disciplina, tempo de trabalho, experiência de vida, alimentação e o acaso, que não o pôs em um avião que cairia ou diante de um homem raivoso com uma arma na mão quando era jovem.

Por que boa parte dos procedimentos estatísticos adotados nas ciências da saúde exigem variáveis com distribuição normal ou aproximadamente normal? Porque, se forem tomadas muitas amostras de tamanho *n* de uma população, as médias da variável *X* dessas amostras têm distribuição normal se o tamanho da amostra for suficientemente grande.[9] Veja as duas situações apresentadas no Exemplo 8.7.

Exemplo 8.7
Distribuição de médias

1. Imagine que durante 1 mês foram tomadas 500 amostras de nascidos vivos na cidade de São Paulo e obtidos seus pesos ao nascer. Cada amostra tinha 30 nascidos vivos. Então, as médias de peso ao nascer dessas amostras constituem uma variável aleatória com distribuição normal.
2. Imagine que vamos lançar uma moeda para saber se é bem balanceada. Quantas vezes precisamos lançá-la? O número escolhido – qualquer que seja ele – será sempre uma amostra dos infinitos lançamentos possíveis. Para facilitar o cálculo, vamos pensar nos seguintes tamanhos de amostras: $n = 1, n = 2, n = 3$ e $n = 4$. A Figura 8.8 apresenta a distribuição da variável "número de caras" para os quatro tamanhos de amostras. Note que, à medida que a amostra aumenta, a distribuição começa a tender para uma normal.

(*continua*)

---

[8] Ruy Barbosa dizia que "Nunca o sol deu comigo deitado".
[9] Isto é o que diz o teorema do limite central. Por amostra "suficientemente grande", os estatísticos entendem, em geral, que se a distribuição for apenas aproximadamente normal, as amostras devem ter 30 ou mais unidades. Se a distribuição for não normal, as amostras devem ser ainda maiores.

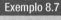

Distribuição de médias (*Continuação*)

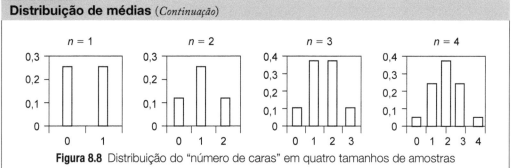

Figura 8.8 Distribuição do "número de caras" em quatro tamanhos de amostras

8.4 Distribuição normal reduzida ou padronizada*

Denomina-se *distribuição normal reduzida* ou *padronizada* a distribuição normal de média $\mu = 0$ e desvio padrão $\sigma = 1$. A variável com distribuição normal reduzida é comumente indicada pela letra Z. Você "transforma" um valor da variável X em Z fazendo o seguinte cálculo:

$$z = \frac{x - \mu}{\sigma}$$

A variável Z é denominada *reduzida* ou *padronizada* e a transformação de X em Z é uma *redução* ou *padronização* da variável. O importante é que, na distribuição normal reduzida, valem as probabilidades dadas na Figura 8.9, que correspondem às medidas das áreas sob a curva.

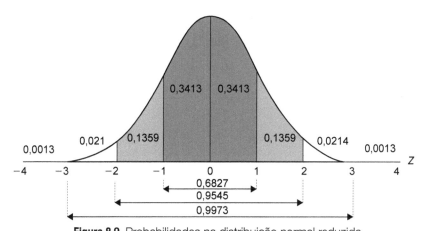

Figura 8.9 Probabilidades na distribuição normal reduzida

Além das probabilidades exibidas na Figura 8.9, é possível verificar outros valores de probabilidades associados à distribuição normal reduzida, em tabelas já prontas. Assim, a Tabela 8.2 fornece a probabilidade de a variável reduzida assumir valor no intervalo entre a média (zero) e um valor qualquer de Z, até 3. Vamos, então, estudar o procedimento para encontrar probabilidades associadas a diferentes valores de Z, na Tabela 8.2.

Tabela 8.2 Tabela de distribuição normal reduzida

Z	0,00	0,01	0,02	0,03	0,04	**0,05**	0,06	0,07	0,08	0,09
0,0	0,0000	0,0040	0,0080	0,0120	0,0160	0,0199	0,0239	0,0279	0,0319	0,0359
0,1	0,0398	0,0438	0,0478	0,0517	0,0557	0,0596	0,0636	0,0675	0,0714	0,0753
0,2	0,0793	0,0832	0,0871	0,0910	0,0948	0,0987	0,1026	0,1064	0,1103	0,1141
0,3	0,1179	0,1217	0,1255	0,1293	0,1331	0,1368	0,1406	0,1443	0,1480	0,1517
0,4	0,1554	0,1591	0,1628	0,1664	0,1700	0,1736	0,1772	0,1808	0,1844	0,1879
0,5	0,1915	0,1950	0,1985	0,2019	0,2054	0,2088	0,2123	0,2157	0,2190	0,2224
0,6	0,2257	0,2291	0,2324	0,2357	0,2389	0,2422	0,2454	0,2486	0,2517	0,2549
0,7	0,2580	0,2611	0,2642	0,2673	0,2704	0,2734	0,2764	0,2794	0,2823	0,2852
0,8	0,2881	0,2910	0,2939	0,2967	0,2995	0,3023	0,3051	0,3078	0,3106	0,3133
0,9	0,3159	0,3186	0,3212	0,3238	0,3264	0,3289	0,3315	0,3340	0,3365	0,3389
1,0	0,3413	0,3438	0,3461	0,3485	0,3508	0,3531	0,3554	0,3577	0,3599	0,3621
1,1	0,3643	0,3665	0,3686	0,3708	0,3729	0,3749	0,3770	0,3790	0,3810	0,3830
1,2	0,3849	0,3869	0,3888	0,3907	0,3925	**0,3944**	0,3962	0,3980	0,3997	0,4015
1,3	0,4032	0,4049	0,4066	0,4082	0,4099	0,4115	0,4131	0,4147	0,4162	0,4177
1,4	0,4192	0,4207	0,4222	0,4236	0,4251	0,4265	0,4279	0,4292	0,4306	0,4319
1,5	0,4332	0,4345	0,4357	0,4370	0,4382	0,4394	0,4406	0,4418	0,4429	0,4441
1,6	0,4452	0,4463	0,4474	0,4484	0,4495	0,4505	0,4515	0,4525	0,4535	0,4545
1,7	0,4554	0,4564	0,4573	0,4582	0,4591	0,4599	0,4608	0,4616	0,4625	0,4633
1,8	0,4641	0,4649	0,4656	0,4664	0,4671	0,4678	0,4686	0,4693	0,4699	0,4706
1,9	0,4713	0,4719	0,4726	0,4732	0,4738	0,4744	0,4750	0,4756	0,4761	0,4767
2,0	0,4772	0,4778	0,4783	0,4788	0,4793	0,4798	0,4803	0,4808	0,4812	0,4817
2,1	0,4821	0,4826	0,4830	0,4834	0,4838	0,4842	0,4846	0,4850	0,4854	0,4857
2,2	0,4861	0,4864	0,4868	0,4871	0,4875	0,4878	0,4881	0,4884	0,4887	0,4890
2,3	0,4893	0,4896	0,4898	0,4901	0,4904	0,4906	0,4909	0,4911	0,4913	0,4916
2,4	0,4918	0,4920	0,4922	0,4925	0,4927	0,4929	0,4931	0,4932	0,4934	0,4936
2,5	0,4938	0,4940	0,4941	0,4943	0,4945	0,4946	0,4948	0,4949	0,4951	0,4952
2,6	0,4953	0,4955	0,4956	0,4957	0,4959	0,4960	0,4961	0,4962	0,4963	0,4964
2,7	0,4965	0,4966	0,4967	0,4968	0,4969	0,4970	0,4971	0,4972	0,4973	0,4974
2,8	0,4974	0,4975	0,4976	0,4977	0,4977	0,4978	0,4979	0,4979	0,4980	0,4981
2,9	0,4981	0,4982	0,4982	0,4983	0,4984	0,4984	0,4985	0,4985	0,4986	0,4986
3,0	0,4987	0,4987	0,4987	0,4988	0,4988	0,4989	0,4989	0,4989	0,4990	0,4990

Exemplo 8.8
Probabilidade de Z assumir um valor entre 0 e 1,25

Qual é a probabilidade de a variável Z, que tem distribuição normal reduzida, assumir um valor entre 0 e 1,25? Veja a Figura 8.10.

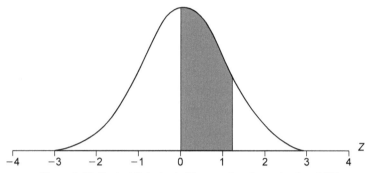

Figura 8.10 Probabilidade de Z assumir valor entre 0 e 1,25

A probabilidade de Z assumir valor *entre 0 e 1,25 corresponde à área escurecida* na Figura 8.10. Essa probabilidade é encontrada na Tabela 8.2.[10] Para achar a probabilidade pedida:

- Na primeira *coluna* da Tabela 8.2, procure o valor 1,2 (para facilitar, esse valor está em negrito)
- Encontrado o valor 1,2, siga na linha que começa com ele até a coluna que começa com 0,05, para formar o número 1,25 (0,05 está em negrito)
- No cruzamento de 1,2 com 0,05, você encontra 0,3944 (também está em negrito)
- 0,3944 é a probabilidade de Z assumir valor entre zero e 1,25. Escrevemos:

$$P(0 \le Z \le 1{,}25) = 0{,}3944$$

Exemplo 8.9
Probabilidade de Z assumir um valor maior que 1,25

Qual é a probabilidade de a variável Z, que tem distribuição normal reduzida, assumir um valor igual ou maior que 1,25? Veja a Figura 8.11.

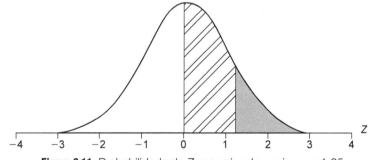

Figura 8.11 Probabilidade de Z assumir valor maior que 1,25   (*continua*)

---

[10] É possível encontrar a tabela de distribuição normal reduzida ou padronizada na internet, mas verifique como deve proceder para usá-la.

Exemplo 8.9
Probabilidade de Z assumir um valor maior que 1,25 (*Continuação*)

A probabilidade de Z assumir *valor igual ou maior que 1,25 corresponde à área escurecida* na Figura 8.11.
- A probabilidade de resultado entre 0 e 1,25, dada pela área com hachuras na Figura 8.11, foi calculada no Exemplo 8.8, conforme a fórmula a seguir:

$$P(0 \leq Z \leq 1,25) = 0,3944$$

- A probabilidade de Z assumir valor maior ou igual à média zero é:

$$P(Z \geq 0) = 0,5000$$

- Logo, a probabilidade de ocorrer valor maior ou igual a 1,25 (área escurecida na Figura 8.12) é:

$$P(Z \geq 1,25) = 0,5000 - 0,3944 = 0,1056$$

Exemplo 8.10
Probabilidade de Z assumir valor menor que $-0,51$

Qual é a probabilidade de a variável Z, que tem distribuição normal reduzida, assumir valor menor que $-0,51$? Veja a Figura 8.12.

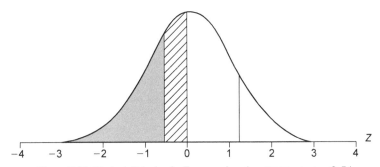

Figura 8.12 Probabilidade de Z assumir valor menor que $-0,51$

Para resolver o problema, pense do seguinte modo:

- A probabilidade de Z assumir *valor menor que $-0,51$ corresponde à área escurecida* da Figura 8.12
- Como a curva é simétrica, a probabilidade de ocorrer valor *igual* ou *menor que* $-0,51$ é igual à probabilidade de ocorrer valor *igual ou maior que* 0,51

$$P(Z \leq -0,51) = P(Z \geq 0,51)$$

- A probabilidade de ocorrer valor entre 0 e 0,51 é dada na Tabela 8.2; encontre a linha que começa com 0,5 e a siga até achar a coluna que tem 0,01 no cabeçalho. No cruzamento da linha que começa com 0,5 e da coluna que começa com 0,01, está 0,1950, que corresponde à área com hachuras na Figura 8.12. Escreve-se:

$$P(0 \leq Z \leq 0,51) = P(-0,51 \leq Z \leq 0) = 0,1950$$

- A probabilidade de ocorrer valor menor ou igual a zero (a média) é 0,5000:

$$P(Z \leq 0) = 0,5000$$

- Então:

$$P(Z \leq -0,51) = 0,5000 - 0,1950 = 0,3050$$

Você pode estar se perguntando: qual é o interesse em estudar a distribuição normal reduzida – um tipo particular de distribuição? A razão é que, para encontrar a probabilidade de uma variável com distribuição normal assumir valor em determinado intervalo, deve-se:

- *Reduzir* a variável
- Encontrar as probabilidades associadas à distribuição normal reduzida
- "Voltar" à variável original.

8.5 Cálculo das probabilidades sob a distribuição normal

Veja alguns exemplos de cálculo de probabilidades, pressupondo que a variável em estudo tenha distribuição normal.

Exemplo 8.11

Probabilidade de *X* assumir valor entre 200 e 225

A quantidade de colesterol em 100 ml de plasma sanguíneo humano tem distribuição normal com média 200 mg e desvio padrão de 20 mg. Qual é a probabilidade de uma pessoa apresentar entre 200 e 225 mg de colesterol/100 ml de plasma? Veja a Figura 8.13.

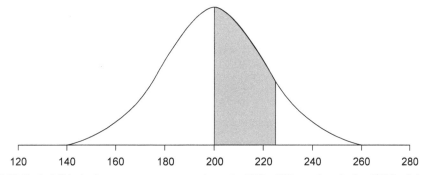

Figura 8.13 Probabilidade de uma pessoa apresentar entre 200 e 225 mg de colesterol/100 ml de plasma

A probabilidade pedida corresponde à área escurecida na Figura 8.13. Para responder à pergunta, pense como segue:

- A quantidade de colesterol em 100 ml de plasma sanguíneo humano, indicada aqui por *X*, tem distribuição aproximadamente normal com média 200 mg e desvio padrão de 20 mg
- Então, a variável $Z = \dfrac{X - 200}{20}$ tem distribuição normal reduzida. Nessa distribuição, a média é zero, e ao valor $x = 225$ corresponde:

$$z = \frac{225 - 200}{20} = 1{,}25$$

- A probabilidade de *Z* assumir valor entre a média zero e $z = 1{,}25$ é 0,3944, como mostrado na Tabela 8.2

$$P(0 \leq Z \leq 1{,}25) = 0{,}3944$$

- A probabilidade de *X* assumir valor entre a média $\mu = 200$ e 225 (igual à probabilidade de *Z* assumir valor entre a média zero e $z = 1{,}25$) é 0,3944

$$P(200 \leq X \leq 225) = P(0 \leq Z \leq 1{,}25) = 0{,}3944$$

Portanto, a probabilidade de uma pessoa apresentar entre 200 e 225 mg de colesterol/100 ml de plasma é 0,3944 ou, em porcentagem, 39,44% ou aproximadamente 40%.

> **Exemplo 8.12**
>
> **Probabilidade de X assumir valor menor que 195**
>
> A quantidade de colesterol em 100 ml de plasma sanguíneo humano tem distribuição aproximadamente normal com média 200 mg e desvio padrão de 20 mg. Qual é a probabilidade de uma pessoa apresentar menos do que 195 mg de colesterol/100 ml de plasma? Veja a Figura 8.14.
>
>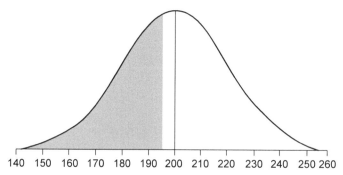
>
> **Figura 8.14** Probabilidade de taxa de colesterol menor que 195 mg/100 ml de plasma
>
> A probabilidade pedida é mostrada pela área escurecida na Figura 8.14. Para resolver o problema, é preciso saber que:
>
> - A quantidade de colesterol em 100 ml de plasma sanguíneo humano tem distribuição aproximadamente normal, com média de 200 mg e desvio padrão de 20 mg. Então a variável
>
> $$z = \frac{195 - 200}{20} = -0,25$$
>
> tem distribuição normal reduzida
> - A probabilidade de Z assumir valor menor do que $-0,25$ é igual à probabilidade de z assumir valor maior que 0,25:
>
> $$P(Z \leq -0,25) = P(Z \geq 0,25)$$
>
> - A probabilidade de Z assumir valor entre a média zero e 0,25, dada na Tabela 8.2, é 0,0987
> - A probabilidade de Z assumir valor igual ou menor do que $-0,51$ é
>
> $$P(Z \leq -0,25) = P(Z \geq 0,25) = 0,5 - 0,0987 = 0,4013$$
>
> Logo, a probabilidade de uma pessoa apresentar 195 mg de colesterol/100 ml de plasma ou menos é 0,4013, ou 40,13%.

8.6 Exercícios resolvidos

1. Em uma distribuição normal, que proporção de casos cai: (a) fora dos limites $X = \mu - \sigma$ e $X = \mu + \sigma$? (b) Fora dos limites $X = \mu - 2\sigma$ e $X = \mu + 2\sigma$?
   a) Usando a regra prática: cerca de 68% (pouco mais de ⅔) dos dados caem entre a média menos um desvio padrão e a média mais um desvio padrão. Como a área sob a curva vale 100% e a curva é simétrica em torno da média, então 100% − 68% = 32% dos casos estão fora dos limites $X = \mu \pm \sigma$. Logo, 16% dos casos estarão acima de $\mu + \sigma$ e 16% estarão abaixo de $X = \mu - \sigma$.
   b) Usando a regra prática: 95% dos dados caem entre a média menos dois desvios-padrões e a média mais dois desvios-padrões. A área sob a curva vale 100% e a curva é simétrica em torno da média. Então, 100% − 95% = 5% de casos estão fora dos limites $X = \mu \pm 2\sigma$. Logo, 2,5% dos casos estarão acima de $\mu + \sigma$ e 2,5% dos casos estarão abaixo de $X = \mu - 2\sigma$.

2. Uma amostra de 4.000 homens sadios com idade variando entre 30 e 45 anos, não fumantes e que tinham atividade física regular forneceu, em repouso, dados de pressão diastólica. A média foi de 80,0 mmHg e o desvio padrão de 7,0 mmHg. Esses valores *estimam* a média μ e o desvio padrão σ, parâmetros da população da qual essa amostra proveio. (a) Quais são os valores que delimitam 68% dos dados em torno da média? (b) Quais são os valores que delimitam 95% dos dados em torno da média? (c) Desenhe um gráfico para mostrar esses valores.

Como a amostra é bastante grande, pode-se considerar que as estimativas correspondem aos parâmetros. Então, como mostrado na Figura 8.15:

a) Delimitam 68% dos dados em torno da média os valores

$$\mu - \sigma = 80,0 - 7,0 = 73,0$$
$$\mu + \sigma = 80,0 + 7,0 = 87,0$$

b) Delimitam 95% dos dados em torno da média os valores

$$\mu - 2\sigma = 80,0 - 2 \times 7,0 = 66,0$$
$$\mu + 2\sigma = 80,0 + 2 \times 7,0 = 94,0$$

c) Veja a Figura 8.15.

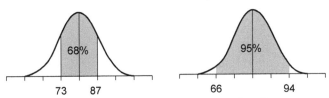

Figura 8.15 Distribuição da pressão diastólica

3. Reveja a Tabela 8.1, na qual o perímetro torácico de 5.732 soldados está apresentado em uma tabela de distribuição de frequências. (a) Calcule a média e o desvio padrão desses dados. Encontre os valores que delimitam 68 e 95% dos dados em torno da média. (c) Desenhe um gráfico.

a) A média é:

$$\bar{x} = \frac{\sum xf}{\sum f} = \frac{234.146}{5.732} \cong 40,85$$

A variância é:

$$s^2 = \frac{\sum x^2 f - \frac{(\sum xf)^2}{\sum f}}{\sum f - 1} = \frac{9.589.248 - \frac{(234.146)^2}{5732}}{5732 - 1} \cong 4,298$$

Logo, o desvio-padrão é:

$$s \cong 2,07$$

b) Aplicando a regra empírica:

$$(\mu - \sigma) = (40,85 - 2,07) = 38,78 \cong 39$$
$$(\mu + \sigma) = (40,85 + 2,07) = 42,92 \cong 43$$
$$(\mu - 2\sigma) = (40,85 - 2 \times 2,07) = 36,71 \cong 37$$
$$(\mu + 2\sigma) = (40,85 + 2 \times 2,07) = 44,99 \cong 45$$

Com base nesses resultados, podemos dizer que 68% dos soldados escoceses do século 19 tinham entre 39 e 43 polegadas de perímetro torácico e 95% tinham perímetro torácico entre 37 e 45 polegadas.

4. Em homens adultos, a quantidade de hemoglobina por 100 ml de sangue é uma variável aleatória com distribuição aproximadamente normal de média $\mu = 16$ g e desvio padrão $\sigma = 1$ g. Calcule a probabilidade de um homem adulto apresentar de 16 a 18 g de hemoglobina/100 ml de sangue.

Primeiro, é preciso calcular:

$$z = \frac{x - \mu}{\sigma} = \frac{18 - 16}{1} = 2$$

A probabilidade de X assumir valor entre a média 16 e o valor 18 (área escurecida na Figura 8.16) corresponde à probabilidade de Z assumir valor entre a média zero e o valor 2. Essa probabilidade é 0,4772, encontrada na tabela de distribuição normal reduzida.

$$P(16 \leq X \leq 18) = P(0 \leq Z \leq 2) = 0,4772$$

Então, a probabilidade de um homem apresentar de 16 a 18 g de hemoglobina/100 ml de sangue é 0,4772 ou 47,72%.

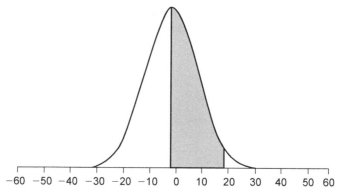

Figura 8.16 Probabilidade de um homem ter taxa de hemoglobina entre 16 e 18 g/dl de sangue

5. Qual é a probabilidade de um homem ter taxa de hemoglobina maior que 18 g/dl de sangue?

Para $x = 18$, $z = 2$; o Exercício 4 mostrou que a probabilidade de Z assumir valor entre a média zero e o valor $z = 2$ é 0,4772. A probabilidade de Z assumir valor igual ou maior que zero é 0,5. Então, a probabilidade de Z assumir valor maior que 2 é:

$$0,5 - 0,4772 = 0,0228 \text{ ou } 2,28\%$$

6. Sabe-se que o tempo médio para completar um teste feito por candidatos ao vestibular de uma escola é de 58 min, com desvio padrão igual a 9,5 min. Se o responsável pelo teste quiser que apenas 90% dos candidatos terminem o teste, quanto tempo deve dar aos candidatos para que isso aconteça?

Para resolver o problema, primeiro observe a Figura 8.17. Lembre-se de que a média delimita 0,5, ou 50% da distribuição. Então, é preciso encontrar o valor de z que corresponde à probabilidade 0,4 (porque 0,4 + 0,5 = 0,9, ou seja, chega-se aos 90% pedidos). Na tabela de distribuição normal reduzida, o valor mais próximo de 0,4 é 0,3997. Para essa probabilidade, você encontra $z = 1,28$. Como:

$$z = \frac{x - \mu}{\sigma}$$

$$x = \mu + z\sigma = 58 + 1,28 \times 9,5 = 70,16$$

Devem ser fixados 70,16 min para encerrar o teste, ou seja, em praticamente 71 min é provável que 90% dos alunos tenham terminado.

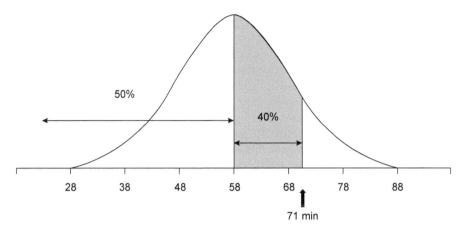

Figura 8.17 Distribuição do tempo, em minutos, despendido para completar o teste

7. Qual é o desvio padrão da variável aleatória X, que tem distribuição normal de média $\mu = 150$ e 97,5% dos valores menores que 210?

A média delimita 0,5 da distribuição. Observe a Figura 8.18: é preciso encontrar o valor de z que corresponde à probabilidade 0,475 (porque 0,475 + 0,5 = 0,975, ou seja, 97,5%). Na tabela de distribuição normal reduzida, para a probabilidade 0,475, você encontra $z = 1,96$. Como:

$$z = \frac{x - \mu}{\sigma}$$

$$\sigma = \frac{x - \mu}{z} = \frac{210 - 150}{1,96} = 30,61$$

O desvio-padrão da distribuição é 30,61.

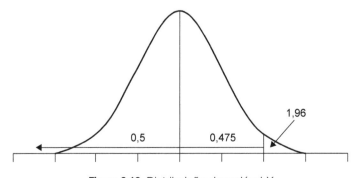

Figura 8.18 Distribuição da variável X

8.7 Exercícios propostos

1. A escala de inteligência de Weschler é uma variável aleatória com distribuição normal de média 100 e desvio padrão 15. Usando a regra empírica, qual é a probabilidade de existirem pessoas com QI acima de 130?
2. A concentração de sódio no plasma humano tem média igual a 139,5 mEq/l de plasma, com desvio padrão igual a 3 mEq/l de plasma. Que valor você colocaria como ponto de corte para dizer que a concentração de sódio no plasma de uma pessoa está além do limite de normalidade?
3. Em uma distribuição normal reduzida, quais valores de z englobam: (a) 50% dos casos que ficam no centro da distribuição? (b) 90% dos casos que ficam no centro da distribuição? (c) 95% dos casos que ficam no centro da distribuição?
4. Suponha que a pressão sanguínea sistólica em indivíduos com idade entre 15 e 25 anos seja uma variável aleatória com distribuição aproximadamente normal de média μ = 120 mmHg e desvio padrão σ = 8 mmHg. Calcule a probabilidade de um indivíduo dessa faixa etária apresentar pressão: (a) entre 110 e 130 mmHg; (b) maior que 130 mmHg.
5. A taxa de glicose no sangue humano é uma variável aleatória com distribuição aproximadamente normal de média μ = 100 mg/100 ml de sangue e desvio padrão σ = 6 mg/100 ml de sangue. Calcule a probabilidade de um indivíduo apresentar taxa: (a) superior a 110 mg/100 ml de sangue; (b) entre 90 e 100 mg/100 ml de sangue.
6. Em um hospital psiquiátrico, os pacientes permanecem internados, em média, 50 dias, com um desvio padrão de 10 dias. Se for razoável pressupor que o tempo de permanência tem distribuição aproximadamente normal, qual é a probabilidade de um paciente permanecer no hospital: (a) por mais de 30 dias? (b) Por menos de 30 dias?
7. O comprimento de recém-nascidos do sexo masculino é uma variável aleatória com distribuição aproximadamente normal de média μ = 50 cm e desvio padrão σ = 2,50 cm. Calcule a probabilidade de um recém-nascido do sexo masculino ter comprimento: (a) inferior a 48 cm; (b) superior a 52 cm.
8. Em uma distribuição normal reduzida, que proporção de casos cai: (a) acima de z = 1? (b) Abaixo de z = −2? (c) Abaixo de z = 0? (d) acima de z = 1,28?
9. Na distribuição normal reduzida, a média é sempre zero. Isso sugere que metade dos escores é positiva e metade é negativa? Explique sua resposta.
10. Em uma academia, os ginastas levantam, em média, 80 kg de peso, com desvio padrão de 12 kg. Pressupondo distribuição normal, que proporção dos ginastas levanta mais de 100 kg?

Intervalo de Confiança

Capítulo 9

Muitas pesquisas têm a finalidade de estimar parâmetros a partir de dados amostrais. Por exemplo, com base em uma grande amostra, um pesquisador pode estimar a média de idade com que as crianças começam a falar.

Para estimar parâmetros, são necessários *dados*. Para obter dados, os pesquisadores retiram amostras da população que pretendem conhecer. Mas será que os pesquisadores podem *generalizar o resultado obtido em uma amostra* para toda a população de onde ela proveio? À primeira vista pode parecer que não é razoável observar algumas pessoas (a amostra) e concluir para todas as pessoas (a população), mas é isso que os pesquisadores fazem, mantidas, evidentemente, algumas regras rígidas.

Neste capítulo, veremos o procedimento para fornecer não apenas a *média da amostra*, mas também um intervalo de confiança para a *média da população*. Para isso, começaremos aprendendo o que é erro padrão da média.

9.1 Erro padrão da média

Obtida a amostra, o pesquisador calcula a média. Faz o que, em Estatística, se chama *estimativa por ponto*, isto é, obtém um só número (um ponto) para descrever toda a amostra.

Exemplo 9.1
Estimativa por ponto

Foram obtidos os dados biométricos dos alunos que ingressaram em uma grande universidade. A média de altura de uma amostra aleatória de 100 alunos do sexo masculino com 18 anos de idade foi de 175 cm. Essa é uma *estimativa por ponto* da média da população.

A média de uma amostra é uma *estimativa da média de toda a população*. No entanto, a média da amostra é apenas uma *estatística*, e não o parâmetro; logo, os pesquisadores precisam generalizar os resultados da amostra para a população de onde os dados foram coletados, ou seja, fazer inferência.

Inferência estatística é o processo de tirar conclusões para a população com base em dados de uma amostra.

Amostras diferentes da mesma população produzem médias diferentes. É só imaginar: se for coletada outra amostra aleatória de 100 alunos do sexo masculino com 18 anos que ingressaram na mesma universidade citada no Exemplo 9.1, e se forem medidas as alturas deles, a média dos dados será de 175 cm? Embora seja possível, é *muito improvável* que isso aconteça, porque médias de diferentes amostras da mesma população variam.

> **Exemplo 9.2**
>
> **Variabilidade das médias**
>
> Um professor tem quatro alunos que obtiveram, em uma prova, as notas: 1, 6, 8 e 9. Ele quer sortear dois alunos para apresentarem um trabalho.
>
> Neste exemplo, a turma constitui a "população" e os alunos sorteados serão uma "amostra" dessa população. A média das notas da população é:
>
> $$\mu = \frac{1+6+8+9}{4} = \frac{24}{4} = 6{,}0$$
>
> As amostras possíveis de dois alunos, com as respectivas médias, estão na Tabela 9.1 e na Figura 9.1. Note que as médias das amostras variam em torno da média da população.
>
> **Tabela 9.1** Média das notas de cada amostra de dois alunos obtida da população de quatro alunos
>
> | Amostras | Média |
> |---|---|
> | 1 e 6 | 3,5 |
> | 1 e 8 | 4,5 |
> | 1 e 9 | 5 |
> | 6 e 8 | 7 |
> | 6 e 9 | 7,5 |
> | 8 e 9 | 8,5 |
> | Média | 6 |
>
>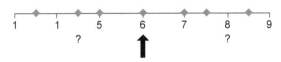
>
> **Figura 9.1** Média das notas de cada amostra de dois alunos obtidas da população de quatro alunos

É possível estimar a variabilidade das médias de amostras? O pesquisador dispõe de uma *única* amostra, e *não* de todas as amostras que podem ser retiradas da população. Por exemplo, um pesquisador que esteja estudando peso ao nascer na cidade de São Paulo, obtém os pesos de *uma única amostra* de recém-nascidos.

Existe, porém, uma solução para estimar a variância das médias de todas as amostras aleatórias teoricamente possíveis, com base nos dados de uma única amostra: *já se demonstrou* que a estimativa da variância da média é dada pela seguinte fórmula:

$$s_{\bar{x}}^2 = \frac{s^2}{n}$$

Nessa fórmula, s^2 é a variância da amostra e n é o tamanho da amostra.

Pode-se, portanto, *estimar a variância da média*, que fornece uma medida da variabilidade das médias que seriam obtidas se o pesquisador pudesse ter tomado todas as amostras possíveis da mesma população, nas mesmas condições. Pode-se, também, estimar o desvio-padrão da média, mais conhecido como *erro padrão da média*, indicado por $s_{\bar{x}}$ ou s.e. (de *standard error*).

> Erro padrão da média é a raiz quadrada com sinal positivo da variância da média.

$$s_{\bar{x}} = \frac{s}{\sqrt{n}}$$

Exemplo 9.3
Estimativa do erro padrão da média

Reveja o Exemplo 9.1, em que a média das alturas de uma amostra de 100 alunos resultou em 175 cm. O desvio-padrão, também calculado, resultou em $s = 10$ cm. A variabilidade das médias (que poderiam ser obtidas se pudessem ser tomadas todas as amostras aleatórias de mesmo tamanho da população) é dada pelo erro padrão da média:

$$s_{\bar{x}} = \frac{s}{\sqrt{n}} = \frac{10}{\sqrt{100}} = 1$$

Estamos considerando, neste capítulo, médias de amostras aleatórias de variáveis que têm distribuição normal ou aproximadamente normal, como, por exemplo, índice da massa corporal (IMC), taxa de hemoglobina no sangue, comprimento do fêmur, quantidade de glicose no sangue e pressão intraocular. Se X é uma variável aleatória com média e desvio-padrão desconhecidos, mas tem distribuição normal ou aproximadamente normal, amostras casuais de tamanho n fornecem estimativas da média, do desvio-padrão e do erro padrão da média, que possibilitam calcular intervalos de confiança.

9.2 Intervalo de confiança para uma média

No Capítulo 8, *Distribuição Normal*, vimos que um pesquisador tomou medidas de perímetro torácico em *uma amostra com n = 5.732 soldados escoceses*. Com uma amostra tão grande, é razoável tomar os valores calculados da média e do desvio-padrão como os valores dos parâmetros μ e σ daquela população naquela época. Foi o que fez o pesquisador em seu trabalho.

Imagine agora que o pesquisador tivesse conseguido *uma amostra aleatória com n = 15 soldados escoceses* e deles tivesse tomado as medidas de perímetro torácico. Poderia, então, estimar a média, o desvio-padrão e o erro padrão da média da variável estudada nessa amostra. Todavia, com base em uma amostra tão pequena (15 pessoas), não poderia considerar que a média obtida fosse boa estimativa de μ. Como, então, ter ideia do valor de μ, com base em pequenas amostras?

9.2.1 Cálculo da margem de erro

Os pesquisadores trabalham com *uma única amostra* que, em geral, é *pequena*. É legítimo, portanto, que o leitor de uma pesquisa se pergunte: posso acreditar que o resultado obtido com base em uma amostra de 20 ou 30 pessoas pode ser estendido para toda a população? Para dar confiança ao leitor, as pesquisas que fornecem estimativas de médias (e de outras estatísticas) obtidas de amostras devem fornecer as *margens de erro* dessas estimativas. Quanto *maior* for a margem de erro, *menos se pode* confiar que a estatística calculada corresponde ao parâmetro, ou seja, ao valor "verdadeiro" na população.

Margem de erro[1] é a diferença máxima que se espera entre o parâmetro e uma estimativa deste parâmetro, obtida em uma amostra. A margem de erro só é válida com uma declaração de probabilidade (geralmente expressa como um nível de confiança).

> **Exemplo 9.4**
> **Margem de erro**
>
> Um pesquisador relatou que 50% dos eleitores escolherão o candidato A para presidente na próxima eleição. Para indicar a qualidade do resultado da pesquisa, o pesquisador acrescentou a margem de erro de 5% para mais e para menos, com um nível de confiança de 90%.
> O que isso significa? Significa que se a pesquisa fosse feita muitas vezes com outras amostras, mas nas mesmas condições, a verdadeira porcentagem de eleitores que votariam no candidato A estaria dentro das margens de erro 90% das vezes.

Calcula-se a *margem de erro* para uma média por meio da seguinte expressão:

$$t_\alpha \frac{s}{\sqrt{n}}$$

Nessa fórmula, s é o desvio-padrão e n é o tamanho da amostra. Veja como se obtém o valor de t_α.
A Tabela 9.2 é uma reprodução parcial da *Tabela de valores de t*, que pode ser encontrada na *internet* mas também na Tabela A6 do Apêndice A, *Tabelas*.

- Na primeira coluna estão os *graus de liberdade* (*gl*) associados ao desvio-padrão da amostra.
- No cabeçalho estão os valores do *nível de significância* (α).

Tabela 9.2 Valores de *t* segundo os graus de liberdade e o nível de significância

Graus de liberdade (*gl*)	Nível de significância (α)		
	0,01	0,05	0,10
11	3,11	2,20	1,80
12	3,06	2,18	1,78
13	3,01	2,16	1,77
14	2,98	2,14	1,76
15	2,95	2,13	1,75
16	2,92	2,12	1,75

Para entender como se usa a Tabela de valores de *t*, pense que você quer calcular a margem de erro com 95% de confiança para uma amostra de tamanho $n = 15$ pessoas.
Os graus de liberdade são $gl = n - 1$. Esses graus de liberdade se referem à estimativa do desvio-padrão. Se você tomou uma amostra de $n = 15$ pessoas, estimou o desvio-padrão com $n - 1 = 14$ *graus de liberdade*. Procure, então, o valor 14 na primeira coluna da Tabela de valores de *t*.

---
[1] Margin of Error: Definition. Disponível em: Stat Trek. stattrek.com/statistics/dictionary/definition. Acesso em: 4 fev. 2020.

Depois, procure no cabeçalho o *nível de significância*, indicado pela letra grega α. O nível de confiança é dado por: 1 − *nível de significância* = 1 − α.

Em geral, os pesquisadores usam nível de confiança de 90 ou 95 ou 99%. Como você estabeleceu 95% para o nível de confiança, procure no cabeçalho da tabela de valores de *t* o valor $\alpha = 0{,}05$ (porque 1 − 0,05 = 0,95).

No cruzamento da linha que exibe 14 *graus* de liberdade e da coluna que exibe nível de significância de 0,05, você encontra $t = 2{,}14$.

Exemplo 9.5

Exemplo 9.5 Cálculo da margem de erro para uma média

Imagine que o pesquisador que mediu o perímetro torácico em *soldados escoceses* no século XIX tivesse conseguido apenas uma amostra de $n = 15$ soldados. Imagine ainda que ele tenha calculado a média dos dados obtidos (que resultou em 42) e o desvio-padrão (que resultou em 2). Calcule a margem de erro para a média no nível de 95% de confiança.

Primeiramente, encontre, na Tabela A6 do Apêndice A, o valor de *t* com $n - 1 = 15 - 1 = 14$ graus de liberdade, no nível de 95% de confiança, como pedido:

$$t = 2{,}14$$

Depois, calcule o erro padrão da média:

$$s_{\bar{x}} = \frac{2}{\sqrt{15}} = 0{,}516$$

Finalmente, calcule a margem de erro:

$$2{,}14 \times 0{,}516 = 1{,}10$$

9.2.2 Cálculo do intervalo de confiança

Um intervalo de confiança para a média é uma *estimativa da média por intervalo*. Traz mais informação do que a *estimativa da média por ponto*, porque a amplitude do intervalo de confiança dá ideia de *quanto de incerteza* se deve associar à estimativa do parâmetro.

Se você calcular um intervalo de 95% de confiança, estará ciente de que, se forem tomadas sucessivas amostras e se forem calculados os respectivos intervalos de 95% de confiança, 95% dos intervalos devem conter a média μ da população.

Calcula-se o intervalo de confiança para uma média por meio da seguinte expressão:

$$\bar{x} \pm t_\alpha \frac{s}{\sqrt{n}}$$

Nessa expressão, $\bar{x}$ é a média da amostra, *s* é o desvio-padrão e *n* é o tamanho da amostra. O valor de t_α é encontrado na *Tabela de valores de t*, no Apêndice A, *Tabelas*.

Exemplo 9.6

Cálculo da margem de erro e do intervalo de confiança

Reveja os Exemplos 9.1 e 9.3. Foram obtidos a média (175 cm), o desvio-padrão (10 cm) e o erro padrão da média (1 cm) da altura de 100 alunos do sexo masculino com 18 anos que ingressaram na universidade. Para obter as margens de erro do intervalo de 95% de confiança, é preciso calcular:

$$t_{0{,}05} = \frac{s}{\sqrt{n}}$$

(continua)

Exemplo 9.6
Cálculo da margem de erro e do intervalo de confiança (*Continuação*)

Foi especificado o nível de 95% de confiança. A amostra tem tamanho $n = 100$. Procure na Tabela A.6 do Apêndice A o valor de t com $n - 1 = 99$ graus de liberdade, no nível 0,95 de confiança ($\alpha = 0,05$). A tabela não dá o valor de t para 99 graus de liberdade, mas tem de ser um valor entre 2,00 e 1,98. Vamos usar uma aproximação: $t = 2,00$. A margem de erro é:

$$2,00 \times 1 = 2,00$$

Você tem a média, que é 175 cm. Para obter o intervalo de confiança, calcule:

$$\bar{x} - t \times \frac{s}{\sqrt{n}} = 175 - 2,00 \times 1 = 173$$

$$\bar{x} + t \times \frac{s}{\sqrt{n}} = 175 + 2,00 \times 1 = 177$$

Escreva o intervalo de 95% de confiança para a média de altura dos universitários em estudo:

$$173 < \mu < 177$$

Para ter um intervalo de confiança de uma média, é preciso que:

- A variável tenha distribuição normal ou aproximadamente normal
- Seja especificado o nível de confiança
- Seja calculado o intervalo de confiança
- Seja interpretado o resultado.

É importante entender o significado do intervalo de confiança para a média. Teoricamente, se da mesma população forem tomadas sucessivas amostras de mesmo tamanho e forem calculados os respectivos intervalos de 95% de confiança, 95% desses intervalos devem conter a média μ da população. Veja outro exemplo.

Exemplo 9.7
Cálculo do intervalo de confiança para a média

Uma amostra de 30 homens sadios com idade variando entre 30 e 48 anos, não fumantes e que praticavam atividade física regularmente forneceu, em repouso, dados de pressão diastólica.[2] A média foi de 80 mmHg, com desvio-padrão de 7,1 mmHg. Para calcular o intervalo de 95% de confiança para a média, a fórmula é:

$$\bar{x} \pm t_\alpha \frac{s}{\sqrt{n}}$$

Você tem o tamanho da amostra, a média e o desvio-padrão, falta apenas o valor de $t_{0,05}$. É preciso procurar, na Tabela A.6 do Apêndice A, o valor de t para $n - 1 = 30 - 1 = 29$ graus de liberdade e nível de confiança de 95% ($\alpha = 0,05$). Você encontra, na mesma Tabela A6 do Apêndice A, $t = 2,045$. Então:

$$80 - 2,045 \times \frac{7,1}{\sqrt{30}} = 77,3$$

$$80 + 2,045 \times \frac{7,1}{\sqrt{30}} = 82,7$$

(*continua*)

---

[2]Com base em BRETT, S. E.; RITTER, J. M.; CHOWIENCZYK P. J. Diastolic blood pressure change during exercise positively correlated with serum cholesterol and insulin resistance. **Circulation**. v. 101, n. 6, p. 611-615, 2000.

> **Exemplo 9.7**
> **Cálculo do intervalo de confiança para a média** (*Continuação*)
>
> Escreva o intervalo:
> $$77{,}3 \leq \mu \leq 82{,}7$$
> Você pode agora dizer que está 95% confiante de que a média verdadeira (o parâmetro) de pressão diastólica de homens sadios em repouso, com idade entre 30 e 48 anos não fumantes e que praticam atividade física regularmente, estará contida no intervalo calculado.[3]

9.3 Outras maneiras de estabelecer intervalos

Revistas científicas em geral não aceitam que, nos artigos que publicam, haja intervalos escritos como "19,3 ± 2,1", por exemplo, porque essa expressão não informa se 2,1 é o desvio-padrão ou o erro padrão da média. É preciso indicar como foram obtidos os limites relatados. Então, pode estar escrito:

$$\bar{x} \pm s = 19{,}3 \pm 2{,}1$$

Esse intervalo *não* é um intervalo de confiança. Refere-se aos *dados – porque, na fórmula, está o desvio-padrão, que mede a variabilidade dos dados*. Todavia, se a amostra for suficientemente grande, é razoável admitir que média e desvio-padrão são boas estimativas dos parâmetros μ e σ. Então, como vimos no Capítulo 8, o intervalo calculado deve conter aproximadamente ⅔ dos dados.

Também é comum apresentar os resultados de uma pesquisa como:

$$\bar{x} \pm 2s_{\bar{x}}$$

Essa expressão é um intervalo de 95% de confiança para a *média da população* somente se a *amostra for suficientemente grande*. Mas isso não é verdade no caso das pequenas amostras – de seis ou dez unidades.[4]

9.4 Cuidados na interpretação dos intervalos de confiança

A interpretação do intervalo de confiança exige cuidados. Na prática, o pesquisador dispõe de uma única amostra que fornece uma só estimativa de determinado parâmetro. Calcula, então, um intervalo de 95% de confiança, mas *não sabe* se o parâmetro está ou não contido no intervalo que calculou. Sabe apenas que intervalos de confiança calculados da mesma maneira têm 95% de probabilidade de conter o parâmetro. Quanto maior for a amostra, menor será a margem de erro, mas o fato de o intervalo de confiança ficar menor não significa que *contenha o parâmetro*. Conter o parâmetro é uma probabilidade.

9.5 Explicações adicionais*

Para entender como as médias das amostras variam,[5] imagine uma população constituída por ⅓ de valores 4, ⅓ de valores 10 e ⅓ de valores 16, mas tão grande que possa ser considerada infinita para finalidade estatística. Veja:

$$4;\ 4;\ 4;\ 4;\ 4;\ldots\ 4,\ 10;\ 10;\ 10;\ 10;\ 10;\ldots\ 10;\ 16;\ 16;\ 16;\ 16;\ 16;\ldots\ 16.$$

---

[3] É errado dizer que um intervalo de confiança com valores calculados com base em uma amostra tem 95% de probabilidade de conter μ. O intervalo calculado contém ou não contém μ. Sabe-se apenas que há probabilidade de 95% de os intervalos calculados da mesma maneira conterem μ.
[4] O valor (aproximado) de *t* para grandes amostras é 2.
[5] The Behavior of the Sample Mean. Disponível em: www.jerrydallal.com.1 hsp.meandist.htm. Acesso em: 10 jan. 2020.

A média da população é:

$$\mu = \frac{4 \times \frac{1}{3} + 10 \times \frac{1}{3} + 16 \times \frac{1}{3}}{\frac{1}{3} + \frac{1}{3} + \frac{1}{3}} = \frac{\frac{30}{3}}{1} = 10$$

A variância da população é:

$$\sigma^2 = \frac{(4 - 10)^2 \times \frac{1}{3} + (10 - 10)^2 \times \frac{1}{3} + (16 - 10)^2 \times \frac{1}{3}}{\frac{1}{3} + \frac{1}{3} + \frac{1}{3}} = \frac{\frac{72}{3}}{1} = 24$$

Considere, agora, todas as amostras diferentes de dois elementos que podem ser retiradas dessa população. Para qualquer amostra, o primeiro número retirado pode ser 4, 10 ou 16; o segundo número retirado também pode ser 4, 10 ou 16. Como a população é infinita, são possíveis infinitas amostras, as quais serão formadas por elementos com diferentes números. No entanto, qualquer uma das possíveis amostras terá um dos arranjos de números apresentados na Tabela 9.3.

Tabela 9.3 Média e variância das amostras de dois elementos obtidas da população constituída pelos números 4, 10 e 16

Número da amostra	Amostra	Média	Variância
1	4 e 4	4	0
2	4 e 10	7	18
3	4 e 16	10	72
4	10 e 4	7	18
5	10 e 10	10	0
6	10 e 16	13	18
7	16 e 4	10	72
8	16 e 10	13	18
9	16 e 16	16	0
	Média	10	24

Veja que:

- As médias 4 e 16 ocorrem com probabilidade 1/9
- As médias 7 e 13 ocorrem com probabilidade 2/9
- A média 10 ocorre com probabilidade 3/9.

A Tabela 9.3 mostra que a *média das médias* de todas as amostras possíveis é 10, igual à *média da população*. Isso acontece em qualquer situação: se forem coletadas todas as amostras possíveis da mesma população nas mesmas condições, a média dessas médias será sempre igual à média da população. Diz-se, então, que a média de uma amostra é uma *estimativa não tendenciosa* da média da população.

A *média das variâncias* das amostras apresentadas na Tabela 9.3 é 24, igual à *variância da população*. Mas é importante reforçar: para que isso aconteça, é preciso que as *variâncias das amostras* tenham sido calculadas considerando os *graus de liberdade*, ou seja, pela fórmula:

$$s^2 = \frac{\Sigma(x - \overline{x})^2}{n - 1}$$

Diz-se, então, que a variância da amostra é uma estimativa *não tendenciosa* da variância da população.

As médias das amostras estão dispersas em torno da média $\mu = 10$ da população. Será possível medir o *grau de dispersão das médias das amostras* em torno da média da população? É preciso calcular a *variância da média*, que se indica por $\sigma_{\bar{x}}^2$. A fórmula para calcular a variância da média é:

$$\sigma_{\bar{x}}^2 = \frac{\sum_{i=1}(\bar{x}_i - \mu)^2 f_i}{\sum f_i}$$

Nessa fórmula, x_i é a média da i-ésima amostra e f_i é a frequência com que se obtém a i-ésima amostra. Para as médias apresentadas na Tabela 9.1, a variância da média é:

$$\sigma_{\bar{x}}^2 = \frac{(4-10)^2 \times \frac{1}{9} + (7-10)^2 \times \frac{2}{9} + (10-10)^2 \times \frac{3}{9} + (13-10)^2 \times \frac{2}{9} + (16-10)^2 \times \frac{1}{9}}{\left(\frac{1}{9} + \frac{2}{9} + \frac{3}{9} + \frac{2}{9} + \frac{1}{9}\right)} = \frac{12}{1} = 12$$

As médias, as variâncias e as variâncias das médias das amostras dadas na Tabela 9.3 estão apresentadas na Tabela 9.4. Veja que a *média das variâncias das médias das amostras* é a variância da média da população. Portanto, a *variância da média das amostras* é a variância das médias da população.

Tabela 9.4 Médias, variâncias e variâncias das médias das amostras apresentadas na Tabela 9.3

Número da amostra	Amostra	Média	Variância	Variância da média
1	4 e 4	4	0	0
2	4 e 10	7	18	9
3	4 e 16	10	72	36
4	10 e 4	7	18	9
5	10 e 10	10	0	0
6	10 e 16	13	18	9
7	16 e 4	10	72	36
8	16 e 10	13	18	9
9	16 e 16	16	0	0
	Média	10	24	12

9.6 Exercícios resolvidos

1. Foram obtidos dados sobre o nível de colesterol total em jejum de 25 universitários saudáveis. A média e o desvio-padrão, medidos em mg/dl, foram 200 e 20, respectivamente. Encontre o intervalo de 90% de confiança.

   O intervalo de confiança para uma média é dado por:

   $$\bar{x} \pm t_\alpha \frac{s}{\sqrt{n}}$$

   O valor de t, na Tabela A.6 do Apêndice A, para $n - 1 = 25 - 1 = 24$ graus de liberdade e no nível de 90% de confiança ($\alpha = 10\%$) é 1,71. Então:

   $$\bar{x} \pm t_\alpha \frac{s}{\sqrt{n}} = 200 \pm 1{,}71 \times \frac{20}{\sqrt{25}} = 200 \pm 6{,}84$$

   $$193{,}16 \leq \mu \leq 206{,}84$$

2. Um professor obteve dados de idade de uma amostra de 61 alunos matriculados na universidade. A média de idade foi de 23,5 anos e o desvio-padrão foi de 3,0. Calcule o intervalo de 99% de confiança para a média.

O intervalo de confiança para uma média é dado por:

$$\bar{x} \pm t_\alpha \frac{s}{\sqrt{n}}$$

Na Tabela A.6 do Apêndice A, o valor de t para tamanho de amostra $n = 61$, ou seja, $n - 1 = 61 - 1 = 60$ graus de liberdade e no nível de 99% ($\alpha = 0,01$) de confiança, é $t = 2,66$. A média é 23,5, o desvio-padrão é 3,0. Então:

$$\bar{x} \pm t_\alpha \frac{s}{\sqrt{n}} = 23,5 \pm 2,66 \times \frac{3}{\sqrt{61}} = 23,5 \pm 1,02$$

O intervalo de 99% de confiança para a média de idade dos alunos é:

$$22,5 < \mu < 24,5$$

3. O limite inferior de um intervalo de confiança para a média de peso ao nascer pode ser negativo? Pode ser zero?

Se a amostra for pequena e a variabilidade for alta, pode acontecer de o limite inferior ser zero ou até mesmo negativo. O valor negativo não tem, evidentemente, sentido biológico. O problema é que, no cálculo do intervalo de confiança, não se leva em conta qualquer informação sobre a média da população, mas apenas os dados da amostra.

4. A pressão sanguínea sistólica medida em uma amostra de 100 militares apresentou média igual a 125 mmHg e desvio-padrão igual a 9 mmHg. Calcule o erro padrão da média e encontre o intervalo de 95% para a média populacional.

O erro padrão da média é:

$$s_{\bar{x}} = \frac{9}{\sqrt{100}} = 0,90$$

Para obter o intervalo de 95% para a média populacional, vamos tomar $t = 2,00$ (é um valor aproximado). Então:

$$\bar{x} \pm t_\alpha \frac{s}{\sqrt{n}} = 125 \pm 2,00 \times 0,90 = 125 \pm 1,80$$

O intervalo de 95% tem limites de 123,20 mmHg e 126,80 mmHg.

5. A pressão sanguínea sistólica medida em uma amostra de nove militares apresentou média igual a 125 mmHg e desvio-padrão de 9 mmHg. Calcule o erro padrão da média e encontre o intervalo de 95% para a média populacional.

O erro padrão da média é:

$$s_{\bar{x}} = \frac{9}{\sqrt{9}} = 3$$

No nível de confiança de 95%, com $n = 9 - 1 = 8$, temos $t = 2,31$. Então:

$$\bar{x} \pm 2,31 \times s_{\bar{x}} = 125 \pm 2,31 \times 3,00 = 125 \pm 6,93$$

O intervalo de 95% para a variável em estudo tem limites de 111,07 mmHg e 131,93 mmHg.

6. Compare os intervalos de confiança obtidos nos Exercícios 4 e 5.

A amplitude do intervalo de confiança dá ideia de quão incertos estamos acerca do valor do parâmetro que desconhecemos. Amplitude grande pode indicar que a amostra deveria ser maior. Não existe efeito do tamanho da amostra sobre o valor numérico do desvio-padrão calculado. No entanto, se a amostra aumenta, o erro padrão da média tende a diminuir porque o valor da média da amostra tende a se aproximar do valor da média verdadeira (ver que você divide o desvio-padrão por $\sqrt{n}$). Ainda, o valor de t é maior quando a amostra é pequena.

9.7 Exercícios propostos

1. Escolha uma das alternativas para a frase "Um intervalo de 95% de confiança para a média tem a seguinte interpretação":
   a) Se forem tomadas repetidamente muitas amostras e calculados seus intervalos de confiança, espera-se que 95% deles contenham a média
   b) 95% da população está no intervalo de 95% de confiança
2. A afirmativa "Intervalos de confiança só podem ser calculados para a média" é:
   a) Verdadeira
   b) Falsa
3. Seja X a variável aleatória que representa a pressão sanguínea sistólica de indivíduos com idade entre 20 e 25 anos. Essa variável apresenta distribuição aproximadamente normal. Suponha que, com base em uma amostra de 100 indivíduos, tenham sido obtidos a média de 123 mm Hg e o desvio-padrão de 8 mmHg. Determine o intervalo de 90% de confiança para a média da população.
4. Seja X a variável aleatória que representa a quantidade de hemoglobina, em gramas, encontrada em um decilitro (100 ml) de sangue total. Com base em uma amostra aleatória de 200 mulheres adultas sadias, obteve-se a média de 14 g/dl e erro padrão da média de 1,1 g/dl. Determine o intervalo de 95% de confiança para μ, supondo que X seja uma variável com distribuição aproximadamente normal.
5. Seja X a variável aleatória que representa o comprimento ao nascer de filhos do sexo masculino de mães sadias com período completo de gestação. Com base em 28 do sexo masculino, uma enfermeira calculou a média e o desvio-padrão, que resultaram em 50 cm e 2,5 cm, respectivamente. Calcule o intervalo de 90% de confiança para μ, pressupondo distribuição aproximadamente normal.
6. Seja X a variável aleatória que representa a taxa de glicose no sangue humano. Determine o intervalo de 95% de confiança para μ, dado que uma amostra de 25 pessoas forneceu média $\bar{x} = 95,0$ mg de glicose/100 ml de sangue e desvio-padrão $s = 23,5$ mg de glicose/100 ml de sangue. Suponha que X tenha distribuição aproximadamente normal.
7. Uma amostra de 30 homens sadios com idade entre 30 e 48 anos, não fumantes e que praticavam atividade física regularmente, forneceu, em repouso, dados de frequência cardíaca.[6] A média foi de 63,9 bpm, com erro padrão da média de 1,3 bpm. Calcule o intervalo de 95% de confiança para a média.
8. Em um estudo sobre qualidades nutricionais[7] de lanches rápidos, mediu-se a quantidade de gordura em 100 hambúrgueres de determinada cadeia de restaurantes. Foram obtidos a média (30,2 g) e o desvio-padrão (3,8 g). Construa um intervalo de 95% de confiança para a quantidade média de gordura nos hambúrgueres servidos nesses restaurantes.
9. No mesmo estudo citado no Exercício 8, foi medida a quantidade de sal. A média de sal foi 658 mg e o desvio-padrão foi de 47 mg. Encontre o intervalo de 95% de confiança para a média da quantidade de sal.
10. Uma enfermeira mediu o comprimento de 105 bebês do sexo masculino e obteve o intervalo de 90% de confiança para a média, em centímetros: (45,3; 53,2). Responda brevemente às questões feitas em seguida:
    a) A média da população está no intervalo (45,3; 53,2)?
    b) A média da amostra está no intervalo (45,3; 53,2)?
    c) Novas amostras de 105 bebês do sexo masculino darão médias no intervalo (45,3; 53,2)?
    d) Um intervalo de 99% de confiança seria mais estreito?

---

[6]Com base em BRETT, S. E.; RITTER, J. M.; CHOWIENCZYK P. J. Diastolic blood pressure change during exercise positively correlated with serum cholesterol and insulina resistance. **Circulation**. v. 101, n. 6, p. 611-615, 2000.
[7]JOHNSON, R.; TSUI, K. W. **Statistical reasoning and methods**. New York: Wiley, 1998.

Teste *t* para uma Amostra

Capítulo 10

Muitas vezes, é preciso verificar se certas diretrizes ou determinações estão sendo acatadas. Este capítulo apresenta um *teste estatístico* que, usando os dados de uma amostra, possibilita concluir com certo nível de confiança se a população de onde a amostra proveio tem, em média, o valor especificado por uma instituição ou uma empresa. O teste estatístico é necessário porque são utilizados dados de uma amostra para fazer *inferência*, e toda inferência está sujeita a erro.

Exemplo 10.1
Comparação de uma taxa com valor especificado

A Organização Mundial da Saúde (OMS)[1] preconiza 15% para a taxa[2] de parto cesáreo no mundo, mas, no Brasil, essa taxa é muito maior. Imagine que a maior maternidade de uma metrópole brasileira informa que, nos últimos anos, tem mantido a taxa de parto cesáreo com valor próximo ao recomendado pela OMS. Para confirmar essa informação, um pesquisador compara a taxa de parto cesáreo obtida em uma amostra aleatória de prontuários dessa maternidade com a taxa de 15% recomendada pela OMS, usando um *teste estatístico*.

Exemplo 10.2
Comparação de uma média com um valor especificado

Para verificar se a quantidade de flúor em dentifrícios de determinada marca comercial corresponde à quantidade especificada nas embalagens vendidas no mercado,[3] um químico toma uma amostra de vários tubos de dentifrício da marca em questão, obtém a quantidade de flúor de cada um e compara a média calculada com o valor informado nas embalagens, usando um teste estatístico.[4]

10.1 Tomada de decisão em condições de incerteza

Imagine uma situação em que é preciso tomar uma decisão. Por exemplo, você comprou um carro e precisa decidir se faz ou não o seguro contra roubo. Você pensa: se o carro for roubado e estiver segurado, receberei outro carro. Você teria, então, tomado a decisão certa fazendo o seguro. Mas se o carro não for roubado, você talvez até lamente ter pagado o seguro, já que não precisou dele. E se não fizer o seguro? Seu carro também pode ou não ser roubado, e você irá se lamentar (se ele for roubado) ou se congratular (se não for roubado e você não tiver despendido dinheiro com o seguro). (Figura 10.1).

---

[1] Taxa de parto cesáreo. Disponível em: http://bvsms.saude.gov.br/bvs/publicacoes/qualificacao_saude_sup/pdf/Atenc_saude2 fase.pdf. Acesso em: 7 fev. 2020.
[2] Taxa de parto cesáreo é a relação entre o número total de partos cesáreos e o total de partos (normais e cesáreos) realizados por uma operadora no ano considerado.
[3] A população aqui referida são os dentifrícios dessa marca vendidos no mercado.
[4] Ver VIEIRA, S. **Estatística para a qualidade**. 3. ed. Rio de Janeiro: Elsevier, 2014.

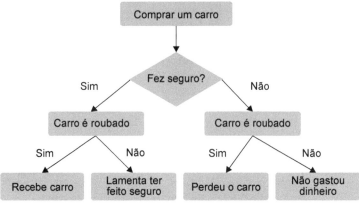

Figura 10.1 Tomada de decisão

Ao tomar uma decisão, *pensamos estar tomando a decisão correta*, mas podemos ter tomado a decisão que, no final das contas, era a errada. Por essa razão, nas decisões que você toma em sua vida pessoal, leva em conta sua experiência, sua intuição, os conselhos de terceiros etc. No entanto, o pesquisador precisa tomar *decisões objetivas* com base em dados e dar conta a seus leitores das probabilidades de erro envolvidas nessas decisões. Deve, então, recorrer a um *teste estatístico*. É o que veremos neste capítulo.

10.2 Teste estatístico

Para apresentar uma pesquisa, o pesquisador precisa de dados – coletados, organizados, analisados e interpretados. Se os dados provêm de uma amostra retirada da população, o pesquisador pode não apenas descrever a amostra, mas também usá-la como base para a *generalização*, a qual passa, necessariamente, por análise estatística.

Este capítulo apresenta um teste estatístico para verificar, com base nos dados de uma amostra aleatória de uma variável com distribuição normal ou aproximadamente normal, se a média da população tem um *valor especificado*. Veja o Exemplo 10.3.

Exemplo 10.3

Teste de uma média

Estudando a literatura da área, um professor de Educação Física do Rio Grande do Sul aprendeu que meninos de 7 anos moradores do Sul do Brasil pesam, em média, 25 kg. O professor considerou essa informação ultrapassada e pesou, então, 100 meninos de 7 anos e calculou a média. Olhando essa média, ele pode dizer se o peso médio dos meninos de *sua amostra* é ou não 25 kg. Mas o professor quer *generalizar* seu resultado e, eventualmente, refutar a informação da literatura que, segundo ele pensa, estaria ultrapassada. Para uma refutação objetiva, precisa de um *teste estatístico*.

O pesquisador tem *apenas uma amostra* e quer generalizar seus achados para toda a população. Aplica, então, um teste estatístico. Para fazer o teste, é preciso seguir alguns passos:

1. Construir as hipóteses.
2. Especificar o nível de significância.
3. Calcular o valor do teste.
4. Interpretar o resultado.

10.2.1 Construção das hipóteses

O pesquisador coleta dados com um objetivo em mente. No Exemplo 10.3, o objetivo é investigar se meninos de 7 anos moradores no Sul do Brasil têm, atualmente, a média de peso citada na literatura (um parâmetro). Sempre são possíveis duas *hipóteses*.

A primeira *hipótese* é chamada de *hipótese da nulidade*[5] e é indicada por H_0 (lê-se agá-zero). No exemplo discutido, a *hipótese da nulidade* afirma que a média μ dos pesos de meninos de 7 anos na população de onde o pesquisador retirou a amostra é igual ao parâmetro citado na literatura, isto é, 25 kg. Escreve-se:

$$H_0: \mu = 25 \text{ kg}$$

A segunda *hipótese* contradiz a primeira e, por isso, é chamada de *hipótese alternativa*. Indica-se por H_1 (lê-se agá-um). No exemplo, a *hipótese alternativa* diz que a média dos pesos de meninos de 7 anos na população atual, de onde a amostra proveio, é diferente dos 25 kg citados na literatura. Escreve-se:

$$H_1: \mu \neq 25 \text{ kg}$$

É importante deixar claro que *as hipóteses são feitas sobre os parâmetros*, nunca sobre as estimativas. No Exemplo 10.3, o pesquisador não se perguntou se os meninos que pesou tinham, em média, 25 kg – isso era fácil saber. O objetivo dele era, com base em sua amostra, confirmar ou refutar a informação da literatura. Para isso, ele precisa de um teste estatístico.

10.2.1.1 Testes unilaterais e testes bilaterais

A hipótese da *nulidade* afirma: "não há diferença…" ou então "a diferença é nula…", o que é o mesmo. Indicando a média da população por μ e o valor especificado por μ_0, escreve-se:

$$H_0: \mu = \mu_0$$

ou

$$H_0: \mu - \mu_0 = 0$$

Para a hipótese *alternativa*, há duas possibilidades: ela pode ser bilateral ou unilateral. Se a *hipótese alternativa* afirmar "na população estudada, a média é *diferente do valor especificado*"; diz-se que o teste é *bilateral*. Isso porque, na população estudada, a média tanto pode ser *maior* como *menor* que o valor especificado.

Exemplo 10.4

Teste bilateral

Em média, analgésicos para cefaleia (dor de cabeça) aliviam a dor em 30 minutos. Vamos entender 30 minutos como especificação. Para saber se um novo fármaco alivia a dor em mais ou menos tempo, foi feito um experimento com 10 voluntários com cefaleia. A hipótese da nulidade (H_0) é a de que, em média, o tempo de alívio da dor com o novo fármaco é 30 minutos, como acontece com os outros. A hipótese alternativa (H_1) é a de que o tempo médio para alívio da dor com o novo fármaco é *diferente* de 30 min, que tanto pode ser maior quanto menor.

$$H_0: \mu = 30 \text{ min}$$
$$H_1: \mu \neq 30 \text{ min}$$

---

[5]Em português, é comum a expressão hipótese nula como tradução do inglês *null hypothesis*. Contudo, a hipótese não é nula, apenas diz que não há diferença entre determinadas características de uma população – ou seja, diz que determinada diferença é nula. Essa tradução parece equivocada, como traduzir call center por "centro chamado".

Se a *hipótese alternativa* afirmar "na população estudada, a média é *maior* que o valor especificado" (ou, então, afirmar "na população estudada, a média é *menor* que o valor especificado"), diz-se que o teste é *unilateral*.[6]

Exemplo 10.5

Teste unilateral

A OMS informa que o peso médio ao nascer de nascidos a termo em países desenvolvidos no ano de 2000 era de 3,400 kg (7,5 libras). Duas médicas australianas[7] se perguntaram se o peso ao nascer de filhos de mães que fizeram uso continuado de drogas ilícitas durante a gestação não seria menor do que o informado pela OMS. Para responder a essa questão, levantaram, por volta de 2001, dados de peso ao nascer dos filhos de 62 mulheres que usaram maconha durante todo o período de gestação. Obtiveram, para a idade gestacional média de 38 semanas, peso médio ao nascer de 3,068 kg e erro padrão da média de 0,096 kg. Veja as hipóteses colocadas em teste:

- Hipótese da nulidade: não há diferença entre o peso médio ao nascer de nascidos a termo de mães que fizeram uso contínuo de maconha durante a gestação e o peso médio ao nascer de nascidos a termo informado pela OMS (3,400 kg ou 7,5 libras) para países desenvolvidos

$$H_0: \mu = 3{,}400 \text{ kg}$$

- Hipótese alternativa: o peso médio ao nascer de nascidos a termo de mães que fizeram uso contínuo de maconha durante a gestação é *menor* que o peso médio ao nascer de nascidos a termo informado pela OMS (3,400 kg ou 7,5 libras) para países desenvolvidos

$$H_1: \mu < 3{,}400 \text{ kg}$$

10.2.2 Nível de significância

É importante saber que a pesquisa científica deve *responder a uma pergunta*. Então, os pesquisadores levantam dados de *amostras* porque não há como estudar toda a população. No entanto, para quem busca informação científica, não interessa saber, por exemplo, que alguns pacientes com determinado diagnóstico melhoraram rapidamente quando tratados com um novo fármaco. Importante é saber se pacientes com o mesmo diagnóstico melhoram mais rapidamente com o novo fármaco. Os pesquisadores fazem, portanto, uma *inferência estatística*, ou seja, com base nos dados de uma amostra, concluem para toda a *população*.

Para fazer uma *inferência estatística*, os pesquisadores recorrem a um teste estatístico que, como vimos, começa estabelecendo duas hipóteses que se contradizem: a hipótese da nulidade (que propõe uma igualdade) e a alternativa (que nega a igualdade). O teste é aplicado, e o resultado possibilita decidir por uma das hipóteses. Essa decisão é uma *inferência estatística* porque conclui para o todo (a população) tendo observado apenas parte (a amostra). Toda inferência está sujeita a *erro*. Para saber quais são os erros possíveis, veja a Figura 10.2, mas entenda também as definições:

- Erro tipo I: é o erro de rejeitar a hipótese da nulidade dado que essa hipótese é verdadeira. Escreve-se: "Erro Tipo I: rejeitar $H_0 \mid H_0$ é verdadeira"
- Erro tipo II: não rejeitar a hipótese da nulidade dado que essa hipótese é falsa. Escreve-se: "Erro Tipo II: não rejeitar $H_0 \mid H_0$ é falsa".

---

[6] A literatura médica refere os testes unilaterais como testes de superioridade (se a hipótese é a de que a média da população estudada é maior que o especificado) e de não inferioridade (se a hipótese é a de que a média da população estudada é maior que um intervalo especificado).
[7] QUILIVAN, J. A.; EVANS, S. F. The impact of continuing illegal drug use on teenage pregnancy outcomes. **An International Journal of Obstetrics & Gynaecology**. v. 109, n. 10, p. 1148-1153, 2002.

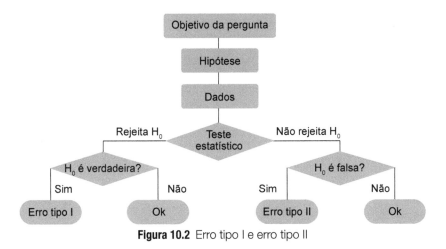

Figura 10.2 Erro tipo I e erro tipo II

Em palavras mais simples: o pesquisador comete erro tipo I, também conhecido como "falso positivo", quando *encontra uma diferença que não existe*, em termos de estatística; e comete erro tipo II, também conhecido como "falso negativo", quando *não encontra uma diferença que existe*.

Exemplo 10.6

Identificação dos erros

Reveja o Exemplo 10.5. Feitas as hipóteses, quais são os erros possíveis?

- Erro tipo I: rejeitar H_0 quando H_0 é verdadeira, ou seja, concluir que o peso médio ao nascer de nascidos a termo de mães que fumaram maconha durante a gestação é *menor* que o preconizado pela OMS, *se isso não for verdade*
- Erro tipo II: não rejeitar H_0 quando H_0 é falsa, ou seja, concluir que o peso médio ao nascer de nascidos a termo de mães que fumaram maconha durante a gestação é *igual* ao preconizado pela OMS, *se isso não for verdade*.

Quando o pesquisador conclui seu trabalho, não sabe *se está ou não cometendo erro*. Entretanto, ele precisa estar ciente de que *pode ter chegado à conclusão errada* porque houve erro em algum ponto do trabalho, seja na coleta de dados, na amostragem, no delineamento do ensaio ou até mesmo por simples azar. Veja o Exemplo 10.7.

Exemplo 10.7

Erro tipo I

A empresa Surgisphere alegou ter usado dados de 14.888 pacientes internados em 671 hospitais de seis continentes para estabelecer a eficácia da hidroxicloroquina e da cloroquina no tratamento de Covid-19. A hipótese da nulidade é: "H_0: a eficácia da hidroxicloroquina e da cloroquina no tratamento de Covid-19 é zero". Feita a análise estatística, os pesquisadores rejeitaram a hipótese da nulidade, ou seja, concluíram que a hidroxicloroquina e a cloroquina são eficazes no tratamento de Covid-19. Outros cientistas pediram os dados para nova análise e os tais dados não foram encontrados. Em termos de estatística, poderia ter sido um erro tipo I (rejeitar H_0 quando H_0 é verdadeira), mas o artigo foi retirado de publicação.[8] Não há como acreditar em dados que não podem ser encontrados.

---

[8] MEHRA, M. R.; RUSCHITZKA, F.; PATEL, A. N. Hydroxychloroquine or chloroquine with or without a macrolide for treatment of COVID-19: a multinational registry analysis. **The Lancet**. v. 395, n. 10240, p. 1820, 2020.

Os pesquisadores preferem minimizar a probabilidade de cometer erro tipo I. Por quê? Cometer erro tipo I significa dizer que um procedimento *tem efeito* quando, na verdade, *isso é falso*.

> Nível de significância é a probabilidade de se cometer erro tipo I – rejeitar H_0 quando H_0 é verdadeira. Indica-se pela letra grega α.

$$\text{Nível de significância} = 1 - \text{nível de confiança}$$

Os pesquisadores se sentem seguros para rejeitar a hipótese da nulidade (concluir que a diferença existe) quando a probabilidade de errar nessa decisão é pequena. Por essa razão, na pesquisa científica, é comum usar nível de significância de 0,10, ou 0,05, ou 0,01.

Exemplo 10.8
Nível de significância

Reveja o Exemplo 10.5. Feitas as hipóteses, estabeleceu-se o nível de significância de 0,05 e aplicou-se o teste *t*. O resultado foi significante no nível de 5%. A conclusão da pesquisa foi a de que o uso contínuo de maconha durante a gestação faz diminuir o peso ao nascer dos bebês ($\alpha = 5\%$).

Se o pesquisador rejeita a hipótese da nulidade no nível de significância $\alpha = 0,05$, diz que o resultado é *significante* – embora fosse melhor especificar *significante no nível de* 5%. Se o pesquisador rejeita a hipótese da nulidade no nível de significância $\alpha = 0,01$, diz que o resultado é *altamente significa*nte, embora fosse melhor especificar *significante no nível de* 1%.

10.2.3 Aplicação do teste *t*

O teste *t* para uma amostra (*one sample t-test*) é a melhor escolha para avaliar se uma média tem o valor especificado, desde que se possa pressupor que os dados têm distribuição normal ou aproximadamente normal. O procedimento para o teste *t* é dado a seguir:

1. Estabeleça as hipóteses.

$$H_0: \mu = \text{valor especificado}$$
$$H_1: \mu \neq \text{valor especificado teste bilateral}$$

2. Estabeleça o nível de significância *a*.
3. Calcule a média.

$$\bar{x} = \frac{\Sigma x}{n}$$

4. Calcule a variância.

$$s^2 = \frac{\Sigma x^2 - \frac{(\Sigma x)^2}{n}}{n - 1}$$

5. Calcule o valor de *t* usando a seguinte fórmula:

$$t = \frac{\bar{x} - \mu}{\sqrt{\frac{s^2}{n}}}$$

6. Compare o *valor absoluto* do *t* calculado com o valor crítico dado na Tabela A6, do Apêndice A, no nível estabelecido de significância e com $n - 1$ graus de liberdade.
7. Toda vez que o *valor absoluto* do *t* calculado for igual ou maior que o valor crítico dado na tabela, rejeite a hipótese de que as médias são iguais, no nível estabelecido de significância.

Exemplo 10.9

Aplicação do teste *t*

A média de tempo de sono dos idosos internados em casas de repouso é de 6 h e 8 min. Uma enfermeira quer saber se os idosos que residem no pavilhão em que trabalha têm tempo de sono diferente do tempo de sono de idosos internados em outras instituições. Uma amostra de quatro pessoas forneceu os seguintes tempos de sono, medidos em horas: 5; 4; 6; 5. Aplique o teste *t*.

O *valor especificado* é de 6 h e 8 min. Antes de proceder ao teste, vamos transformar 8 min em decimais. Calcule:

$$60 \rightarrow 100$$
$$8 \rightarrow x$$

$$x = \frac{100 \times 8}{60} = 13$$

Transformando 8 minutos em decimais, tem-se 6,13 h.

1. As hipóteses são:

$$H_0: \mu = 6{,}13 \text{ h}$$
$$H_1: \mu \neq 6{,}13 \text{ h}$$

2. Vamos estabelecer o nível de significância $\alpha = 0{,}10$.
3. A *média* da amostra é:

$$\bar{x} = \frac{\Sigma x}{n} = \frac{5 + 4 + 6 + 5}{4} = \frac{20}{4} = 5$$

4. Vamos obter a variância. Veja os cálculos intermediários na Tabela 10.1.

Tabela 10.1 Cálculos auxiliares para o cálculo da variância

x	x²
5	25
4	16
6	36
5	25
20	102

$$s^2 = \frac{\Sigma x^2 - \frac{(\Sigma x)^2}{n}}{n - 1} = \frac{102 - \frac{400}{4}}{4 - 1} = \frac{102 - 100}{3} = 0{,}667$$

$$s = \sqrt{0{,}667} = 0{,}816$$

(continua)

> **Exemplo 10.9**
>
> **Aplicação do teste t** (*Continuação*)
>
> 5. O valor de *t* é:
>
> $$t = \frac{\overline{x} - \mu}{\sqrt{\frac{s^2}{n}}} = \frac{\overline{x} - \mu}{\sqrt{\frac{6,67}{4}}} = \frac{5 - 6,13}{0,408} = -2,77$$
>
> 6. Feitos os cálculos, compare o *valor absoluto* do *t calculado* (2,77) com o *valor crítico* dado em uma tabela de valores de *t*, com os graus de liberdade da amostra (*n* − 1 = 3) e no nível estabelecido de significância (0,10). O valor crítico dado na tabela para um teste bilateral é 2,533.
> 7. Como o *valor absoluto* do *t* calculado é maior que o valor crítico, a hipótese de nulidade deve ser rejeitada no nível de 10% significância. Logo, a pesquisadora deve dizer que a média de tempo de sono dos idosos nas condições dos amostrados é diferente da especificada, de 6 h e 8 min (α = 10%).

Para entender como se encontra o valor crítico de *t*, veja a Tabela 10.2, que reproduz parte da Tabela A6, do Apêndice A. O valor crítico de *t* para um teste bilateral com 3 graus de liberdade e 0,10 de significância está no cruzamento da linha 3 com a coluna 0,10. É 2,533, em negrito.

Tabela 10.2 Tabela (parcial) de valores de *t*

Unilateral	GL	0,10	0,05	0,025	0,01
Bilateral	GL	0,20	**0,10**	0,05	0,02
	1	3,078	6,314	12,71	31,821
	2	1,886	2,920	4,303	6,965
	3	1,638	**2,533**	3,182	4,541
	4	1,533	2,132	2,776	3,747
	5	1,476	2,015	2,571	3,365
	6	1,440	1,943	2,447	3,143
	etc.				

10.2.4 Obtenção do *p*-valor

Os estatísticos utilizam computadores para fazerem testes. E, para fazerem testes estatísticos usando um programa, não é preciso estabelecer o nível de significância *a priori*, porque esses programas fornecem o *p*-valor. Calcular o *p*-valor é muito difícil, mas fica fácil se você usar computador. E o que significa *p*-valor?

> O *p*-valor diz o quão provável seria obter uma amostra tal qual a que foi obtida quando a hipótese da nulidade é verdadeira.

Exemplo 10.11
Interpretação do p-valor

Reveja o Exemplo 10.9, sobre a média de tempo de sono dos idosos internados em casas de repouso. Usando o programa Minitab, obtém-se:

One sample *t*: tempo de sono
Test of $\mu = 6{,}13$ *versus* $\mu \neq 6{,}13$

Variable	n	Mean	StDev	SE-Mean	95% CI	t	p-valor
Tempo de sono	4	5,0	0,816	0,408	3,701 a 6,299	−2,77	0,070

Está em teste a hipótese de que $\mu = 6{,}13$ contra a hipótese de que $\mu \neq 6{,}13$. Você tem $n = 4$, que é o tamanho da amostra; média igual a 5,0; desvio-padrão igual a 0,816; erro padrão da média igual 0,408; intervalo de confiança de 95% para a média de 3,701 a 6,299; valor de *t* igual a −2,77; e *p*-valor igual a 0,070.

O que significa *p*-valor igual a 0,070? Sob H_0, isto é, considerando verdadeira a hipótese de nulidade, a probabilidade de se obter uma amostra tal qual a que foi obtida é de 0,070, ou 7%. Como esse valor é menor que os 10% admitidos de erro, rejeita-se a hipótese de nulidade no nível de 10% de significância.

Um teste estatístico *não* elimina a probabilidade de erro. No entanto, *p*-valor (probabilidade de um "falso positivo") pequeno[9] significa que há *evidência suficiente* para rejeitar a hipótese de nulidade. Um *p*-valor muito pequeno significa que seria *muito pouco provável* chegar ao resultado obtido se a hipótese da nulidade fosse verdadeira.[10] Quando $p < 0{,}05$, diz-se que os resultados são significantes, e quando $p < 0{,}01$, diz-se que são altamente significantes. Veja a Figura 10.3, que mostra o procedimento adotado pelos pesquisadores para a tomada de decisão com base no resultado de um teste estatístico.

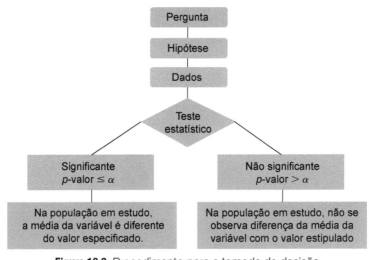

Figura 10.3 Procedimento para a tomada de decisão

---
[9]Quando se reduz a probabilidade de cometer um tipo de erro, aumenta-se a de cometer o outro. Como os pesquisadores consideram cometer erro tipo I "mais grave", esse tipo é reduzido, em geral, a 5%.
[10]Veja *p*-valor em VIEIRA, S. *p*-valor. In: VIEIRA, S. **Sonia Vieira**. Disponível em: www.soniavieira.blogspot.com.

10.3 Exercícios resolvidos

1. Um réu está sendo julgado. Quais são as hipóteses possíveis? Quais são as decisões possíveis? Quais são os erros associados às decisões possíveis?
    Hipóteses:
    - H_0: o réu é inocente do ato de cuja prática é acusado
    - H_1: o réu é culpado do ato de cuja prática é acusado.

    Decisões possíveis:
    - Considerar o réu culpado
    - Considerar o réu inocente.

    Erros possíveis:
    - Dizer que o réu é culpado quando é inocente
    - Dizer que o réu é inocente quando é culpado.

2. Uma pessoa garante que um cão pode ser treinado para alertar seus donos no caso de o telefone tocar. Quais são as hipóteses possíveis? Quais são as decisões possíveis? Quais são os erros associados às decisões possíveis?
    Hipóteses:
    - H_0: não se consegue dar esse tipo de treinamento
    - H_1: consegue-se dar esse tipo de treinamento.

    Decisões possíveis:
    - Considerar que se consegue o resultado com treinamento
    - Considerar que não se consegue o resultado com treinamento.

    Erros possíveis:
    - Dizer que se conseguiu resultado com o treinamento quando não se conseguiu
    - Dizer que não se conseguiu resultado com o treinamento quando se conseguiu.

3. Um pesquisador requisitou ao biotério da universidade em que trabalha oito ratos machos da raça Wistar com 30 dias, que, segundo o bioterista, pesam em média 70 g. Recebe, então, ratos machos da raça indicada, escolhidos aleatoriamente, com os seguintes pesos em gramas: 76; 81; 50; 47; 63; 65; 63; 64. Por simples inspeção, o pesquisador, acostumado a treinar ratos de laboratório, suspeita que os ratos que recebeu tenham, em média, peso menor do que o especificado pelo bioterista. Aplicando um teste estatístico, você diria que o peso médio dos ratos é menor que o especificado, no nível de significância $\alpha = 5\%$?

$$H_0: \mu = 70 \text{ g}$$

$$H_1: \mu < 70 \text{ g}$$

Para obter a média aritmética, calcule:

$$\bar{x} = \frac{\sum x}{n} = \frac{509}{8} = 63.$$

Para obter o desvio-padrão, primeiro calcule a variância:

$$s^2 = \frac{\sum x^2 - \frac{(\sum x)^2}{n}}{n-1} = \frac{33.305 - \frac{259.081}{8}}{8-1} = 131,41$$

O desvio-padrão é:

$$s = \sqrt{131,41} = 11,5$$

O valor de *t* é:

$$t = \frac{\mu - 70}{\frac{s}{\sqrt{n}}} = \frac{63,6 - 70}{\frac{11,5}{\sqrt{8}}} = -1,57$$

Como a hipótese de nulidade deve ser rejeitada apenas em uma direção (se o peso dos ratos do biotério for significativamente menor do que o valor especificado), este é um teste unilateral. Com $n - 1 = 8 - 1 = 7$ graus de liberdade, o valor crítico na Tabela A6 do Apêndice A no nível de 5% é 1,895. Não se rejeita a hipótese de nulidade, isto é, não se pode afirmar que o peso médio de ratos do biotério seja significativamente menor do que o valor especificado.

Como redigir no trabalho: Não se encontrou evidência de que os oito ratos machos da raça Wistar com 30 dias (média = 63,6 g, DP = 11,5 g) tinham peso médio diferente do especificado (70 g).

10.4 Exercícios propostos

1. Você vai sair de casa e o céu está nublado, prenunciando chuva. Quais hipóteses você pode pôr em teste? Quais são as decisões possíveis considerando que você tem um guarda-chuva? Quais são os erros associados às decisões possíveis?
2. Comprimidos para cefaleia (dor de cabeça) aliviam a dor por 100 min, em média. Para saber se uma nova formulação tem *o mesmo efeito*, 10 voluntários usaram o novo produto quando tiveram cefaleia. Os tempos de alívio da dor registrados pelos voluntários foram: 90; 93; 93; 99; 98; 100; 103; 104; 99; 102. Aplique o teste *t*.
3. Pesquisadores[11] querem saber se o número médio de batimentos cardíacos por minuto de corredores de longa distância é diferente de 60 bpm, média de outros atletas. Medem, então, o número de batimentos por minuto em repouso em oito corredores de longa distância, selecionados aleatoriamente. Foram obtidos os seguintes dados: 45; 42; 64; 54; 58; 49; 48; 56. Faça o teste.
4. Foram avaliadas 12 jogadoras de basquete convocadas para disputa de jogos da seleção brasileira. Nessa avaliação, foram medidos peso e altura. Os dados de peso são apresentados a seguir. O técnico suspeita que, em média, as jogadoras disponíveis para essa seleção pesam mais do que os 66 kg apresentados pelas jogadoras de seleções anteriores. Teste a hipótese de que o peso médio das jogadoras é 66 kg.

| 66 | 72 | 69 | 68 | 68 | 68 | 67 | 67 | 68 | 70 | 70 | 69 |

5. Crianças com baixa autoestima têm mais depressão do que crianças em geral? O escore para depressão, na população em questão, é 90. Você estuda uma amostra de 25 crianças com baixa autoestima e encontra um escore médio para depressão igual a 92, com desvio-padrão de 14. Qual é sua conclusão?
6. Imagine que você vai fazer um teste para determinar o nível de ansiedade em alunos que estão terminando o curso médio. O valor máximo, que se aceita como normal, de um teste de ansiedade, é 20. Com uma amostra casual simples de 81 alunos, você encontrou média de 22 e desvio-padrão de 9. Qual seria sua conclusão?

---

[11]HAWKINS, A. **Example**: one-sample t-test researchers are interested in whether the pulse rate of long-distance runners differs from that of other athletes. Disponível em: https://slideplayer.com/slide/8367889/. Acesso em: 31 ago. 2020.

7. Uma amostra aleatória dos escores (de 0 a 10) da avaliação do desempenho de funcionários de uma faculdade será comparada com a média dos escores de toda a universidade nos últimos 5 anos, que foi 7,0. Os escores de avaliação do desempenho estão na Tabela 10.3. Qual é a sua conclusão?

Tabela 10.3 Escores da avaliação do desempenho dos funcionários

Número do funcionário	Escore	Número do funcionário	Escore
1	5	12	4,5
2	5,5	13	4,5
3	4,5	14	5,5
4	5	15	4
5	5	16	5
6	6	17	5
7	5	18	5,5
8	5	19	4,5
9	4,5	20	5,5
10	5	21	5
11	5	22	5,5

8. A frase que segue está certa ou está errada?
"O teste t para uma amostra é usado para verificar se a média de uma amostra é significativamente diferente de um valor especificado."
9. Aprenda a usar um programa de computador para fazer o teste t para uma amostra (*One-sample t-test*). Em seguida, use o programa para refazer o Exercício 3. Encontre o p-valor.
10. Encontre o p-valor para o Exercício 7. Interprete o resultado.
11. Um dos melhores indicadores da saúde do bebê é o peso ao nascer.[12] Contudo, o peso ao nascer sofre o efeito de diversos fatores, particularmente da privação de alimentos que pode ocorrer durante a gestação. Embora o peso médio ao nascer nos EUA seja de 3.300 g, a média de peso ao nascer para filhos de mulheres que vivem em extrema pobreza é de 2.800 g. Um hospital introduziu um novo programa de cuidado pré-natal (que incluía dieta balanceada) para diminuir o número de bebês com baixo peso ao nascer. No primeiro ano, 25 gestantes que viviam em extrema pobreza participaram do programa. Dados do hospital revelam que os bebês nascidos dessas mães tiveram peso médio ao nascer de 3.075 g, com desvio-padrão de 500 g. O programa é efetivo para gestantes que vivem em extrema pobreza?

---

[12] Columbia Center for New Media Teaching and Learning. **Quantitative methods in social research**. Disponível em: http://ccnmtl.columbia.edu/projects/qmss/. Acesso em: 10 fev. 2015.

Capítulo 11

Teste *t* para Comparação de Médias

Pesquisadores trabalham com *amostras*, mas generalizam suas conclusões para *as populações das quais as amostras foram retiradas*, ou seja, fazem *inferência* usando testes estatísticos. Neste capítulo, veremos como aplicar o teste *t* de Student para comparar *duas médias*,[1] desde que seja razoável pressupor que a variável em análise tem distribuição normal ou aproximadamente normal.[2] Veremos como se faz esse teste em duas situações diferentes:

- Quando os dados são pareados
- Quando as amostras são independentes.

11.1 Teste *t* nos estudos com dados pareados

Diz-se que os dados são pareados se o pesquisador adotar um dos seguintes métodos em seu trabalho:
- Medir a mesma variável nas mesmas unidades, antes e depois de uma intervenção
- Recrutar participantes da pesquisa aos pares, ou parear os participantes por idade, sexo, estágio da doença. Depois, para cada par, designar o tratamento em teste a um dos participantes, escolhido ao acaso e designar o tratamento convencional ao outro participante
- Medir a mesma variável em gêmeos (predisposição genética para determinadas doenças, por exemplo) ou em outro tipo de par, como mãe e filho (traços de personalidade, por exemplo).

Exemplo 11.1
Ensaio com dados pareados: duas medidas obtidas em cada indivíduo

Para verificar se dois antitussígenos (bloqueadores de tosse) têm efeitos diferentes sobre o tempo de sono, foi feito um ensaio com nove voluntários. Na primeira noite, eles tomaram um dos antitussígenos, selecionado ao acaso para cada pessoa. Na segunda noite, tomaram o outro. Foi registrado o tempo de sono de cada voluntário nas duas noites consecutivas. A proposta consiste em comparar as médias de tempo de sono obtidas com cada antitussígeno.

Exemplo 11.2
Teste *t* bilateral para dados pareados

Para verificar se um fármaco é eficaz na inibição do crescimento de tumores, foram injetadas células cancerosas em 14 ratos similares. Em seguida, os tumores foram medidos e formaram-se pares de ratos com tumores de mesmo tamanho. Por sorteio, um rato de cada par recebeu o fármaco (grupo tratado), enquanto o outro foi mantido como controle. A ideia é comparar as médias dos tamanhos de tumores de ratos tratados e de ratos controle.

---

[1] Para comparar mais de duas médias, aplicam-se a análise de variância e os testes de comparações múltiplas (ver Capítulo 13, *Análise de Variância [Anova]*).
[2] Se a distribuição não for normal, aplique testes não paramétricos. Ver também: VIEIRA, S. **Bioestatística**: tópicos avançados. 4. ed. Rio de Janeiro: Elsevier, 2018.

Quando se tem dados pareados, aplica-se o teste *t*. Entretanto, o pareamento deve ter algum tipo de lógica; não basta ter duas amostras com igual número de dados. O procedimento para o teste *t* no caso de dados pareados deve ser feito da seguinte maneira:

1. Estabeleça as hipóteses:
   - H_0: a média das diferenças entre observações pareadas é zero
   - H_1: a média das diferenças entre observações pareadas é diferente de zero.
2. Escolha o nível de significância: α.
3. Calcule as diferenças entre os *n* pares de observações:
$$d = x_2 - x_1$$
4. Calcule a média dessas diferenças:
$$\bar{d} = \frac{\Sigma d}{n}$$
5. Calcule a variância dessas diferenças:
$$s^2 = \frac{\Sigma d^2 - \frac{(\Sigma d)^2}{n}}{n-1}$$
6. Calcule o valor de *t*, que está associado a $(n-1)$ graus de liberdade, pela fórmula:
$$t = \frac{\bar{d}}{\sqrt{\frac{s^2}{n}}}$$
7. Compare o *valor absoluto* do *t* calculado com o valor crítico dado na Tabela A6 do Apêndice A, no nível estabelecido de significância e com $n-1$ graus de liberdade.
8. Toda vez que o *valor absoluto* do *t* calculado for igual ou maior que o valor crítico dado na tabela, rejeite a hipótese de que as médias são iguais, no nível estabelecido de significância.

Exemplo 11.3

Aplicação do teste *t* em estudo com dados pareados

Lembre-se do Exemplo 11.1: foi conduzido um ensaio para verificar se pessoas submetidas a antitussígenos diferentes em duas noites consecutivas tinham, em média, o mesmo tempo de sono. Na Tabela 11.1 estão registrados os tempos de sono de nove voluntários com cada um dos antitussígenos, identificados como A e B. Vamos fazer o teste *t*.

Tabela 11.1 Tempos de sono dos voluntários, em horas, segundo a substância administrada

Número do voluntário	Antitussígeno A	Antitussígeno B
1	7	9
2	7	7
3	6	6
4	6	8
5	9	10
6	6	8
7	7	7
8	8	8
9	5	7

(continua)

Exemplo 11.3
Aplicação do teste *t* em estudo com dados pareados (*Continuação*)

As hipóteses em teste são:

- H₀: a média das diferenças de tempo de sono com os antitussígenos A e B é zero
- H₁: a média das diferenças de tempo de sono com os antitussígenos A e B é diferente de zero.

Nível de significância: 0,05.

Calcule as diferenças entre os tempos de sono observados para cada voluntário, quando tomaram antitussígenos diferentes, conforme apresentado na Tabela 11.2:

Tabela 11.2 Tempo de sono, em horas, segundo o antitussígeno e as respectivas diferenças

Número do voluntário	Antitussígeno A	Antitussígeno B	Diferença
1	7	9	−2
2	7	7	0
3	6	6	0
4	6	8	−2
5	9	10	−1
6	6	8	−2
7	7	7	0
8	8	8	0
9	5	7	−2
Média	6,78	7,78	−1

Calcule a média das diferenças:

$$\bar{d} = -1$$

Calcule a variância das diferenças:

$$s^2 = \frac{8}{9-1} = 1$$

Calcule o valor de *t*:

$$t = \frac{-1}{\sqrt{\frac{1}{9}}} = -3$$

que está associado a $(n-1) = (9-1) = 8$ graus de liberdade.

7. Compare o valor absoluto do *t* calculado (3,00) com o valor crítico dado na Tabela A6 do Apêndice A no nível de significância de 0,05 e com 8 graus de liberdade (2,306).
8. Como o valor absoluto do *t* calculado é maior que o valor crítico, rejeite a hipótese de que o tempo de sono para os dois antitussígenos seja, em média, o mesmo no nível de significância de 5%. Se você fizer os cálculos em computador[3], vai obter o *p*-valor 0,017. Em termos práticos, o tempo de sono de pessoas, quando submetidas ao antitussígeno B, é maior do que quando são submetidas ao antitussígeno A.

(*continua*)

---

[3] É muito complicado calcular o *p*-valor, razão pela qual não se fornece, aqui, nenhuma fórmula de cálculo.

Exemplo 11.3
Aplicação do teste *t* em estudo com dados pareados (*Continuação*)

Nota: O teste, em si, termina por aqui, mas você precisa olhar as médias para saber qual é a maior. Apresente sempre médias e desvios-padrões para cada grupo. Os resultados apresentados a seguir foram obtidos com o programa Minitab. Em um trabalho para publicação, é razoável apresentar alguns desses resultados.

Estatísticas descritivas

Amostra	n	Média	Desvio-padrão	Erro padrão da média
A	9	6,778	1,202	0,401
B	9	7,778	1,202	0,401

Estimativa da diferença pareada

Média	Desvio-padrão	Erro padrão da média	IC de 95% da diferença μ
−1,000	1,000	0,333	(−1,769; −0,231)

Teste

Hipótese nula	H_0: diferença $\mu = 0$
Hipótese alternativa	H_1: diferença $\mu \neq 0$
Valor-*t*	−3,00
Valor-*p*	0,017

Dados pareados podem ser submetidos a testes unilaterais, desde que a pesquisa assim o exija. Veja o Exemplo 11.4.

Exemplo 11.4
Teste *t* unilateral para dados pareados

Um medicamento é tradicionalmente usado para alívio de dor nos casos de enxaqueca. Uma empresa oferece um genérico. Para testar se ambos proporcionam o mesmo tempo de alívio da dor, realizou-se um ensaio com sete voluntários.[4] Todos utilizaram, em períodos distintos, tanto o medicamento de referência como o genérico. Os tempos de alívio da dor registrados pelos voluntários com cada um dos medicamentos estão na Tabela 11.3.

Tabela 11.3 Tempos de alívio da dor, em horas, segundo o medicamento

Voluntário	Medicamento	
	De referência	Genérico
1	4,5	4
2	5,5	5,5
3	6	6
4	6	5
5	5,5	4,5
6	5,5	6
7	8	6,5

(*continua*)

---
[4] Este tipo de teste é conhecido como de não inferioridade. O número de voluntários deve estar em torno de 25.

Capítulo 11 | Teste *t* para Comparação de Médias

Exemplo 11.4
Teste *t* unilateral para dados pareados (*Continuação*)

1. Estabeleça as hipóteses:
   - H₀: o tempo médio de alívio da dor é o mesmo para o medicamento de referência e o genérico
   - H₁: o tempo médio de alívio da dor é menor quando se administra o medicamento genérico.
2. Estabeleça o nível de significância de 5%.
3. Calcule as diferenças entre os tempos de alívio de dor, usando o medicamento de referência e o genérico, conforme a Tabela 11.4.

Tabela 11.4 Tempos de alívio da dor, em horas, segundo o medicamento, e as respectivas diferenças

Voluntário	Medicamento De referência	Medicamento Genérico	Diferença
1	4,5	4	−0,5
2	5,5	5,5	0
3	6	6	0
4	6	5	−1
5	5,5	4,5	−1
6	5,5	6	0,5
7	8	6,5	−1,5
Média	5,86	5,36	−0,5

4. Calcule a média das diferenças:

$$\bar{d} = -0,5$$

5. Calcule a variância das diferenças:

$$s_d^2 = 0,5$$

6. Calcule o valor de *t* para comparar médias de dados pareados:

$$t = -\frac{0,5}{\sqrt{\frac{0,5}{7}}} = -1,871$$

7. Na Tabela A6 do Apêndice A, o valor de *t* para um teste unilateral com 6 graus de liberdade no nível de significância de 5% é 1,943.
8. Como o valor absoluto do *t* calculado é menor que o valor crítico (1,871 < 1,943), não rejeite a hipótese de que o tempo de alívio da dor é, em média, o mesmo para o medicamento de referência e o genérico, no nível de significância de 5%. Em termos do pesquisador, não há evidência estatística de que o tempo de alívio da dor seja menor quando se usa o genérico (*p*-valor = 0,0553 > 0,05).

Nota: O teste, em si, termina por aqui, mas você precisa olhar as médias para saber qual é a maior. Ao apresentar um trabalho, construa uma tabela com esses resultados. Veja a Tabela 11.5.

Tabela 11.5 Estatísticas descritivas e resultado do teste *t*

Variável	n	Média	Desvio-padrão	Erro padrão	Valor de *t*	*p*-valor
Medicamento de referência	7	5,86	1,07	0,40		
Genérico	7	5,36	0,90	0,30		
Diferença	7	0,50	0,71	0,24	1,871	0,11 n.s.

11.2 Teste *t* para amostras independentes

O teste *t* para amostras independentes compara as *médias de dois grupos independentes* para determinar se há evidência estatística de que as médias das populações de onde as amostras provieram são significativamente diferentes. É importante frisar que o teste *t* para amostras independentes só compara *médias de dois grupos*. Se você quiser comparar as médias de mais de dois grupos, faça uma Anova (ver Capítulo 13).

> **Exemplo 11.5**
> **Comparação de dois grupos independentes**
>
> Um psicólogo quer saber se o nível de ansiedade de meninos no primeiro dia de aula é, em média, diferente do nível de ansiedade de meninas. Terminada a aula, pode fazer um teste de ansiedade e comparar as médias dos escores usando o teste *t*.

Para aplicar o teste *t*, a variável em análise deve ser contínua, com distribuição normal ou aproximadamente normal. Deve haver homogeneidade de variâncias, ou seja, as variâncias dos grupos devem ser aproximadamente iguais. Se as variâncias *não* forem iguais, o valor de *t* calculado usando a fórmula dada na Seção 11.2.3 deste capítulo é apenas um resultado aproximado. Veremos, então, como se comparam variâncias.

11.2.1 Teste *F* para a homogeneidade de variâncias de duas amostras

Antes de aplicar o teste *t*, verifique se as variâncias dos grupos são ou não iguais. Para isso, há procedimentos diferentes. É importante considerar – em virtude do largo uso de computadores – que programas diferentes comparam duas variâncias por meio de procedimentos diferentes. A maneira descrita aqui, pelo teste *F*, é usada, por exemplo, no Excel e no SAS, mas o SPSS usa o teste de Levene.[5] Também há quem proponha[6] simplesmente calcular a razão das variâncias (dividir a maior pela menor) e considerá-las iguais toda vez que o resultado for igual ou menor do que 2.

Para aplicar o teste *F* para testar a hipótese de que as variâncias de duas populações são iguais:

1. Estabeleça as hipóteses
   - H_0: as variâncias na população são iguais
     $H_0: \sigma_1^2 = \sigma_2^2$
   - H_1: as variâncias na população são diferentes
     $H_1: \sigma_1^2 \neq \sigma_2^2$
2. Escolha o nível de significância α.
3. Calcule a variância de cada grupo:
   - s_1^2: variância do grupo 1
   - s_2^2: variância do grupo 2

---
[5] Veja Teste de Levene em: VIEIRA, S. *p*-valor. In: VIEIRA, S. **Sonia Vieira**. Disponível em: www.soniavieira.blogspot.com.
[6] FIELD, A. **Descobrindo a estatística usando o SPSS**. Porto Alegre: Artmed, 2009.

4. Calcule o valor de F, dado pela razão entre a maior e a menor variância. Se $s_1^2 > s_2^2$, o valor

$$F = \frac{s_1^2}{s_2^2}$$

está associado a $n_1 - 1$ (numerador) e $n_2 - 1$ (denominador) graus de liberdade.

5. Compare o valor calculado de F com o valor dado na Tabela de valores F do Apêndice A, com o nível de significância igual à metade do nível estabelecido e com $(n_1 - 1)$ e $(n_2 - 1)$ graus de liberdade.

6. Rejeite a hipótese de que as variâncias das duas populações são iguais[7] no nível de significância α toda vez que o valor calculado de F for igual ou maior do que o valor da Tabela de valores de F do Apêndice A, *no nível de significância $\alpha/2$*.

Para entender como se obtém o valor de F para o nível de significância de 5%, observe a Tabela 11.6, que reproduz parte da tabela apresentada no Apêndice A, *Tabelas*, como Tabela A.3.[8] Foi colocado em negrito o valor de F que deve ser utilizado para um teste bilateral com nível de significância α = 5%, $n_1 = 7$ graus de liberdade no numerador e $n_2 = 8$ graus de liberdade no denominador, no modo descrito aqui. Note que, para um teste no nível de significância de 5%, deve ser procurada a Tabela com $\alpha/2 = 5\%/2 = 2,5\%$, com 7 e 8 graus de liberdade. O valor encontrado é $F = 4,53$.

Tabela 11.6 Tabela (parcial) de valores de F para $\alpha = 2,5\%$

Número de graus de liberdade do denominador	Número de graus de liberdade do numerador								
	1	2	3	4	5	6	7	8	9
1	648,0	800,0	864,0	900,0	922,0	937,0	948,0	957,0	963,0
2	38,5	39,0	39,2	39,2	39,3	39,3	39,4	39,4	39,4
3	17,4	16,0	15,4	15,1	14,9	14,7	14,6	14,5	14,5
4	12,2	10,6	9,98	9,60	9,36	9,20	9,07	8,98	8,90
5	10,0	8,43	7,76	7,39	7,15	6,98	6,85	6,76	6,68
6	8,81	7,26	6,60	6,23	5,99	5,82	5,70	5,60	5,52
7	8,07	6,54	5,89	5,52	5,29	5,12	4,99	4,90	4,82
8	7,57	6,06	5,42	5,05	4,82	4,65	**4,53**	4,43	4,36
9	7,21	5,71	5,08	4,72	4,48	4,32	4,20	4,10	4,03

Exemplo 11.6

Teste F para comparar variâncias

Para verificar se a quantidade de sódio em duas marcas comerciais de sopas industrializadas tem a mesma variabilidade, um nutricionista tomou uma amostra de 10 unidades de cada marca em diversos supermercados e mediu a quantidade de sódio em cada unidade.[9] Os valores são apresentados na Tabela 11.7.

(continua)

---

[7] Aqui, o teste é necessariamente bilateral.
[8] São dadas tabelas de valores F para $\alpha = 2,5\%$ (Tabela A.3), para $\alpha = 5\%$ (Tabela A.4), para $\alpha = 10\%$ (Tabela A.5).
[9] Disponível em: www.statisticshowto.com/how-to-conduct-a-statistics... Acesso em: 03 mar. 2015.

> **Exemplo 11.6**
>
> **Teste F para comparar variâncias** (*Continuação*)
>
> **Tabela 11.7** Quantidade de sódio, em miligramas por 100 ml de sopa, medida em 10 unidades de cada uma das duas marcas comerciais do produto
>
> | Marca A | Marca B |
> |---|---|
> | 860 | 540 |
> | 850 | 640 |
> | 750 | 600 |
> | 870 | 640 |
> | 940 | 300 |
> | 410 | 610 |
> | 410 | 430 |
> | 820 | 280 |
> | 890 | 300 |
> | 890 | 610 |
>
> 1. Estabeleça as hipóteses:
>   - $H_0: \sigma_1^2 = \sigma_2^2$
>   - $H_1: \sigma_1^2 \neq \sigma_2^2$.
> 2. Estabeleça o nível de significância: $\alpha = 5\%$.
> 3. Calcule a variância de cada grupo:
>
>   Para a marca A, a variância é:
>
> $$s_1^2 = \frac{6.257.900 - \frac{(7.690)^2}{10}}{10 - 1} = 38.254,44$$
>
>   Para a marca B, a variância é:
>
> $$s_2^2 = \frac{2.658.300 - \frac{(4.950)^2}{10}}{10 - 1} = 23.116,67$$
>
> 4. Calcule o valor de F:
>
> $$F = \frac{s_1^2}{s_2^2} = \frac{38.254,44}{23.116,67} = 1,65$$
>
> 5. O valor calculado de F está associado a 9 graus de liberdade no numerador e 9 graus de liberdade no denominador. A Tabela de valores F, no Apêndice A, *Tabelas*, fornece, para $\alpha = 2,5\%$ com 9 e 9 graus de liberdade, o valor $F = 4,03$.
> 6. Como o valor calculado de F é menor que o valor de F na tabela, não se rejeita a hipótese de que as variâncias são iguais no nível de significância de 5%. Em termos práticos, não há evidência de que a variabilidade na quantidade de sódio seja diferente, quando se comparam as duas marcas comerciais de sopa (nível de significância de 5%).

11.2.2 Teste *t* para comparar médias quando as variâncias são iguais (homocedásticas)

Quando o teste F resulta não significante, pode-se considerar que as variâncias *não* são diferentes. Veja o procedimento para aplicar o teste *t*:

1. Estabeleça as hipóteses.
2. Estabeleça o nível de significância.

3. Calcule a média de cada grupo.
4. Calcule a variância de cada grupo.
5. Calcule a *variância ponderada*, dada pela fórmula:

$$s_p^2 = \frac{(n_1 - 1)\, s_1^2 + (n_2 - 1)\, s_2^2}{n_1 + n_2 - 2}$$

6. Calcule o valor de *t*, que está associado a $n_1 + n_2 - 2$ graus de liberdade, pela seguinte fórmula:

$$t = \frac{\bar{x}_1 - \bar{x}_2}{\sqrt{\left(\dfrac{1}{n_1} + \dfrac{1}{n_2}\right) s_p^2}}$$

7. Compare o *valor absoluto de t calculado* com o *valor crítico de t*, no nível estabelecido de significância e com $n_1 + n_2 - 2$ graus de liberdade.
8. Se o valor absoluto de *t* calculado for igual ou maior que o da tabela, rejeite a hipótese de que as médias são iguais, no nível estabelecido de significância.

Exemplo 11.7

Teste *t* para comparar as médias de dois grupos independentes com variâncias iguais

Reveja o Exemplo 11.6: um nutricionista tomou amostras de duas marcas comerciais de sopas industrializadas, A e B, e mediu a quantidade de sódio em cada unidade.[10] Os dados estão apresentados na Tabela 11.6. Compare as médias da quantidade de sódio nas duas marcas de sopa.

1. Estabeleça as hipóteses e o nível de significância:
   - $H_0: \mu_1 = \mu_2$
   - $H_1: \mu_1 \neq \mu_2$.
2. Estabeleça o nível de significância: $\alpha = 0{,}05$.
3. Calcule a média de A e a média de B:

$$\bar{x}_1 = 769$$
$$\bar{x}_2 = 495$$

4. Calcule a variância de A e a variância de B:

$$s_1^2 = 38.254{,}44$$
$$s_2^2 = 23.116{,}67$$

5. Calcule a variância ponderada:

$$s_p^2 = \frac{(10 - 1) \times 38.254{,}44 + (10 - 1) \times 23.116{,}67}{10 + 10 - 2} = 30.685{,}56$$

6. Calcule o valor de *t* com $n_1 + n_2 - 2 = 10 + 10 - 2 = 18$ graus de liberdade é:

$$t = \frac{769 - 495}{\sqrt{\left(\dfrac{1}{10} + \dfrac{1}{10}\right) 30.685{,}56}} = 3{,}50$$

(*continua*)

---

[10] Disponível em: http://www.statisticshowto.com/how-to-conduct-a-statistical-f-test-to-compare-two-variances/. Acesso em: 03 mar. 2015.

> **Exemplo 11.7**
>
> **Teste *t* para comparar as médias de dois grupos independentes com variâncias iguais** (*Continuação*)
>
> 7. Compare o valor absoluto de *t* calculado (3,50) com o valor crítico de *t* (2,101) com 18 graus de liberdade e no nível de 5% de significância ou ache o *p*-valor. O *p*-valor, neste exemplo, é 0,00257 < 0,05.
> 8. Rejeite a hipótese de que as duas marcas comerciais de sopa, A e B, têm, em média, a mesma quantidade de sal no mesmo volume de líquido, no nível de 5%. Em termos práticos, o nutricionista pode concluir que, em média, a quantidade de sal por 125 ml é significativamente maior na sopa da marca A do que na de marca B. Ao apresentar os resultados, apresente também médias e desvios-padrões.
>
> Se você usar o SPSS, encontra a saída dada em seguida:
>
> Estatísticas de grupo
>
> | Marca | | n | Média | Desvio-padrão | Erro padrão da média |
> |---|---|---|---|---|---|
> | Sódio | 1 | 10 | 769,0000 | 195,58743 | 61,85018 |
> | | 2 | 10 | 495,0000 | 152,04166 | 48,07979 |
>
> Teste de amostras independentes
>
> | | | Teste de Levene para igualdade de variâncias | | Teste-*t* para igualdade de médias | | | | | |
> |---|---|---|---|---|---|---|---|---|---|
> | | | z | Sig. | t | df | Sig. (duas extremidades) | Diferença média | Erro padrão de diferença | IC 95% da diferença Inferior | Superior |
> | Sódio | Variâncias iguais assumidas | 0,104 | 0,751 | 3,498 | 18 | 0,003 | 274,00000 | 78,33972 | 109,41436 | 438,58564 |
> | | Variâncias iguais não assumidas | | | 3,498 | 16,968 | 0,003 | 274,00000 | 78,33972 | 109,41436 | 438,58564 |

11.2.3 Teste *t* para comparar médias quando as variâncias são diferentes (heterocedásticas)

Para comparar duas médias quando as variâncias são diferentes, aplica-se o teste *t* modificado, no modo aqui descrito:

1. Estabeleça as hipóteses.
2. Estabeleça o nível de significância.
3. Calcule a média de cada grupo:
   - $\bar{x}_1$: média do grupo 1
   - $\bar{x}_2$: média do grupo 2.

4. Calcule a variância de cada grupo:
   - s_1^2: variância do grupo 1
   - s_2^2: variância do grupo 2.
5. Calcule o valor de *t*:

$$t = \frac{\bar{x}_1 - \bar{x}_2}{\sqrt{\left(\dfrac{s_1^2}{n_1} + \dfrac{s_2^2}{n_2}\right)}}$$

Nessa fórmula, n_1 é o número de elementos do grupo 1 e n_2 é o número de elementos do grupo 2.

6. Calcule o número de graus de liberdade associado ao valor de *t*, que é a parte inteira do número *g*, obtido pela seguinte fórmula:

$$g = \frac{\left(\dfrac{s_1^2}{n_1} + \dfrac{s_2^2}{n_2}\right)^2}{\dfrac{\left(\dfrac{s_1^2}{n_1}\right)^2}{n_1 - 1} + \dfrac{\left(\dfrac{s_2^2}{n_2}\right)^2}{n_2 - 1}}$$

7. Feitos os cálculos, é preciso procurar o valor de *t* na Tabela de valores de *t*, com o nível estabelecido de significância e com *g* graus de liberdade.
8. Rejeite a hipótese de que as médias são iguais toda vez que o valor absoluto de *t* calculado for igual ou maior do que o valor de *t* dado na tabela com *g* graus de liberdade no nível estabelecido de significância.

Exemplo 11.8

Teste *F* para comparar as médias de dois grupos independentes com variâncias desiguais

Para comparar o tempo para aliviar a dor de duas terapias usadas após tratamento ortodôntico, um ortodontista separou, ao acaso, um conjunto de pacientes em dois grupos: um grupo foi submetido a um anti-inflamatório tradicional, enquanto o outro recebeu tratamento a *laser*.[11] O tempo para o alívio da dor, em minutos, para cada participante da pesquisa, está apresentado na Tabela 11.8.

Tabela 11.8 Tempo para o alívio da dor, em minutos, segundo o grupo

Anti-inflamatório	Laser
80	100
93	103
83	104
89	99
98	102

(continua)

---
[11]TOPOLSKY, F.; MORO, A.; CORRER, G. M. *et al.* Optimal management of orthodontic pain. **J Pain Res.** v. 11, p. 589-598, 2018.

Exemplo 11.8

Teste *F* para comparar as médias de dois grupos independentes com variâncias desiguais (*Continuação*)

Para proceder ao teste *t*, é preciso estabelecer se as variâncias são ou não iguais. Para fazer o teste *F*, siga os passos.

1. Estabeleça as hipóteses:
   - $H_0: \sigma_A^2 = \sigma_L^2$
   - $H_1: \sigma_A^2 \neq \sigma_L^2$.
2. Escolha o nível de significância $\alpha = 0{,}05$.
3. Calcule a variância de cada grupo, identificados como A (anti-inflamatório) e L (*laser*)
   - $s_A^2 = 53{,}300$
   - $s_L^2 = 4{,}300$.
4. Calcule o valor de *F*, dado pela razão entre a maior e a menor variância:

$$F = \frac{53{,}300}{4{,}300} = 12{,}395$$

5. O valor calculado de *F* está associado a 4 (numerador) e 4 (denominador) graus de liberdade. A Tabela de valores de *F*, apresentada na Tabela A3 do Apêndice A, fornece, para $\alpha = 2{,}5\%$ com 4 e 4 graus de liberdade, o valor $F = 9{,}60$.
6. Como o valor calculado de *F* é maior do que o valor dado em Tabela de valores de *F*, a hipótese de que as variâncias são iguais deve ser rejeitada no nível de significância de 5%. Em termos práticos, a variabilidade das respostas dos pacientes que receberam anti-inflamatórios é muito maior do que a variabilidade das respostas daqueles que receberam *laser*.

Para aplicar o teste *t*:

1. Estabeleça as hipóteses:
   - $H_0: \mu_A^2 = \mu_L^2$
   - $H_1: \mu_A^2 \neq \mu_L^2$.
2. Estabeleça o nível de significância: $\alpha = 0{,}05$.
3. Calcule a média de cada grupo:
   - $\bar{x}_A = 88{,}60$
   - $\bar{x}_L = 101{,}60$.
4. Calcule a variância (já calculada) de cada grupo:
   - $s_A^2 = 53{,}300$
   - $s_L^2 = 4{,}300$.
5. O valor de *t*, que no caso de variâncias desiguais, é dado pela seguinte fórmula:

$$t = \frac{\bar{x}_1 - \bar{x}_2}{\sqrt{\left(\dfrac{s_1^2}{n_1} + \dfrac{s_2^2}{n_2}\right)}}$$

$$t = \frac{88{,}60 - 101{,}60}{\sqrt{\left(\dfrac{53{,}30}{5} + \dfrac{4{,}30}{5}\right)}} = \frac{-13}{3{,}3941} = -3{,}83$$

(*continua*)

Exemplo 11.8
Teste F para comparar as médias de dois grupos independentes com variâncias desiguais (*Continuação*)

6. Calcule o número de graus de liberdade associados ao valor de *t*:

$$g = \frac{\left(\frac{53,30}{5} + \frac{101,60}{5}\right)^2}{\frac{\left(\frac{53,30}{5}\right)^2}{4n_1 - 1} + \frac{\left(\frac{101,60}{5}\right)^2}{4}} = \frac{11,52^2}{28,4089 + 0,1849} = 4,64 \cong 5$$

7. O valor calculado de t ($-3,83$) está associado a aproximadamente 5 graus de liberdade. Compare esse valor com o t crítico com 5 graus de liberdade e no nível de significância de 5% (2,571).
8. Rejeite a hipótese de que as médias são iguais no nível de 5%. Em termos práticos, o tempo para o alívio da dor em minutos é, em média, significativamente maior no grupo que recebeu *laser*.

Se você fizer o teste no programa SAS, vai obter *p*-valor de 0,0141. Se usar o Excel, vai encontrar *p*-valor igual a 0,014096. Se usar o Minitab, vai obter $t = -3,83$, com 4 graus de liberdade e *p*-valor = 0,019. No SPSS, faz-se o teste de Levene, mas a conclusão é a mesma.

		Teste de Levene para igualdade de variância		Teste-*t* para igualdade de médias				
		z	Sig.	t	df	Sig. (duas extremidades)	Diferença média	Erro padrão de diferença
Tempo	Variâncias iguais assumidas	5,821	0,042	3,899	0	0,005	-13,00000	3,39411
	Variâncias iguais não assumidas			3,899	4,541	0,014	-13,00000	3,39411

11.3 Exercícios resolvidos

1. Os valores apresentados na Tabela 11.9 possibilitam testar a hipótese de que recém-nascidos de ambos os sexos têm, em média, *a mesma altura*, contra a hipótese de que, em meninos, essas medidas são, em média, maiores. Teste essa hipótese, com o nível de significância de 5%.

Tabela 11.9 Tamanho de amostra, média e variância da altura, em centímetros, de recém-nascidos, segundo o sexo

Sexo	n	$\bar{x}$	s^2
Masculino	1.442	49,29	5,76
Feminino	1.361	48,54	6,30

Antes de proceder ao teste t, é preciso testar a igualdade das variâncias. Para isso, vamos estabelecer:
- H_0: as variâncias são iguais
- H_1: as variâncias são diferentes
- Nível de significância: 0,05.

Agora, calcule:

$$F = \frac{6{,}30}{5{,}76} = 1{,}09$$

que está associado a 1.360 (numerador) e 1.441 (denominador) graus de liberdade. Para o nível de significância de 5%, você deve comparar o valor calculado de F com o valor crítico de F dado na Tabela de valores de F com $\alpha = 2{,}5\%$, com 1.360 e 1.441 graus de liberdade. A tabela não tem esses números de graus de liberdade, pois são muito grandes. Use o valor de F associado a infinitos graus de liberdade, tanto para numerador quanto para denominador. Esse valor é 1,00. O valor calculado de F é maior. Portanto, no nível de significância de 5%, as variâncias são diferentes. A variabilidade de altura é maior para o sexo feminino.

Para aplicar o teste t — no caso de variâncias desiguais:
- H_0: $\mu_1 = \mu_2$
- H_1: $\mu_1 \neq \mu_2$
- Nível de significância: 0,05, bilateral.

Agora, calcule:

$$t = \frac{\bar{x}_1 - \bar{x}_2}{\sqrt{\frac{s_1^2}{n_1} + \frac{s_2^2}{n_2}}} = \frac{49{,}29 - 48{,}54}{\sqrt{\frac{5{,}76}{1.442} + \frac{6{,}30}{1.361}}} = 8{,}076$$

que está associado aos graus de liberdade:

$$g = \frac{\left(\frac{s_1^2}{n_1} + \frac{s_2^2}{n_2}\right)^2}{\frac{\left(\frac{s_1^2}{n_1}\right)^2}{n_1 - 1} + \frac{\left(\frac{s_2^2}{n_2}\right)^2}{n_2 - 1}} = \frac{\left(\frac{5{,}76}{1.442} + \frac{6{,}30}{1.361}\right)^2}{\frac{\left(\frac{5{,}76}{1.442}\right)^2}{1.441} + \frac{\left(\frac{6{,}30}{1.361}\right)^2}{1.330}} = 2.772$$

O valor calculado de t é maior do que o valor crítico de t. Então, *rejeite* a hipótese de que recém-nascidos de ambos os sexos têm, em média, a mesma altura no nível de significância de 5%.

Como redigir no trabalho: Os 1.442 recém-nascidos de sexo masculino (média = 49,29 cm, DP = 5,76 cm) tiveram, em comparação com os 1.361 recém-nascidos de sexo feminino (média = 48,54 cm, DP = 6,30 cm), alturas significativamente maiores, $t_{(2.772)} = 8{,}076$.

2. Com base nos dados apresentados na Tabela 11.10, teste, no nível de significância de 5%, a hipótese de que o calibre da veia esplênica é, em média, *o mesmo*, antes e após a oclusão da veia porta.

Capítulo 11 | Teste *t* para Comparação de Médias

Tabela 11.10 Calibre da veia esplênica, em milímetros, em seis cães antes e após a oclusão da veia porta

Número do cão	Oclusão da veia porta	
	Antes	Depois
1	75	85
2	50	75
3	50	70
4	60	65
5	50	60
6	70	90

Foram tomadas duas medidas do calibre da veia esplênica em cada cão: uma antes e outra após a oclusão da veia porta. Para aplicar o teste *t*, é preciso calcular a diferença observada em cada animal. Tais diferenças estão apresentadas na Tabela 11.11.

Tabela 11.11 Diferenças de calibre da veia esplênica, em milímetros, antes e após a oclusão da veia porta

Número do cão	Oclusão da veia porta		
	Antes	Depois	Diferença
1	75	85	10
2	50	75	25
3	50	70	20
4	60	65	5
5	50	60	10
6	70	90	20

Nota: a diferença indica o aumento do calibre da veia esplênica.

a) Estabeleça:
   - H_0: o calibre da veia esplênica é, em média, o mesmo, antes e após a oclusão da veia porta
   - H_1: o calibre da veia esplênica é, em média, diferente após a oclusão da veia porta.
b) Estabeleça o nível de significância: 0,05, bilateral.
c) Calcule a média das diferenças, que é 15,0.
d) Calcule a variância das diferenças, que é $s_2 = 60,00$ e o desvio padrão, que é 7,75.
e) O valor de *t*, associado a 5 graus de liberdade, é:

$$t = \frac{\bar{d}}{\sqrt{\frac{s^2}{n}}} = \frac{15,0}{\sqrt{\frac{60,0}{6}}} = 4,74$$

f) Para $\alpha = 5\%$ e com 5 graus de liberdade, o valor de *t* na Tabela A6 do Apêndice A é 2,571.
g) Como o valor calculado de *t* é maior que o da tabela, a hipótese de que, em média, o calibre da veia esplênica é o mesmo depois da oclusão da veia porta, deve ser rejeitada.

Como redigir no trabalho: A oclusão da veia porta determina aumento significativo (média = 15,0 mm, DP = 7,75 mm) no calibre da veia esplênica: $t_{(5)} = 4,74, p < 0,05$.

3. Reveja o Exercício proposto nº 11 do Capítulo 4, *Medidas de Dispersão para uma Amostra*. Lembre-se: um professor de Odontologia queria saber se alunos que começam a atender pacientes em disciplinas clínicas têm aumento na frequência do batimento cardíaco. Mediu, então, a frequência dos batimentos cardíacos de cinco alunos de primeiro ano (que não cursam disciplinas clínicas) e de cinco alunos do segundo ano, imediatamente antes do primeiro atendimento de pacientes. Aplique um teste *t*.
   - H_0: a frequência dos batimentos cardíacos de alunos de primeiro ano é, em média, igual à frequência dos batimentos cardíacos de alunos do segundo ano de Odontologia
   - H_1: a frequência dos batimentos cardíacos de alunos do segundo ano é, em média, *maior* que a frequência dos batimentos cardíacos de alunos de primeiro ano de Odontologia
   - Nível de significância: 5%, teste unilateral.

   Você já calculou as médias e os desvios-padrões: 1º ano: média = 74,6; desvio padrão = 7,44; 2º ano: média = 95,6; desvio padrão = 7,92.

   Você considerou no Exercício proposto nº 11 do Capítulo 4 que as variabilidades são praticamente iguais.

   Pressupondo variâncias iguais, o teste *t* unilateral fornece $t = 4,32$, com *p*-valor = 0,001271. Com base nesse resultado, é razoável concluir que alunos que começam a atender pacientes em disciplinas clínicas têm aumento significativo no número de batimentos cardíacos por minuto ($p < 0,05$).

   Como redigir no trabalho: O número de batimentos cardíacos por minuto (bpm) dos participantes que começam a atender pacientes em disciplinas clínicas, em comparação com participantes que não atendem pacientes em disciplinas clínicas, é, em média, significativamente maior, $t_{(8)} = 4,32$, $p = 0,001271$.

4. Um nutricionista[12] quer saber se a adição, durante o processo de fabricação, de determinada bactéria ao iogurte feito com leite desnatado *altera* a firmeza do produto. Para essa pesquisa, procura amostras de leite desnatado de sete marcas comerciais diferentes. Inocula, então, metade da amostra de cada marca com a bactéria e a outra metade deixa sem a bactéria, para servir como controle. Depois de prontos os iogurtes, o nutricionista mede a firmeza da massa. Os dados estão apresentados na Tabela 11.12. Faça o teste.

Tabela 11.12 Firmeza da massa de iogurte, segundo a marca e a presença ou não de bactéria

Marca	Bactéria Sim	Bactéria Não
A	68	61
B	75	69
C	62	64
D	86	76
E	52	52
F	46	38
G	72	68

- H_0: a firmeza do iogurte é, em média, a mesma, com ou sem adição de bactéria
- H_1: a adição de bactéria altera a média da firmeza do iogurte
- Nível de significância: 0,05, bilateral.

Os resultados estão apresentados na Tabela 11.13. O valor crítico de *t* com 12 graus de liberdade ao nível de 5% é 2,18. Portanto, o resultado obtido não é significante; não há evidência de que a bactéria modifica a firmeza do iogurte.

---
[12] JOHNSON, R.; TSUI, K. W. **Statistical reasoning and methods**. New York: Wiley, 1998.

Tabela 11.13 Médias, desvios padrões, valor de *t* para firmeza da massa de iogurte

Bactéria	Amostra	Média	Desvio padrão	Valor de *t*
Presente	7	65,9	13,7	–
Ausente	7	61,1	12,6	–
Diferença	–	4,71	4,35	0,668

Como redigir no trabalho: Não há evidência de que a firmeza do iogurte feito com leite desnatado de sete marcas comerciais se altera com a adição de bactéria, $t_{(12)} = 0{,}668$, embora a firmeza daqueles que receberam aditivo (média = 65,9, DP = 13,7) tenha sido, em média, maior (média = 61,1, DP = 12,6).

5. Um nutricionista quer *comparar o efeito* de duas dietas alimentares sobre a perda de peso. Para isso, seleciona voluntários que querem perder peso e os divide ao acaso em dois grupos: um designado para a dieta A e outro para a dieta B. Os dados são apresentados na Tabela 11.14. Faça o teste *t*.

Tabela 11.14 Perda de peso, em quilogramas, segundo a dieta

Dieta A	Dieta B
12	15
8	19
15	15
13	12
10	13
12	16
14	15
11	
12	
13	

- H_0: as duas dietas têm, em média, o mesmo efeito sobre perda de peso
- H_1: as duas dietas têm, em média, efeito diferente sobre perda de peso
- Nível de significância: 0,05.

Calcule:

a) As médias de grupos
$$\bar{x}_A = 12$$
$$\bar{x}_B = 15$$

b) As variâncias de grupo
$$s_A^2 = 4{,}0$$
$$s_B^2 = 5{,}0$$

c) A razão das variâncias de grupos. Como 5,0/4,0 = 1,25 < 2, para aplicar o teste *t*, calcule a variância ponderada:

$$s_P^2 = \frac{(10-1) \times 4{,}0 + (7-1) \times 5{,}0}{10 + 7 - 2} = 4{,}4$$

d) O valor de *t* com $n_A + n_B - 2 = 10 + 7 - 2 = 15$ graus de liberdade é:

$$t = \frac{15 - 12}{\sqrt{\left(\frac{1}{10} + \frac{1}{7}\right) 4{,}4}} = 2{,}902$$

Como o valor absoluto de *t* calculado (2,902) é maior que o valor crítico de *t* (2,131) com 15 graus de liberdade e no nível de 5% de significância, você rejeita a hipótese de que as duas dietas determinam, em média, a mesma perda de peso.

Como redigir no trabalho: A perda de peso de participantes submetidos à dieta A, em comparação com a perda de peso de participantes submetidos à dieta B, é, em média, significativamente menor ($t_{(18)} = -2,902$).

11.4 Exercícios propostos

1. Dez ratos machos adultos, criados em laboratório, foram separados aleatoriamente em dois grupos: um tratado com a ração normalmente usada no laboratório e o outro submetido a uma nova ração (experimental). Decorrido certo período, pesaram-se os ratos. Os pesos estão apresentados na Tabela 11.15. Teste a hipótese de que o peso médio dos ratos é o *mesmo* para ambos os tipos de ração.

Tabela 11.15 Pesos, em gramas, de ratos adultos, segundo a ração

Ração padrão	Ração experimental
200	220
180	200
190	210
190	220
180	210

2. Os quocientes de inteligência (QI) de 10 crianças, medidos segundo dois testes de inteligência, A e B, estão apresentados na Tabela 11.16. Verifique se os dois testes de inteligência, A e B, fornecem, em média, o *mesmo* resultado.

Tabela 11.16 Valores de QI em 10 crianças, segundo o teste de inteligência aplicado

Teste A	Teste B
100	105
105	108
98	102
101	103
100	100
108	110
98	106
100	100
99	103
99	103

3. A Tabela 11.17 apresenta dados de pressão sanguínea sistólica de mulheres na faixa etária de 30 a 35 anos, que usavam e que não usavam anticoncepcionais orais. Teste a hipótese de que o uso de anticoncepcionais orais não aumenta a pressão sanguínea sistólica.

Tabela 11.17 Pressão sanguínea sistólica, em milímetros de mercúrio, de mulheres de 30 a 35 anos segundo o uso ou não de anticoncepcionais orais

Sim	Não
111	109
119	113
121	120
113	117
116	108
126	120
128	122
123	124
122	115
121	112

4. A Tabela 11.18 apresenta o tamanho da amostra, a média e a variância dos pesos ao nascer de nascidos vivos de ambos os sexos. Teste, com o nível de significância de 1%, a hipótese de que os dois sexos têm, em média, o *mesmo* peso ao nascer.

Tabela 11.18 Tamanho da amostra, média e variância de pesos ao nascer, em quilogramas, de nascidos vivos, segundo o sexo

Sexo	n	Média	Variância
Masculino	14	3,253	0,261
Feminino	13	3,130	0,265

Fonte: Arena, JFP. Estudo biométrico de recém-nascidos de uma população. *Rev Paul Med*. 1976; 89(3/4):71-109.

5. Para saber o efeito do frio em humanos,[13] pesquisadores fizeram um experimento com ratos de laboratório. Doze ratos foram divididos ao acaso em dois grupos. Um grupo ficou, durante 12 h, na temperatura de 26°C, enquanto o outro grupo ficou em uma temperatura de 5°C, pelo mesmo tempo. Depois, os pesquisadores mediram a pressão arterial dos 12 ratos. Os resultados estão na Tabela 11.19. Responda se a temperatura baixa aumenta a pressão arterial dos ratos.

Tabela 11.19 Pressão arterial, em milímetros de mercúrio, dos ratos segundo a temperatura à qual foram submetidos

Número do rato	26°C	Número do rato	5°C
1	121	7	152
2	142	8	157
3	132	9	179
4	120	10	182
5	134	11	176
6	150	12	149

---

[13] OTT, L.; MENDENHALL, W. **Understanding statistics.** 6. ed. Belmont: Wadsworth, 1994.

6. Para comparar o tempo de absorção de dois fármacos, A e B, nove pessoas foram designadas ao acaso para receber A e sete para receber B. Determinou-se o tempo que levou até ambas alcançarem determinado nível do fármaco no sangue. Com as estatísticas apresentadas na Tabela 11.20, faça o teste t.

Tabela 11.20 Médias, em minutos, e variâncias do tempo despendido para os fármacos alcançarem determinado nível no sangue

Estatísticas	Fármaco	
	A	B
N° de pessoas	9	7
Média	27,2	33,5
Variância	16,36	18,92

7. Para saber se o tempo de alívio da dor no pós-operatório é significativamente menor quando se administra o analgésico B em vez de A, mais comumente utilizado, observou-se o tempo de alívio da dor de 25 pessoas que receberam A no pós-operatório e de 20 que receberam B. Com base nas estatísticas apresentadas na Tabela 11.21, faça o teste t.

Tabela 11.21 Médias do tempo, em minutos e variâncias para o alívio da dor, segundo o analgésico

Estatísticas	Fármaco	
	A	B
Número de pacientes	25	20
Média	5,5	5,0
Variância	2,25	1,69

8. Acredita-se que um novo método de armazenamento mantenha o ácido ascórbico do caqui por mais tempo do que o método usual. Foram, então, armazenados 20 caquis pelo novo método e 10 pelo método usual. Com base nas estatísticas apresentadas na Tabela 11.22, faça o teste t.

Tabela 11.22 Médias e variâncias do teor de ácido ascórbico, em miligramas por 100 g da fruta, segundo o processo de armazenamento

Estatísticas	Armazenamento	
	Método usual	Novo método
Número de caquis	20	20
Média	33,4	41,0
Variância	4,0	6,0

9. Um nutricionista designa, ao acaso, 12 ciclistas para dois grupos: ambos os grupos são instruídos a usar a dieta normal, mas o primeiro recebe um suplemento de vitaminas, enquanto o segundo recebe um placebo. Decorrido 1 mês, o nutricionista mede o tempo que cada ciclista leva para percorrer 10 km. Os dados estão apresentados na Tabela 11.23. Formule as hipóteses e faça o teste.

Tabela 11.23 Tempo, em minutos, para percorrer 10 km segundo o grupo

Suplemento de vitaminas	Placebo
15	16
18	12
20	15
14	15
16	14
19	18

10. Alguns estudos[14] indicam que o açúcar torna as crianças mais ativas, enquanto outros não encontram evidências de que isso aconteça. Foi feito um estudo com 25 crianças normais com idades entre 3 e 5 anos (GN) e 23 crianças que os pais diziam ficar hiperativas quando ingeriam açúcar (GH). Os nutricionistas foram até as respectivas casas e retiraram todos os alimentos. Depois, forneceram os alimentos por 4 semanas. As famílias receberam dois tipos de dieta, uma com açúcar (DA), outra com alimentos adoçados com sacarina (DS), que deveriam ser administradas em sequência. Foram feitas medidas de comportamento nos dois grupos de crianças, isto é, GN e GH, logo após o término da dieta DA e logo após o término da dieta DS. Os dois grupos nunca foram comparados. As comparações foram realizadas dentro de grupos. Esses dados constituem exemplo de dados pareados ou de grupos independentes? Quais são as hipóteses em teste?

---

[14]ALIAGA, M.; GUNDERSON, B. **Interactive statistics**. 2. ed. New Jersey: Prentice Hall, 2003.

Teste χ^2 para Variáveis Qualitativas

Capítulo 12

Quando uma pessoa lê os resultados de uma pesquisa, nem sempre presta atenção no procedimento adotado para a coleta dos dados. No entanto, para bem apreciar a qualidade dos achados, é importante saber um pouco sobre o delineamento do estudo. Os pesquisadores, atualmente, concordam que existe uma hierarquia na qualidade da informação: primeiro, as metanálises e as revisões sistemáticas feitas por grupos de sabida competência; depois, as situações em que os pesquisadores coletam seus próprios dados. Nesses casos, também há uma hierarquia da qualidade de informação: primeiro, os ensaios clínicos randomizados e estudos coorte; depois, os estudos de caso-controle e, finalmente, os estudos transversais. Neste capítulo são tratados procedimentos para a coleta de dados de duas variáveis qualitativas.

Depois de coletados, os dados são submetidos a um teste estatístico para que os pesquisadores possam *generalizar seus achados para toda a população de onde os dados provieram*. As tabelas 2 × 2 têm sido, possivelmente, a ferramenta mais empregada para mostrar resultados estatísticos. Elas são utilizadas nos casos em que se estudam duas variáveis qualitativas e cada uma se apresenta sob dois aspectos. O exemplo de tabela 2 × 2 mais citado na literatura é, sem dúvida, o que trata das variáveis "fumante" (sim ou não) e "câncer de pulmão" (sim ou não).

Para analisar tabelas 2 × 2, o teste estatístico mais simples e mais conhecido é o teste de χ^2 (lê-se qui-quadrado). Neste capítulo, veremos como se faz esse teste, mas antes convém explicar rapidamente o que são ensaios clínicos randomizados e estudos observacionais.

> Ensaio clínico randomizado é todo estudo no qual se designa, aleatoriamente, intervenções relacionadas à saúde dos participantes da pesquisa, com a finalidade de avaliar o efeito dessas intervenções nas pessoas.

As intervenções incluem (mas não estão restritas a) fármacos, vacinas e produtos biológicos. Incluem também tratamentos cirúrgicos e radiológicos, tratamentos comportamentais, cuidados paliativos etc. (Ver o Exemplo 12.1).

> Estudos observacionais são aqueles em que os pesquisadores estudam e observam pessoas, sem mudar ou intervir no que observam.

Os estudos observacionais podem ser prospectivos (ou estudo coorte), retrospectivos (ou estudo de caso controle) e transversais.

> No *estudo prospectivo ou coorte*, o pesquisador observa dois grupos de pessoas que diferem por uma característica bem definida para, depois de longo tempo, obter a proporção de pessoas com determinado desfecho em cada um dos dois grupos.

Por exemplo, pesquisadores ingleses[1] entrevistaram dois grandes grupos de médicos, fumantes e não fumantes, e depois de anos contaram o número de casos de câncer de pulmão em cada grupo.

No *estudo retrospectivo ou de caso controle*, um grupo de pessoas doentes (os casos) e um grupo de pessoas sadias (os controles) são examinados e questionados para que o pesquisador possa verificar se a proporção de pessoas expostas a um fator que se presume de risco é maior entre os casos do que entre os controles.

Os mesmos pesquisadores ingleses do estudo citado anteriormente verificaram a proporção de fumantes em um grande número de pessoas com câncer de pulmão e a proporção de fumantes em número similar de pessoas sem a doença.[2] Depois, compararam as proporções.

No *estudo transversal*, o pesquisador coleta uma grande amostra da população e, simultaneamente, levanta dados de duas variáveis – quantos têm e quantos não têm determinada característica (p. ex., têm ou não tosse crônica) e quantos de cada grupo foram expostos ao fator que se presume de risco (p. ex., hábito de fumar).

Para entender essas definições, veja a Figura 12.1. No estudo prospectivo, grupos de pessoas são observados ao longo do tempo para saber em que grupo ocorre mais determinado desfecho. No estudo retrospectivo, o pesquisador seleciona casos e controles e busca saber qual desses grupos foi mais exposto a determinado fator. Nos estudos transversais, o que se procura é a associação entre variáveis.

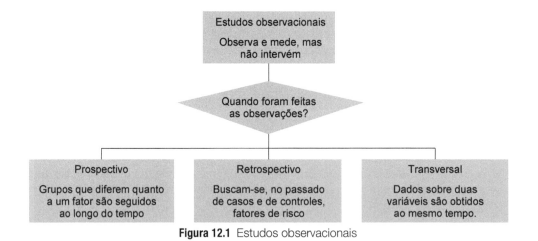

Figura 12.1 Estudos observacionais

12.1 Teste χ^2 nos ensaios clínicos

O teste de χ^2 (lê-se qui-quadrado) é aplicado quando a variável é qualitativa. Neste livro, veremos apenas as variáveis dicotômicas (sim e não).

---

[1] DOLL, R.; HILL, A. B. Lung cancer and other causes of death in relation to smoking: a second report on the mortality of British doctors. **Br Med J.** v. 2,10, n. 5001, p. 1071-1081, 1956.
[2] DOLL, R., HILL A. B. Smoking and carcinoma of the lung. **Br Med J.** v. 2,30, n. 4682, p. 739-748, 1950.

Nesta seção, serão apresentados ensaios clínicos (Figura 12.2). Um grupo de pessoas é dividido ao acaso em dois grupos: um grupo é submetido a um novo tratamento (grupo tratado) e outro é submetido a um placebo (grupo-controle) – ou, então, os grupos são submetidos a tratamentos concorrentes. As respostas só podem ser "sim" ou "não" – ou, o que é o mesmo, "positivo" ou "negativo".

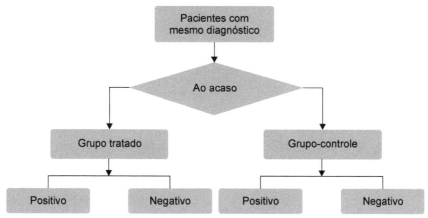

Figura 12.2 Ensaio clínico

Para aplicar o teste de χ^2:

1. Estabeleça as hipóteses:
   - H_0: as probabilidades de respostas positivas (ou negativas) são *iguais* nos dois grupos, isto é, $P_1 = P_2$
   - H_1: a probabilidade de respostas positivas (ou negativas) é *diferente* nos dois grupos, isto é, $P_1 \neq P_2$.
2. Estabeleça o nível de significância α.
3. Calcule a estatística de teste:

$$\chi^2 = \frac{(ad - bc)^2 n}{(a + b)(c + d)(a + c)(b + d)}$$

Para entender o que significam as letras na fórmula, veja a Tabela 12.1, que apresenta duas variáveis indicadas por X e Y. A variável X tem duas categorias, X_1 e X_2; a variável Y também tem duas categorias: Y_1 e Y_2. As letras a, b, c, d representam os dados que o pesquisador obtém em sua pesquisa.

Tabela 12.1 Valores literais em uma tabela 2 × 2

Variável X	Variável Y		Total
	Y_1	Y_2	
X_1	a	b	a + b
X_2	c	d	c + d
Total	a + c	b + d	n

4. Rejeite a hipótese da nulidade toda vez que o valor de χ^2 calculado for igual ou maior do que o valor dado em tabela de χ^2 com um grau de liberdade e no nível estabelecido de significância. Isso significa rejeitar a hipótese da nulidade quando o p-valor é menor do que o nível de significância.

O valor crítico de χ^2 é encontrado na Tabela A2 do Apêndice A. Observe a Tabela 12.2, que reproduz parte dessa tabela. Foi destacado o valor de χ^2 com 1 grau de liberdade, no nível de significância de 5%.

Tabela 12.2 Tabela (parcial) de χ^2 segundo os graus de liberdade e o valor do nível de significância

Graus de liberdade	Nível de significância		
	10%	5%	1%
1	2,71	**3,84**	6,64
2	4,6	5,99	9,21
3	6,25	7,82	11,34
4	7,78	9,49	13,28
5	9,24	11,07	15,09

Exemplo 12.1
Comparação de dois grupos nos ensaios clínicos

Para estudar a efetividade da betametasona no alívio da dor após a instrumentação endodôntica (tratamento de canal), um cirurgião-dentista fez um ensaio clínico. Antes do procedimento, administrou dois comprimidos para 21 pacientes (grupo tratado com betametasona) e dois comprimidos de placebo para 17 pacientes (grupo controle). Os dados estão na Tabela 12.3. Neste exemplo, $a = 2$, $b = 15, c = 12, d = 9$.

Tabela 12.3 Distribuição dos pacientes segundo o grupo e o relato de alívio da dor

Grupo	Relato de alívio da dor		Total
	Sim	Não	
Placebo	2	15	17
Betametasona	12	9	21
Total	14	24	38

Fonte: Quintana-Gomes JR., V. Estudo clínico dos efeitos da betametasona sobre incidência da dor após a instrumentação endodôntica. *Jornal Brasileiro de Odontologia Clínica*. 1998; (2):12.

Para aplicar o teste:

1. Estabeleça as hipóteses
   - H_0: a betametasona não é efetiva no alívio da dor após a instrumentação endodôntica
   - H_1: a betametasona é efetiva no alívio da dor após a instrumentação endodôntica

(continua)

Exemplo 12.1
Comparação de dois grupos nos ensaios clínicos (*Continuação*)

2. Estabeleça o nível de significância $\alpha = 5\%$.
3. Aplique a fórmula:

$$\chi^2 = \frac{(ad - bc)^2 n}{(a+b)(c+d)(a+c)(b+d)}$$

$$\chi^2 = \frac{(2 \times 9 - 15 \times 12)^2 \times 38}{(2+15)(12+9)(2+12)(15+9)} = \frac{997.272}{119.952} = 8,31$$

4. Como o valor calculado de χ^2 (8,31) é maior do que o valor de χ^2 com 1 grau de liberdade e no nível de 5% de significância (3,84), rejeite H_0. Em termos do ensaio, a betametasona é efetiva no alívio da dor após a instrumentação endodôntica (nível de significância 5%).

Embora seja comum apresentar dados de ensaios clínicos como na Tabela 12.1, há autores[3] que preferem fazê-lo como na Tabela 12.4, que exibe proporções. O tamanho da amostra (pequeno, no exemplo) e as proporções em comparação ficam mais visíveis.

Tabela 12.4 Proporção de pacientes com relato de dor após a instrumentação endodôntica, segundo o grupo

Grupo	Tamanho da amostra	Proporção de pacientes com relato de dor
Betametasona	17	0,118
Placebo	21	0,571
Total	38	0,368

Fonte: Quintana-Gomes JR., V. Estudo clínico dos efeitos da betametasona sobre incidência da dor após a instrumentação endodôntica. *Jornal Brasileiro de Odontologia Clínica*. 1998; (2):12. s/d.

Se você optar por apresentar os dados como mostra a Tabela 12.3, escreva as hipóteses como segue:

- H_0: as probabilidades de relatos de dor são iguais nos dois grupos, isto é, $P_1 = P_2$
- H_1: a probabilidade de relatos de dor é diferente nos dois grupos, isto é, $P_1 \neq P_2$.

É mais correto calcular a estatística de teste com *correção de continuidade*. Fazendo essa correção,[4] a estatística de teste, que indicaremos por χ_c^2, a estatística de teste fica como segue:

$$\chi_c^2 = \frac{(|ad - bc| - \frac{1}{2}n)^2 n}{(a+b)(c+d)(a+c)(b+d)}$$

---
[3]FLEISS, J. L. **Statistical methods for rates and proportions**. New York: Wiley, 1981.
[4]Alguns programas de computador, como o Statistica, dão o valor de χ^2 com e sem correção de continuidade. É preciso optar por um deles.

A correção de continuidade reduz o valor de χ^2 porque reduz o numerador[5], uma vez que subtrai $n/2$ da expressão elevada. O efeito da correção de continuidade sobre o valor de χ^2 é maior quando a amostra é grande. Veja o cálculo o valor de χ^2 com correção de continuidade para os dados apresentados na Tabela 12.1: o resultado é menor.

$$\chi_c^2 = \frac{(|2 \times 9 - 15 \times 12| - \frac{1}{2} 38)^2 \, 38}{17 \times 21 \times 14 \times 24} = 6,48$$

Preste muita atenção, *porque pode acontecer o seguinte*: você aplica o teste χ^2 para comparar duas proporções e, sem a correção de continuidade, o resultado é significante, mas com a correção, é não significante. Fique, então, com este último resultado, ou seja, conclua que não há evidência de que as proporções são diferentes.

12.1.1 Restrições ao uso do teste χ^2

É importante saber que o teste χ^2 tem muitas restrições para uso. A saber:

- Os dados devem estar apresentados em tabelas de contingência
- As variáveis em estudo são, obrigatoriamente, qualitativas
- A amostra deve ter sido obtida por processo aleatório
- A população deve ter, no mínimo, 10 vezes o tamanho da amostra.

12.2 Teste χ^2 nos estudos prospectivos

A probabilidade de ocorrer determinado desfecho não é a mesma em todas as populações. Por exemplo, a probabilidade de morte violenta é maior entre jovens do sexo masculino do que entre jovens do sexo feminino. Para comparar probabilidades, pode ser feito um *estudo prospectivo*.[6] Neste estudo, uma das duas populações está exposta a um fator que se presume de risco (p. ex., ser fumante) e a outra não está (p. ex., não ser fumante); e o pesquisador, então, procura nas amostras determinado desfecho (câncer de pulmão). Veja a Figura 12.3.

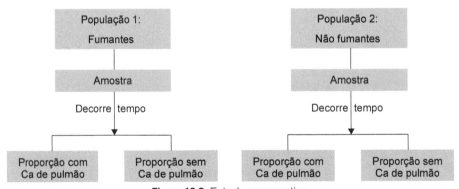

Figura 12.3 Estudo prospectivo

---

[5]Nem sempre se faz a correção de continuidade, embora teoricamente seja recomendada. De qualquer maneira, o uso da correção diminui a probabilidade de encontrar valor significante.
[6]Veja mais sobre esses estudos em VIEIRA, S.; HOSSNE, W. S. **Metodologia científica para a área da saúde**. 3. ed. Rio de Janeiro: Guanabara Koogan, 2021.

Para testar a hipótese de que duas populações independentes têm a mesma probabilidade de ter o mesmo desfecho, é comum optar pelo teste de χ^2. Para proceder ao teste:

1. Estabeleça as hipóteses.
2. Estabeleça o nível de significância.
3. Calcule a estatística de teste:

$$\chi^2 = \frac{(ad - bc)^2 n}{(a+b)(c+d)(a+c)(b+d)}$$

É aconselhável calcular a estatística de teste com a correção de continuidade. Então:

$$\chi_c^2 = \frac{(|ad - bc| - \frac{1}{2}n)^2 n}{(a+b)(c+d)(a+c)(b+d)}$$

4. Rejeite a hipótese da nulidade toda vez que o valor de χ^2 calculado for igual ou maior que o valor dado na Tabela A2 do Apêndice A, com 1 grau de liberdade e no nível estabelecido de significância.

Exemplo 12.2
Estudo prospectivo

Foi feito um estudo prospectivo com 1.229 gestantes de Campinas, São Paulo, entre 2004 e 2006 para avaliar as causas comumente associadas a desfechos (efeitos) desfavoráveis na saúde de recém-nascidos, como baixo peso ao nascer ou prematuridade.[7] Veja os dados para um desses fatores – consumo de tabaco na gestação – na Tabela 12.5.

Tabela 12.5 Distribuição de nascituros segundo o fato de a mãe ter consumido ou não tabaco na gestação e o baixo peso ao nascer ou a prematuridade

Consumo de tabaco na gestação	Baixo peso ao nascer ou prematuridade		Total
	Sim	Não	
Sim	44	121	165
Não	146	918	1.064
Total	190	1.039	1.229

Fonte: Audi, C. A. F.; Corrêa, A. M. S.; Latorre, R. D. O. et al. Associação entre violência doméstica na gestação e peso ao nascer ou prematuridade. *J. Pediatr.* 2008; 84.

1. Hipóteses em teste:
   - H_0: o consumo de tabaco na gestação *não tem* impacto sobre o peso ao nascer ou a prematuridade
   - H_1: o consumo de tabaco na gestação *tem* impacto sobre o peso ao nascer ou à prematuridade.
2. Nível de significância: 0,05.
3. Calcule:

$$\chi_c^2 = \frac{(|44 \times 918 - 121 \times 146| - \frac{1}{2} 1.229)^2 1.229}{165 \times 1.064 \times 190 \times 1.039} = 17,34$$

4. Como o valor calculado de χ^2 (17,34) é maior que o valor de χ^2 com 1 grau de liberdade no nível de 5% de significância (3,84), rejeita-se H_0. Em termos do estudo, o consumo de tabaco na gestação *tem* impacto negativo sobre o peso ao nascer ou sobre a prematuridade (no nível de significância de 5%).

---

[7] O teste tem mais poder quando os tamanhos de grupos são iguais ou pelo menos similares. Neste exemplo, há grande disparidade: os tamanhos de grupos para fumantes e não fumantes são, respectivamente, 165 e 1.065.

É mais comum apresentar dados de estudos prospectivos como está na Tabela 12.5, mas há autores[8] que preferem fazê-lo como na Tabela 12.6, pois são essas as proporções que estão em comparação.

Tabela 12.6 Proporção de nascituros com baixo peso ao nascer ou prematuros, segundo o fato de a mãe ter fumado ou não na gestação

Consumo de tabaco na gestação	Amostra	Proporção de nascituros com baixo peso e prematuros
Sim	165	0,2677
Não	1.064	0,1372
Total	1.229	0,1546

Se você optar por apresentar os dados como mostra a Tabela 12.6, escreva as hipóteses como segue:

- H_0: $P_1 = P_2$, ou seja, a probabilidade de nascituros com baixo peso ao nascer ou prematuros é a mesma entre gestantes fumantes e não fumantes
- H_1: $P_2 \neq P_1$ ou a probabilidade de nascituros com baixo peso ao nascer ou prematuros é diferente entre gestantes fumantes e não fumantes.

12.3 Teste χ^2 nos estudos retrospectivos

Nos *estudos retrospectivos*, o fato de ter chegado a determinado desfecho define uma das populações (p. ex., pessoas que têm determinada doença) e o fato de *não* ter chegado a esse desfecho define a outra população (no exemplo, não ter a doença em questão). O pesquisador toma uma amostra de cada população e verifica, em cada uma delas, a proporção de pessoas que foram expostas ao fator que ele presume de risco para o desfecho em estudo. Depois, compara os resultados.

Note que o estudo retrospectivo vai do efeito para a causa, enquanto o estudo prospectivo, visto anteriormente, vai da causa para o efeito. Veja a Figura 12.4, que exibe um estudo retrospectivo: são duas populações, uma constituída por pessoas que têm câncer de pulmão e outra constituída por pessoas que *não* têm a doença. O pesquisador toma uma amostra de cada população e verifica a proporção de fumantes em cada uma delas, uma vez que se presume que fumar é fator de risco para câncer de pulmão. Depois, o pesquisador compara a proporção de fumantes nas duas amostras.

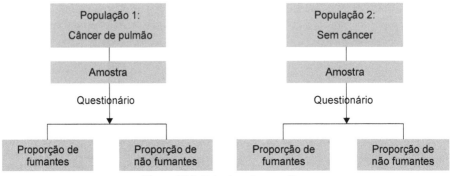

Figura 12.4 Estudo retrospectivo

---
[8]FLEISS, J. L. **Statistical methods for rates and proportions**. New York: Wiley, 1981.

Para o teste de χ^2:

1. Estabeleça as hipóteses
   - H_0: a proporção de pessoas com uma característica específica é a mesma em duas populações
   - H_1: a proporção de pessoas com uma característica específica é diferente nas duas populações.
2. Estabeleça o nível de significância.
3. Calcule a estatística de teste:

$$\chi^2 = \frac{(ad - bc)^2 n}{(a + b)(c + d)(a + c)(b + d)}$$

É aconselhável calcular a estatística de teste com a correção de continuidade. Então:

$$\chi_c^2 = \frac{(|ad - bc| - \frac{1}{2}n)^2 n}{(a + b)(c + d)(a + c)(b + d)}$$

4. Rejeite a hipótese da nulidade toda vez que o valor de χ^2 calculado for igual ou maior que o valor dado em tabela de χ^2 com 1 grau de liberdade e no nível estabelecido de significância.

Exemplo 12.3
Estudo retrospectivo

Distúrbios temporomandibulares (DTM) podem ser mais comuns em pessoas que usaram aparelho ortodôntico. Duas pesquisadoras perguntaram a 142 jovens que tinham distúrbios mandibulares (o efeito) se haviam usado aparelho ortodôntico (a causa presumível): 87 disseram que sim. Elas também perguntaram a 228 jovens que *não* tinham desordens mandibulares se haviam usado aparelho ortodôntico: 113 disseram que sim. Este é um estudo retrospectivo. Os dados estão apresentados na Tabela 12.7.

Tabela 12.7 Sintomas de DTM e uso de aparelho ortodôntico

DTM	Uso de aparelho Sim	Uso de aparelho Não	Total
Sim	87	55	142
Não	113	115	228
Total	200	170	370

Fonte: Rizzati-Barbosa, C. M.; Queluz, D. P.; Albergaria-BARBOSA, J. R. *et al.* Correlação entre aparelho ortodôntico e desordens temporomandibulares. *J Bras. Ortodontia e Ortopedia Facial.* 2002; 7(39):185-92.

1. Hipóteses:
   - H_0: $P_1 = P_2$ ou a proporção de jovens que usaram aparelho ortodôntico é a mesma entre os que apresentam e os que não apresentam DTM
   - H_1: $P_2 \neq P_1$ ou a proporção de jovens que usaram aparelho ortodôntico é diferente para os que apresentam e os que não apresentam DTM.
2. Nível de significância: 0,05.

(continua)

> **Exemplo 12.3**
> **Estudo retrospectivo** (*Continuação*)
>
> 3. Calcule:
>
> $$\chi_c^2 = \frac{(|87 \times 115 - 55 \times 113| - \frac{1}{2} 370)^2 \times 370}{142 \times 228 \times 200 \times 170} = 4,37$$
>
> 4. Como o valor calculado de χ^2 (4,37) é maior do que o valor de χ^2 com 1 grau de liberdade e no nível de 5% de significância (3,84), rejeite H_0. Em termos do estudo, o uso de aparelho ortodôntico pode aumentar a probabilidade de DTM (nível de significância de 5%).

12.4 Teste χ^2 nos estudos transversais

Os estudos transversais são rápidos, baratos, fáceis de serem conduzidos. Para fazer um estudo transversal, toma-se uma grande amostra de pessoas e conta-se quantas estão em cada uma de duas categorias de cada uma de duas variáveis. As contagens (*frequências*) são apresentadas em tabelas 2 × 2. Aplica-se, então, o teste de χ^2 para verificar *se existe associação entre duas variáveis qualitativas*. No entanto, estudos transversais *não* servem para estabelecer *relação de causa e efeito* entre as variáveis, mesmo que exista associação entre elas. Veja a Figura 12.5

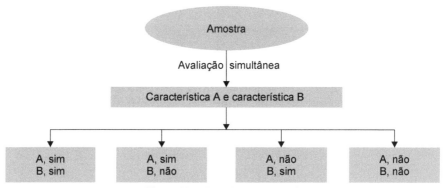

Figura 12.5 Estudo transversal

Nos estudos transversais,[9] devem ser apresentadas as *proporções observadas*, isto é, as *prevalências* nas quatro células da tabela 2 × 2. Veja a construção desse tipo de tabela no Exemplo 12.4. Para proceder ao teste:

1. Estabeleça as *hipóteses* em teste:
   - H_0: as variáveis são independentes
   - H_1: as variáveis estão associadas.
2. Estabeleça o *nível de significância*.
3. Calcule a estatística de teste:

$$\chi^2 = \frac{(ad - bc)^2 n}{(a + b)(c + d)(a + c)(b + d)}$$

---
[9]VIEIRA, S. e HOSSNE, W. S. **Metodologia científica para a área da saúde**. 5 ed. Rio de Janeiro: GEN Guanabara Koogan, 2023.

É aconselhável calcular a estatística de teste com a correção de continuidade. Então:

$$\chi_c^2 = \frac{(|ad - bc| - \frac{1}{2}n)^2 n}{(a+b)(c+d)(a+c)(b+d)}$$

4. Rejeite a hipótese da nulidade toda vez que o valor de χ^2 calculado for igual ou maior que o valor dado em tabela de χ^2 com 1 grau de liberdade e no nível estabelecido de significância.

Exemplo 12.4
Tabela de contingência 2 × 2

Foram entrevistadas 1.091 pessoas residentes em uma área metropolitana da região Sul do Brasil. Cada pessoa foi classificada segundo duas variáveis: sexo (homem ou mulher) e tabagismo (tabagista ou não). Depois, foram feitas as contagens: havia 600 homens, dos quais 177 disseram ser tabagistas, e 491 mulheres, das quais 204 disseram ser tabagistas. Esses dados estão apresentados na Tabela 12.8.

Tabela 12.8 Tabagismo segundo o sexo

Sexo	Tabagismo Não	Tabagismo Sim	Total
Homens	423	177	600
Mulheres	287	204	491
Total	710	381	1.091

Fonte: Moreira, L. B.; Fuchs, F. D.; Moraes, R. S. *et al.* Prevalência de tabagismo e fatores associados em área metropolitana da região Sul do Brasil. *Rev Saúde Pública.* 1995; 29(1).

A Tabela 12.9 apresenta as prevalências obtidas nesse estudo.

Tabela 12.9 Prevalência de fumantes segundo o sexo

Sexo	Tabagismo Não	Tabagismo Sim	Total
Homens	38,8%	16,2%	55,0%
Mulheres	26,3%	18,7%	45,0%
Total	65,1%	34,9%	100,0%

1. Estabeleça as hipóteses:
   - H_0: tabagismo independe do sexo
   - H_1: tabagismo está associado ao sexo.
2. Nível de significância: 0,05.
3. Calcule o valor de χ^2.

$$\chi^2 = \frac{(ad - bc)^2 n}{(a+b)(c+d)(a+c)(b+d)}$$

$$\chi^2 = \frac{(423 \times 204 - 177 \times 287)^2 \times 1.091}{600 \times 491 \times 710 \times 381} = 17,25$$

(continua)

> **Exemplo 12.4**
>
> **Tabela de contingência 2 × 2** (*Continuação*)
>
> Também é possível optar por calcular o valor de χ^2 corrigido:
>
> $$\chi_c^2 = \frac{(|ad - bc| - \frac{1}{2}n)^2 n}{(a+b)(c+d)(a+c)(b+d)}$$
>
> $$\chi_c^2 = \frac{(|423 \times 204 - 287 \times 381| - \frac{1}{2}1.091)^2 \times 1.091}{600 \times 491 \times 710 \times 381} = 16{,}72$$
>
> 4. Como o valor calculado de χ^2 (corrigido ou não) é maior que o valor dado na tabela de χ^2 ao nível de 5% de significância (3,84), rejeite a hipótese de independência. Nessa população, hábito de fumar e sexo estão significativamente associados.

12.5 Medidas de associação

Algumas das medidas de associação frequentemente relatadas em pesquisas que quantificam a relação entre uma variável independente e a resposta de interesse são: risco relativo (*RR*), razão de chances ou *odds ratio* (*OR*) e coeficientes de associação (fi e gama). Conforme amplamente discutido na literatura,[10] a medida mais apropriada depende do tipo de delineamento. Vimos os delineamentos nas seções anteriores deste capítulo e veremos agora as medidas de associação para cada tipo de delineamento.

12.5.1 Risco relativo

Risco é a probabilidade da ocorrência de algum tipo de dano.

Fator de risco é o fator que aumenta o risco, ou seja, que afeta a probabilidade de ocorrer dano.

Considere, por exemplo, o risco de ocorrer um acidente de trânsito. Esse risco aumenta quando chove muito ou quando o motorista ingere bebida alcoólica. Diz-se, então, que muita chuva ou motorista embriagado são *fatores de risco* para acidente de trânsito.

Denomina-se risco relativo, que se indica por RR, a razão entre duas estimativas de risco.

Vamos entender esses conceitos por meio de exemplos. Reveja o Exemplo 12.1, que apresenta um ensaio clínico. Pacientes submetidos à instrumentação endodôntica fizeram relatos de dor, mas a pesquisa mostrou que se os pacientes receberem betametasona após o procedimento, o risco de dor diminui. Como mostra a Tabela 12.4, a estimativa de risco de dor para pacientes que receberam betametasona foi de 11,8%. Para pacientes que não receberam betametasona, o risco de dor foi de 57,1%. No caso deste exemplo:

$$RR = \frac{57{,}1}{11{,}8} = 4{,}86 \cong 5$$

---

[10]TAMHANE, A. R.; WESTFALL, A. O.; BURKHOLDER, G. A. *et al.* Prevalence odds ratio versus prevalence ratio: choice comes with consequences. **Stat Med**. v. 35, n. 30, p. 5730-5735, 2016.

O risco relativo de aproximadamente 5 significa que é 5 vezes mais provável o paciente relatar dor após a instrumentação endodôntica se não receber betametasona.

Nos estudos prospectivos, o pesquisador acompanha um grupo de pessoas com uma característica específica (p. ex., hipertensão arterial) e um grupo de pessoas sem essa característica (normotensos) por certo período, à espera da ocorrência de determinado desfecho (p. ex., acidente vascular cerebral). Depois, calcula a proporção de pessoas com o desfecho esperado nos dois grupos. Essas proporções são *estimativas de risco*.

Para entender como se faz o cálculo do risco relativo (*RR*), lembre-se do Exemplo 12.2: foi feito um estudo prospectivo com 1.229 gestantes de Campinas, São Paulo. A Tabela 12.6 mostra que o risco de bebês com baixo peso ao nascer e/ou prematuros, se a mãe fumou durante a gestação, é de 26,77%, e se a mãe não fumava, de 13,72%. O risco relativo é:

$$RR = \frac{26{,}77}{13{,}72} = 1{,}951 \cong 2$$

Com base neste exemplo, pode-se dizer que gestantes fumantes têm o dobro do risco de ter nascituros com baixo peso ao nascer e/ou prematuros.

12.5.2 Razão de chances

Estudos retrospectivos *não* possibilitam estimar riscos. Nesses estudos, os pesquisadores procuram pessoas afetadas por determinada condição para comparar com aquelas que não foram afetadas. Por exemplo, pesquisadores buscam pessoas com úlcera gástrica e pessoas sem essa condição – e verificam quantas, de cada grupo, estiveram expostas a um fator que presumem de risco, como ingestão de comida apimentada por longo tempo. Depois, fazem as comparações.

Os estudos retrospectivos tratam de *relatos históricos*, isto é, fatos que já aconteceram. Logo, os estudos retrospectivos não estimam probabilidades, ou seja, não dão o risco do que pode vir a acontecer. No entanto, podem obter, entre casos e controles, as proporções de pessoas que foram expostas a um fator que se presume de risco. Também podem estimar *chances*.

12.5.2.1 o que é chance?

A razão de chances (*OR*) é uma das várias estatísticas que se tornaram muito importantes na pesquisa clínica e na tomada de decisão. É particularmente útil porque fornece informação clara aos clínicos sobre qual tratamento tem as melhores chances de beneficiar o paciente.

> Chance, que indicaremos por *w*, é a razão entre a probabilidade de determinado evento ocorrer (*p*) e a probabilidade (*q*) de esse evento não ocorrer.

Exemplo 12.5

Chance

Lembre-se dos primeiros experimentos de Genética, conduzidos por Mendel: ervilhas verdes cruzadas com ervilhas amarelas produzem ervilhas amarelas, que, cruzadas entre si, segregam na proporção de três amarelas para cada verde. Então:

A probabilidade de ocorrer ervilha amarela quando se cruzam ervilhas amarelas heterozigotas é $p = \tfrac{3}{4}$ e a probabilidade de ocorrer ervilha verde é $q = \tfrac{1}{4}$.

A chance, que indicamos por *w*, é:

$$w = \frac{\tfrac{3}{4}}{\tfrac{1}{4}} = \frac{3}{1}$$

que se lê 3 para 1.

A razão de chances é uma medida da associação entre exposição a um fator e determinado desfecho. Em outras palavras, a razão de chances representa a chance de ocorrer um dado desfecho quando houve exposição a um fator de risco, comparada à chance de o desfecho ocorrer mesmo sem ter havido exposição a esse fator de risco. Indicaremos por OR (*odds ratio*).

Exemplo 12.6
Razão de chances

Vinte amigos foram a uma lanchonete para uma comemoração.[11] Depois da festa, sete passaram mal. Desses sete, cinco haviam comido um prato à base de peixe. Dos que estavam bem, três também haviam comido o mesmo prato à base de peixe. Encontre a razão de chances (Figura 12.6).

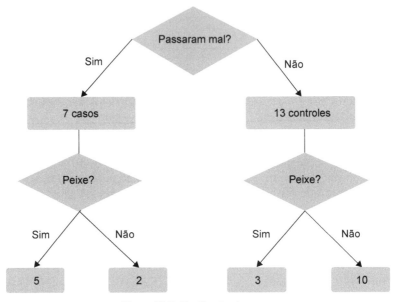

Figura 12.6 Razão de chances

A Figura 12.6 mostra que a chance de ter sido exposto ao peixe, dado que é caso (passou mal), é de 5 para 2. Já a chance de ter sido exposto ao peixe, dado que *não* é caso, mas controle, é de 3 para 10. Então a razão de chances é:

$$OR = \frac{\frac{5}{2}}{\frac{3}{10}} = \frac{5 \times 10}{2 \times 3} = 8,33$$

---

[11] Bean Around the World. **Epidemiology – odds ratio (OR)**. Disponível em: https://beanaroundtheworld.wordpress.com/2011/10/07/epidemiology-odds-ratio-or/. Acesso em: 10 fev. 2020. O autor avisa que dieta à base de peixe é muito saudável.

É fácil interpretar o resultado obtido da razão de chances (OR):

- OR = 1 sugere que não há diferença entre os grupos
- OR > 1 sugere que a exposição está positivamente associada ao desfecho adverso
- OR < 1 sugere que a exposição está negativamente associada ao desfecho adverso.

O Exemplo 12.6 foi resolvido usando a Figura 12.6, para facilitar o entendimento sobre o que é razão de chances. O usual, no entanto, é fazer os cálculos por meio de fórmulas, a partir dos dados apresentados em tabela. Voltemos, então, ao exemplo.

Exemplo 12.7
Cálculo da razão de chances

Reveja os dados do Exemplo 12.6, reapresentados a seguir na Tabela 12.10.

Tabela 12.10 Distribuição dos pesquisados segundo a condição (exposto, isto é, comeu peixe, e não exposto, isto é, não comeu peixe), e o fato de ter ou não passado mal

Condição	Caso	Controle
Exposto	5	3
Não exposto	2	10
Total	7	13

Entre os casos, a chance de exposição ao fator de risco (ter ingerido peixe) foi de 5 para 2:

$$\frac{5}{2}$$

Dado que é controle, a chance de exposição ao fator de risco (ter ingerido peixe) foi de 3 para 10:

$$\frac{3}{10}$$

A razão de chance é:

$$\frac{\frac{5}{2}}{\frac{3}{10}} = \frac{5 \times 10}{2 \times 3} = 8,33$$

O uso da razão de chances na área de saúde tem aumentado. Como a interpretação do resultado ainda é difícil para muitos pesquisadores, justifica apresentar outro exemplo, desta vez um clássico da literatura no assunto. No Brasil, é comum o uso da expressão em inglês *odds ratio*, uma vez que os programas de estatística para computador estão, em sua maioria, nesse idioma.

Exemplo 12.8
Cálculo da razão de chances (exemplo da literatura)

Em 1950, dois pesquisadores ingleses quiseram verificar se o hábito de fumar aumentava o risco de ter câncer de pulmão. Perguntaram, então, sobre os hábitos de fumar dos 649 pacientes que tinham câncer de pulmão e de outros 649 pacientes internados por outros motivos no mesmo hospital. Os dados estão apresentados na Tabela 12.11. Não era possível, para os pesquisadores, estimar riscos, porque os fatos já haviam acontecido (probabilidades referem-se a eventos futuros, nunca a eventos do passado).

Tabela 12.11 Distribuição dos participantes da pesquisa segundo o hábito de fumar e o motivo da internação

Hábito de fumar	Motivo da internação	
	Câncer no pulmão	Outro motivo
Sim	27	2
Não	622	647

Fonte: Doll, R.; Hill, A. B. Smoking and carcinoma of the lung. *Br Med J*. 1950; (2):739-48.

$$\text{Chance de ser fumante} \mid Ca = \frac{27}{622}$$

$$\text{Chance de } não \text{ ser fumante} \mid Ca = \frac{2}{647}$$

$$\text{Razão de chance} = \frac{\frac{27}{622}}{\frac{2}{647}} = \frac{27 \times 647}{622 \times 2} = 14,04$$

Mas o que significa essa razão de chances? A chance de ter câncer de pulmão é 14 vezes maior para fumantes do que para não fumantes. Para cada 14 fumantes com câncer de pulmão, há um não fumante na mesma condição.

Vimos a razão de chances em ensaios retrospectivos, nos quais *não* se estimam riscos. No entanto, a razão de chances também pode ser usada para estudos prospectivos. Ainda, a *razão de chances* também é conhecida como *razão dos produtos cruzados*. É fácil entender essa denominação. Usando os valores literais definidos na Tabela 12.11, a razão de chances é dada por:

$$\text{Razão de chances} = \frac{ad}{bc} = \frac{27 \times 647}{622 \times 2} = 14,04 \cong 14$$

12.5.3 Coeficientes de associação

Nos estudos transversais, o pesquisador coleta, *no mesmo momento*, duas variáveis em cada pessoa. Depois, "cruza" os dados. Por exemplo, o pesquisador pode "cruzar" dados sobre sexo do motorista e tipo de infração no trânsito e, eventualmente, encontrar uma *associação* entre essas duas variáveis. O teste de χ^2 fornece, quando aplicado aos estudos transversais, a *significância* da associação, mas não mede o *grau da associação* entre duas variáveis.

É erro comum considerar que, quanto maior é o valor de χ^2, maior é a associação entre as variáveis. Isso não está certo porque o valor de χ^2 aumenta quando o tamanho da amostra aumenta, mantidas as mesmas proporções nas amostras. Fica fácil, então, obter significância com uma amostra grande, mesmo que a associação seja trivial. No entanto, o tamanho da amostra não tem influência sobre os coeficientes de associação. Por essa razão, recomenda-se enfaticamente observar o grau da associação, além da significância, nas análises de tabelas 2 × 2 obtidas de estudos transversais.

12.5.3.1 Coeficiente fi

Uma medida do *grau de associação de duas variáveis* é dada pelo coeficiente φ (lê-se *fi*). Esse coeficiente é obtido a partir do valor *não corrigido* do χ^2. Veja a fórmula:

$$\varphi = \sqrt{\frac{\chi^2}{n}}$$

Para interpretar o coeficiente φ, é preciso saber que:

1. O valor do coeficiente φ varia entre zero e um, isto é, $0 \leq \varphi \leq 1$.
2. Quanto mais próximo de 1 estiver o valor de φ, maior é o grau de associação entre as variáveis; quanto mais próximo de zero estiver o valor de φ, menor é a associação entre as variáveis.
   - $\varphi = 1$ significa *associação perfeita*[12]
   - $\varphi = 0$ significa *associação nula*.
3. Como regra prática, valores de φ menores que 0,30 ou 0,35 podem ser tomados como indicadores de associação trivial[13] entre as duas variáveis.

Exemplo 12.9

Cálculo do coeficiente fi

Para os dados do Exemplo 12.5, o tamanho da amostra é $n = 1.091$. O valor de χ^2 sem correção de continuidade apresentado no Exemplo 12.3 é 17,25. Então, o coeficiente φ de associação é:

$$\varphi = \sqrt{\frac{\chi^2}{n}} = \sqrt{\frac{17,25}{1.901}} = 0,126$$

A associação, embora significativa como mostrada pelo teste χ^2, é apenas *trivial*. A associação encontrada entre tabagismo e sexo feminino não é importante.

12.5.3.2 Coeficiente gama

O coeficiente gama,[14] representado pela letra grega γ (lê-se gama) mede o grau da associação com que duas categorias ordenadas de variáveis tendem a crescer – e, portanto, decrescer – juntas. É definido por:

$$\gamma = \frac{ad - bc}{ad + bc}$$

---

[12]Este valor, porém, só ocorre quando as amostras são do mesmo tamanho.
[13]FLEISS, J. L. **Statistical methods for rates and proportions**. New York: Wiley, 1981.
[14]O coeficiente γ também é conhecido como coeficiente de Yule.

Nessa equação, *a*, *b*, *c* e *d* são os valores definidos na Tabela 12.3. O valor do coeficiente gama deve ser interpretado como segue:

- $\gamma = 1$: *associação perfeita positiva*
- $\gamma = -1$: *associação perfeita negativa*
- $\gamma = 0$: *associação nula*
- $0 < \gamma < 1$: *associação positiva*
- $-1 < \gamma < 0$: *associação negativa*.

O coeficiente gama fica entre -1 e $+1$, inclusive, isto é, $-1 \leq \gamma \leq +1$. Então, esse coeficiente fornece, além do grau de associação entre duas variáveis qualitativas, o sentido da associação. Cuidado, portanto, ao desenhar a tabela para calcular o coeficiente γ, porque, invertendo as linhas, muda o sinal do coeficiente (e, evidentemente, a interpretação).

Exemplo 12.10

Interpretação do valor do coeficiente gama

Para os dados do Exemplo 12.4, o coeficiente γ é:

$$\gamma = \frac{ad - bc}{ad + bc} = \frac{426 \times 204 - 177 \times 287}{426 \times 204 + 177 \times 287} = 0{,}259$$

Se a Tabela 12.8 estivesse como a Tabela 12.12, mostrada em seguida (na Tabela 12.8, o tabagismo foi classificado como "não" e "sim"; na Tabela 12.12, foi classificado como "sim" e "não"), o coeficiente γ seria:

$$\gamma = \frac{ad - bc}{ad + bc} = \frac{177 \times 287 - 423 \times 204}{177 \times 287 + 423 \times 204} = -0{,}259$$

Tabela 12.12 Tabagismo segundo o sexo

Sexo	Tabagismo Sim	Tabagismo Não	Total
Homens	177	423	600
Mulheres	204	287	491
Total	381	710	1.091

Fonte: Moreira, L. B.; Fuchs, F.; Moraes, R. S. *et al.* Prevalência de tabagismo e fatores associados em área metropolitana da região Sul do Brasil. *Rev Saúde Pública*. 1995; 29(1).

Compare o coeficiente γ obtido para a Tabela 12.8 com o obtido para a Tabela 12.12. O primeiro mostra que, embora em pequeno grau, *homens* estão *positivamente associados ao hábito de não fumar*; já o segundo mostra que, embora em pequeno grau, a associação entre *homens e hábito de fumar é negativa*.

12.6 Teste de uma proporção

As taxas e os coeficientes de prevalência são, basicamente, proporções. Mostraremos aqui como se faz um teste estatístico para estabelecer se uma proporção tem um valor especificado. Portanto, o teste também se aplica às taxas e aos coeficientes de prevalência, desde que expressos em proporções (e não por mil ou 100 mil indivíduos). Considere, então, que um pesquisador contou o número X

de portadores de determinada característica em uma amostra de tamanho n. Pode, então, calcular a *proporção* de portadores dessa característica na amostra, como segue:

$$p = \frac{X}{n}$$

Exemplo 12.11
Obtenção de prevalência

Um médico[15] examinou 2.964 recém-nascidos em Campinas, São Paulo, e encontrou 73 com anomalias. Para obter a prevalência de anomalia nessa amostra, dividiu o número (X) de recém-nascidos que apresentavam anomalia pelo tamanho (n) da amostra. Multiplicando o resultado por 100, obteve a prevalência em porcentagem:

$$p = \frac{73}{2.964} \times 100 = 2{,}46\%$$

Imagine agora que o pesquisador pretende testar a hipótese de que a proporção P de portadores com determinada característica, na população de onde a amostra proveio, tem o valor θ especificado na literatura. É preciso, então, fazer de um *teste estatístico*. Para proceder a um *teste estatístico*:

1. Estabeleça as hipóteses:
   - $H_0: P = \theta$
   - $H_1: P \neq \theta$.
2. Estabeleça o nível de significância.
3. Calcule as estatísticas:

$$p = \frac{X}{n}$$

$$z = \frac{p - \theta}{\sqrt{\dfrac{\theta \times (1 - \theta)}{n}}}$$

É recomendável calcular a estatística de teste com *correção de continuidade*, principalmente quando a amostra é pequena. Fazendo essa correção, a estatística de teste fica como segue:

$$z = \frac{\left(|p - \theta| - \dfrac{1}{2n}\right)}{\sqrt{\dfrac{\theta \times (1 - \theta)}{n}}}$$

A correção de continuidade reduz o valor de z porque reduz o numerador. Isto acontece porque $n/2$ foi subtraído da expressão elevada ao quadrado, que está no numerador.[16]

4. Sob a hipótese da nulidade, a variável z tem, aproximadamente, distribuição normal padronizada, desde que $np > 5$ e $n(1 - p) > 5$. Compare o valor calculado de z com o valor dado na tabela de distribuição normal padronizada para o nível estabelecido de significância.
5. Rejeite a hipótese de que a proporção de portadores da característica em estudo, na população de onde a amostra proveio, tem o valor que foi especificado, se z calculado for maior que o z crítico.

---
[15]ARENA, J. F. P. Incidência de malformações em uma população brasileira. **Rev Paul. Med.** v. 89, n. 3/4, p. 42-49, 1977.
[16]A correção de continuidade, embora teoricamente recomendada, nem sempre é feita. De qualquer modo, o uso da correção diminui a probabilidade de encontrar valor significativo.

Exemplo 12.12
Comparação da prevalência com o valor especificado

Reveja o Exemplo 12.11. Para testar a hipótese de que a prevalência de recém-nascidos com anomalia em Campinas era o valor especificado na literatura internacional, isto é, 3%:

1. Estabeleça as hipóteses:
   - H_0: a prevalência de recém-nascidos com anomalia em Campinas era o valor especificado de 3%
   - H_1: a prevalência de recém-nascidos com anomalia em Campinas era diferente do valor especificado de 3%.
2. Estabeleça o nível de significância: 0,05.
3. A prevalência observada na amostra é:

$$p = \frac{73}{2.964} = 0,02464$$

   A estatística de teste é:

$$z = \frac{0,02464 - 0,03}{\sqrt{\dfrac{0,03 \times (1 - 0,03)}{2.964}}} = -1,714$$

4. O valor calculado de z ($-1,714$) é, em valor absoluto, menor que o valor de z no nível de 5% de significância (1,96, para teste bilateral).
5. Não há evidência para rejeitar a hipótese de que a prevalência de recém-nascidos com anomalia na região de Campinas em 1977 era compatível com a prevalência citada na literatura internacional (nível de significância de 5%).

12.7 Exercícios resolvidos

1. O Estudo do Coração de Helsinque (Helsinki Heart Study)[17] mostrou redução na incidência de eventos cardíacos em homens de meia idade com nível alto de colesterol, mas sem diagnóstico de doença coronariana. Dos 2.051 participantes que durante 5 anos receberam um fármaco para reduzir o nível de colesterol, 56 registraram evento cardíaco. Dos 2.030 participantes que receberam placebo durante 5 anos, 84 registraram evento cardíaco. Responda:

   a) Qual é a proporção de participantes que registraram evento cardíaco no grupo tratado? E no grupo placebo?
   A resposta é apresentada na Tabela 12.13.

Tabela 12.13 Participantes da pesquisa segundo o tratamento e o registro ou não de evento cardíaco

Tratamento	Evento cardíaco Sim	Evento cardíaco Não	Total	Proporção com registro de evento
Fármaco	56	1.995	2.051	0,0273
Placebo	84	1.946	2.030	0,0414
Total	140	3.941	4.081	

---

[17]MARSHALL, K. G. Canadian Medical Association Journal. 1996. *apud* ALIAGA, M.; GUNDERSON, B. **Interactive statistics**. 2. ed. New Jersey: Prentice Hall, 2003.

Em porcentagem: 2,73% dos pacientes que receberam o fármaco tiveram evento cardíaco e 4,14% dos que receberam placebo também o tiveram.

b) Existe evidência suficiente do benefício do fármaco?

É preciso fazer um teste estatístico. Então:
- $H_0: P_1 = P_2$
- $H_1: P_1 \neq P_2$
- Nível de significância: 5%

Calcule a estatística de teste:

$$\chi^2 = \frac{(ad - bc)^2 n}{(a + b)(c + d)(a + c)(b + d)}$$

$$\chi^2 = \frac{(56 \times 1.946 - 1.995 \times 84)^2 \times 4.081}{(56 + 1.995)(84 + 1.946)(56 + 84)(1.995 + 1.946)} = \frac{(-58.604)^2 \times 4.081}{(2.051)(2.030)(140)(3.941)} = 6{,}10$$

A conclusão é de que H_0 deve ser rejeitada no nível de 5% de significância; a substância teve efeito.

c) No relatório final do estudo, afirmou-se que o uso do fármaco reduziu a incidência de eventos cardíacos em 34%. Como isso foi calculado?

Faça a diferença entre as duas proporções e divida pela proporção do grupo que recebeu placebo. Multiplique por 100, para ter a diferença em relação ao placebo expressa em porcentagem.

$$\frac{0{,}0414 - 0{,}0273}{0{,}0414} \times 100 = 34\%$$

O uso do fármaco reduziu a incidência de eventos cardíacos em 34%.

Como redigir no trabalho: 2,73% dos participantes do grupo que recebeu o fármaco para reduzir o nível de colesterol e 4,14% dos participantes do grupo que *não* recebeu o fármaco também registraram evento cardíaco. O estudo mostrou que o fármaco reduziu a incidência de eventos cardíacos em 34%. Pode-se, então, concluir que o uso do fármaco reduz a incidência de eventos cardíacos (nível de significância de 5%).

2. Foi feito um questionário para comparar a sexualidade de pacientes jovens com mal de Parkinson com a sexualidade de controles sadios.[18] As respostas para uma das questões que avaliava o sentimento de solidão estão na Tabela 12.14. Construa uma tabela (Tabela 12.15) para apresentar a proporção de pessoas que relatam sentir solidão nos dois grupos. Aplique um teste estatístico.

Tabela 12.14 Pacientes que relatam sentir solidão segundo o grupo

Grupo	Sente solidão Sim	Sente solidão Não	Total
Parkinsoniano	56	65	121
Controle sadio	23	103	126
Total	79	168	247

---

[18] JACOBS, H.; VIEREGGE, A.; VIEREGGE, P. Sexuality in young patients with Parkinson's disease: a population based comparison with healthy controls. **Neurol Neurosurg Psychiatry**. v. 69, p. 550-552, 2000.

Tabela 12.15 Proporção de pacientes que relatam sentir solidão segundo o grupo

Grupo	Amostra	Sente solidão
Parkinsoniano	121	0,463
Controle sadio	126	0,183
Total	247	0,320

- H_0: a probabilidade de sentir solidão é a mesma para um jovem parkinsoniano e um jovem sadio, isto é, $P_1 = P_2$
- H_1: a probabilidade de sentir solidão é maior para um jovem parkinsoniano do que para um jovem sadio, isto é, $P_2 > P_1$
- Nível de significância: 0,05.

$$\chi^2 = \frac{(ad-bc)^2 n}{(a+b)(c+d)(a+c)(b+d)}$$

$$\chi^2 = \frac{[(56 \times 103) - (65 \times 23)]^2 \times 247}{(56+65)(23+103)(56+23)(65+103)} = \frac{4.509.856.663}{202.344.912} = 22,29$$

Como o valor calculado $\chi^2 = 22,29$ é maior do que o valor de χ^2 no nível de 5% de significância (3,84), rejeita-se H_0. Logo, a conclusão da pesquisa é a de que parkinsonianos jovens sentem mais solidão do que jovens sadios.

Como redigir no trabalho: 18,3% dos jovens sadios e 46,3% dos jovens parkinsonianos disseram sentir solidão. O estudo mostrou evidência de que a solidão é mais sentida pelos jovens parkinsonianos (nível de significância de 5%).

3. Em um estudo,[19] 263 adolescentes que aparentavam comportamento suicida foram submetidos à avaliação psiquiátrica e acompanhados durante 6 meses. Dos 263 adolescentes, 77 tinham depressão no início do estudo e, destes 77, 45 foram avaliados como tendo comportamento suicida; 86 tinham comportamento suicida, mas não tinham depressão no início do estudo; 100 não apresentavam nem depressão, nem comportamento suicida. (a) Construa uma tabela para apresentar os dados. (b) Calcule a razão de chances. (c) Interprete.

Tabela 12.16 Depressão como fator de risco para comportamento suicida

Comportamento suicida	Depressão Sim	Depressão Não	Total
Sim	45	86	131
Não	32	100	132
Total	77	186	263

A razão de chances (usando o produto cruzado) é:

$$OR = \frac{45 \times 100}{32 \times 86} = \frac{4.500}{2.752} = 1,63$$

Usando a razão de chances como estimativa de risco, pode-se dizer que é 1,63 vez mais provável um adolescente com depressão ter comportamento suicida em comparação a um adolescente que não tem depressão.

---

[19] GREENFIELD, B.; HENRY, M.; WEISS, M. *et al.* Previously suicidal adolescents: Predictors of six-month outcome. **Journal of the Canadian Association of Child and Adolescent Psychiatry**. v. 17, n. 4, p. 197-201, 2008.

12.8 Exercícios propostos

1. A proporção de recém-nascidos com deficiência ou doença importante é 3%. Imagine que um médico suspeita que essa proporção tenha aumentado. Examinou, então, 1.000 recém-nascidos e encontrou 34 com defeito ou doença importante. Você considera a suspeita do médico procedente?
2. Com base nos dados apresentados na Tabela 12.17, teste, no nível de significância de 5%, a hipótese de que a proporção de recém-nascidos vivos portadores de anomalia é a mesma nos dois sexos.

Tabela 12.17 Recém-nascidos vivos segundo o sexo e a presença ou não de anomalia

Sexo	Anomalia	
	Sim	Não
Masculino	28	1.485
Feminino	45	1.406

Fonte: Arena, J. F. P. Incidência de malformações em uma população brasileira. *Rev Paul Med*. 1977; 89(3,4):42-9.

3. Com base nos dados apresentados na Tabela 12.18, teste, no nível de significância de 1%, a hipótese de que a ausência congênita de dentes independe do sexo.

Tabela 12.18 Escolares segundo o sexo e a ausência congênita de dentes

Sexo	Ausência congênita de dentes	
	Sim	Não
Masculino	23	1.078
Feminino	40	859

Fonte: Vedovelo Filho, M. *Prevalência de agenesias dentárias em escolares de Piracicaba*. [Dissertação de Mestrado]. Campinas: FOP-Unicamp, 1972.

4. Muitos pesquisadores consideram, com base em grandes amostras, que a ausência congênita de dentes está associada ao sexo da pessoa. Amostras pequenas não permitem rejeitar H_0. Isso se deve, provavelmente, à pequena associação. Calcule um coeficiente de associação para os dados do Exercício 3, Tabela 12.18. Você considera a associação grande?
5. Com base nos dados apresentados na Tabela 12.19, calcule o coeficiente de associação. Faça o teste de qui-quadrado.

Tabela 12.19 Resultados de casos de diagnóstico pré-natal segundo a idade da gestante e a presença ou ausência de aberração cromossômica

Idade	Aberração cromossômica	
	Sim	Não
35 até 40 anos	10	447
40 anos ou mais	18	510

6. Para determinar se existe associação entre implantes mamários e doenças do tecido conjuntivo e outras doenças,[20] foram observadas, durante vários anos, 749 mulheres que haviam recebido implante e exatamente o dobro de mulheres que não haviam recebido. Os pesquisadores verificaram que cinco mulheres que receberam implantes e 10 das que não receberam tiveram doenças do tecido conjuntivo. Quais são as hipóteses em teste? Quais são as proporções de mulheres doentes nos dois grupos?

---

[20]GABRIEL, S. E.; O'FALLON, W. M.; KURLAND, L. T. *et al*. Risk of connective tissues diseases and other disorders after breast implantation. **New Engl J Med**. v. 330, p. 1697-1702, 1994. *apud* MOTULSKY, H. **Intuitive biostatistics**. New York: Oxford University Press, 1995.

7. Com base nos dados apresentados na Tabela 12.20, você rejeita a hipótese de que a probabilidade de natimorto é a mesma para os dois sexos?

Tabela 12.20 Recém-nascidos segundo o sexo e a condição de vivo ou natimorto

Sexo	Condição	
	Vivo	Natimorto
Masculino	1.513	37
Feminino	1.451	27

Fonte: Arena, J. F. P. Incidência de malformações em uma população brasileira. *Rev Paul Med*. 1977; 89(3,4):42-9.

8. Com base nos dados apresentados na Tabela 12.21, encontre o coeficiente de associação. O que significa?

Tabela 12.21 Recém-nascidos segundo a idade materna e o tempo de gestação

Idade materna	Tempo de gestação		Total
	Até 36 semanas	37 a 41 semanas	
De 10 a 19 anos	612	1.378	1.990
De 20 a 34 anos	13.176	34.942	48.118
Total	13.788	36.320	50.108

Fonte: Azevedo, G. D. Efeito da idade materna sobre os resultados perinatais. *Rev Bras Ginecol Obstet*. 2002; 24(3).

9. Com base nos dados apresentados na Tabela 12.22, você rejeita a hipótese de que a probabilidade de dormir mais de 8 h é a mesma para as duas faixas etárias?

Tabela 12.22 Participantes da pesquisa segundo o tempo de sono, em horas, e a faixa etária

Faixa etária	Tempo de sono	
	Menos de 8 h	8 h ou mais
30 a 40 anos	172	78
60 a 70 anos	120	130

10. Com base nos dados apresentados na Tabela 12.23, você rejeita a hipótese de que a probabilidade de ter gripe é a mesma para pessoas vacinadas e não vacinadas?

Tabela 12.23 Participantes da pesquisa segundo o fato de terem sido vacinados contra gripe e terem tido gripe

Vacina	Gripe	
	Sim	Não
Sim	11	538
Não	70	464

Análise de Variância (Anova)

Capítulo 13

Muitas pessoas dizem que análises estatísticas são feitas em computador e que não se deve perder tempo fazendo contas. Na verdade, um curso moderno de estatística não despende muito tempo em cálculos numéricos, visto que há diversos pacotes estatísticos (*statistical software packages*) para isso. No entanto, a experiência mostra: para discutir uma pesquisa, é essencial entender a *lógica* da análise. E a experiência também mostra: ter feito cálculos ajuda a entender, senão toda a análise, pelo menos sua lógica.

Neste capítulo, veremos rapidamente o que é uma análise de variância, muitas vezes referida como *Anova*. Anova significa análise de variância, vem do inglês *analysis of variance*. Em português também se utiliza a sigla Anova (**an** de *analysis*, **o** de *of* e **va** de *variance*) para designar análise de variância. Mas para que serve esse tipo de análise?

Uma Anova compara médias de respostas de grupos para estabelecer se existe diferença entre elas. Neste capítulo, serão apresentadas as fórmulas de cálculo para a análise de variância de um ensaio completamente ao acaso.

13.1 Procedimento para a análise de variância

A análise de variância (Anova) de um ensaio completamente ao acaso testa a hipótese de que, em média, as respostas dos grupos são iguais, contra a hipótese de que existe pelo menos um grupo com média de respostas diferente dos demais.

Exemplo 13.1
Situação em que se usa Anova

A Tabela 13.1 apresenta os dados de um ensaio completamente ao acaso conduzido para comparar quatro grupos (A, B, C, D) com cinco unidades. Até que ponto as diferenças observadas entre as médias das respostas de grupos, apresentadas na última linha da Tabela 13.1, são suficientemente grandes para serem tomadas como evidência de que há diferença significativa entre eles? A resposta para essa pergunta é dada por uma *análise de variância*.

Tabela 13.1 Dados de um experimento (fictício) e as respectivas médias de grupos

Grupo A	Grupo B	Grupo C	Grupo D
25	31	22	33
26	25	26	29
20	28	28	31
23	27	25	34
21	24	29	28
23	27	26	31

13.1.1 Cálculos numéricos

O número de grupos será indicado aqui por t, o número de unidades em cada grupo por r e o número total de unidades (tamanho da amostra) por n. Para fazer a Anova dos dados apresentados na Tabela 13.1, é preciso estabelecer as hipóteses em teste e o nível de significância.

Neste exemplo, a Anova testa a hipótese de que, em média, as respostas dos diferentes grupos são iguais contra a hipótese de que existe pelo menos um grupo com média de respostas diferente dos demais. Seja $\alpha = 0{,}05$ o nível de significância.

Para fazer[1] a Anova, é preciso calcular:

a) Graus de liberdade:
- De grupos: $t - 1 = 4 - 1 = 3$
- Do total: $n - 1 = 20 - 1 = 19$
- Do resíduo: $(n - 1) - (t - 1) = n - 1 - t + 1 = n - t = 19 - 3 = 16$.

b) Correção:
$$C = \frac{(25 + 26 + \cdots + 28)^2}{20} = \frac{(535)^2}{20} = 14.311{,}25$$

c) Soma de quadrados total (SQT):
$$SQT = (25^2 + 26^2 + \cdots 28^2) - 14.311{,}25 = 275{,}75$$

d) Soma de quadrados de grupos (SQG):
$$SQG = \frac{(115)^2 + (135)^2 + (130)^2 + (155)^2}{5} - 14.311{,}25 = 163{,}75$$

e) Soma de quadrados de resíduo (SQR):
$$SQR = SQT - SQG = 275{,}75 - 163{,}75 = 112{,}00$$

f) Quadrado médio de grupos (QMG):
$$QMG = \frac{SQG}{t - 1} = \frac{163{,}75}{3} = 54{,}58$$

g) Quadrado médio de resíduo (QMR):
$$QMR = \frac{SQR}{n - t} = \frac{112{,}00}{16} = 7{,}00$$

h) Valor de F:
$$F = \frac{QMG}{QMR} = \frac{54{,}58}{7{,}00} = 7{,}797$$

---
[1] Se você definitivamente não quer fazer os cálculos, recomece a leitura pela Tabela 13.2, que é o resultado que você recebe do computador.

As quantidades calculadas são apresentadas em uma tabela típica de análise de variância (Anova Table), como a Tabela 13.2.

Tabela 13.2 Análise de variância dos dados apresentados na Tabela 13.1

Causa de variação	GL	SQ	QM	F	p-valor
Entre grupos	3	163,75	54,58	7,797	0,002
Resíduo	16	112,00	7,00		
Total	19	275,75			

Cabe fornecer aqui os termos em inglês usados em uma Anova, uma vez que alguns pacotes estatísticos são encontrados em inglês. Assim, graus de liberdade se traduz por *degrees of freedom* (*df*), soma de quadrados por *sum of squares* (*SS*), quadrado médio por *mean square* (*MS*) e *p*-valor por *p-value*. O resíduo da Anova é referido como *error* ou *residuals*.

Terminada a análise de variância, é preciso escrever uma conclusão. Se a análise foi feita usando um pacote estatístico, você obtém o *p*-valor, que é a probabilidade de ocorrer um valor da estatística calculada (no caso, um valor de *F*) tão grande ou maior do que o obtido quando as médias são estatisticamente iguais. Toda vez que o *p-valor for menor do que o nível de significância estabelecido, você rejeita a hipótese de que as médias são iguais.*

Para a Tabela 13.2, o *p*-valor (0,002) é menor do que o nível de significância estabelecido, $\alpha = 0,05$. Então, com base no *p*-valor, você *rejeita a hipótese de que as médias das respostas de grupos são iguais, no nível de significância de 5%.*

Se você não usou um pacote estatístico para fazer a análise, compare o *valor calculado de F* com o *valor crítico de F* no nível de significância estabelecido e com os devidos graus de liberdade (numerador *t*-1 e denominador *n-t*). Tabelas de *F* são facilmente encontradas na internet, com explicações de como utilizá-las. Entretanto, a seção 11.2.1 do Capítulo 11, *Teste t para Comparação de Médias*, mostra como utilizar a Tabela de valores de *F*, apresentada no Apêndice A, *Tabelas*.

Compare o valor calculado de *F* com o valor crítico de *F*. Como o *valor calculado F* = 7,797 é maior que o *valor crítico F* = 3,24, para $\alpha = 0,05$, 3 e 16 graus de liberdade, a hipótese de que, em média, as respostas de grupos são iguais deve ser rejeitada no nível de significância de 5%. Em outras palavras, existe pelo menos um grupo com média diferente dos demais.

O resultado só pode ser "significante" ou "não significante" no nível α. Significância é um termo usado em estatística para estimar o quão certo você está ao dizer que existe diferença entre as médias de grupos:

- Se *o teste resultou significante*, é seguro dizer que pelo menos um grupo tem média diferente dos demais ($\alpha = 0,05$)
- Se o *teste resultou não significante*, o ensaio não trouxe evidência contra a hipótese de que, em média, as respostas dos grupos são estatisticamente iguais.

13.1.2 Generalização das fórmulas de cálculo*

Para acompanhar as fórmulas de cálculo, observe a Tabela 13.3: total de grupos é a soma das *r* unidades desse grupo; total geral é a soma dos totais dos *t* grupos. O ensaio tem $n = t \times r$ unidades.

Tabela 13.3 Esquema de um ensaio completamente ao acaso

Repetição	Grupo			
	1	2	...	t
1				
2				
r				
Total	T_1	T_2		T_t

Para fazer a análise de variância de um ensaio completamente ao acaso com t grupos e r unidades por grupo, $n = t \times r$, é preciso calcular as seguintes quantidades:

a) Graus de liberdade:
  - Do total: $(n - 1)$
  - De grupos: $(t - 1)$
  - Do resíduo: $(n - 1) - (t - 1) = n - t$

b) Valor de C, dado pelo total geral elevado ao quadrado, dividido pelo número de observações. O valor C é conhecido como correção:

$$C = \frac{(\sum_i^t \sum_j^r y_{ij})^2}{n}$$

c) Soma de quadrados total:

$$SQT = \sum_i^t \sum_j^r y_{ij}^2 - C$$

d) Soma de quadrados de grupos:

$$SQG = \sum_i^t \frac{1}{r} \left(\sum_j^r y_{ij}\right)^2 - C$$

e) Soma de quadrados de resíduo:

$$SQR = SQT - SQG$$

f) Quadrado médio de grupos:

$$QMG = \frac{SQG}{t - 1}$$

g) Quadrado médio de resíduo:

$$QMR = \frac{SQR}{n - t}$$

h) Valor de F:

$$F = \frac{QMG}{QMR}$$

As quantidades calculadas são apresentadas em uma tabela de análise de variância, como a Tabela 13.4.

Tabela 13.4 Análise de variância de um experimento completamente ao acaso

Causa de variação	GL	SQ	QM	F
Grupos	(t − 1)	SQG	QMG	F
Resíduo	(n − t)	SQR	QMR	
Total	(n − 1)	SQT		

13.2 Lógica da análise

Em uma análise de variância de um ensaio completamente ao acaso, *a variação entre grupos* é comparada com a *variação dentro de grupos* (devida ao acaso). Veja a Figura 13.1, feita com os dados da Tabela 13.1:

- Comparando as médias, nota-se a variação *entre* grupos (*between*)
- Nas colunas, observa-se a variação *dentro* de tratamentos (*within*).

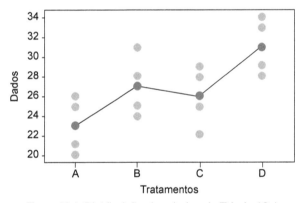

Figura 13.1 Distribuição dos dados da Tabela 13.1

13.3 Coeficiente de determinação

A definição de *coeficiente de determinação*, indicado por R^2, foi apresentada na seção 6.2 do Capítulo 6, *Noções sobre Regressão*: é a proporção da variação total (soma de quadrados total) explicada pela variação de grupos (soma de quadrados de grupos), isto é:

$$R^2 = \frac{SQG}{SQT}$$

O valor de R^2 varia entre 0 e 1. Pode, portanto, ser interpretado como porcentagem. Então calcula-se:

$$R^2 = \frac{SQG}{SQT} \times 100$$

> **Exemplo 13.2**
>
> **Uso de coeficiente de determinação**
>
> A Tabela 13.5 apresenta os dados (médias no rodapé) de um ensaio fictício. A Anova está na Tabela 13.6.
>
> **Tabela 13.5** Dados de um ensaio
>
> | Grupo A | Grupo B |
> |---|---|
> | 10 | 25 |
> | 11 | 26 |
> | 15 | 28 |
> | 13 | 24 |
> | 16 | 27 |
> | $\bar{y}_A = 13$ | $\bar{y}_B = 26$ |
>
> **Tabela 13.6** Análise de variância dos dados da Tabela 13.5
>
> | Causa de variação | GL | SQ | QM | F |
> |---|---|---|---|---|
> | Grupos | 1 | 422,5 | 422,5 | 93,89 |
> | Resíduo | 8 | 36,0 | 4,5 | |
> | Total | 9 | 458,5 | | |
>
> $$R^2 = \frac{SQG}{SQT} \times 100 = \frac{422,5}{458,5} \times 100 = 92,45\%$$
>
> O valor $R^2 = 92,45\%$ significa que 92,45% da variação dos dados é explicada pela variação entre grupos.

13.4 Coeficiente de variação

A definição de *coeficiente de variação*, que se indica por CV, foi apresentada na seção 4.2.1 do Capítulo 4, *Medidas de Dispersão para uma Amostra*: é a razão expressa em porcentagem entre o desvio padrão e a média dos dados, isto é:

$$CV = \frac{s}{\bar{y}} \times 100$$

Em uma análise de variância, o *coeficiente de variação* é dado pela razão entre a raiz quadrada do quadrado médio do resíduo e a média geral, isto é, a média de todos os dados. A razão é geralmente expressa em porcentagem.

$$CV = \frac{\sqrt{QMR}}{\bar{\bar{y}}} \times 100$$

> **Exemplo 13.3**
>
> **Coeficiente de variação em um ensaio**
>
> Para determinar a quantidade de fósforo em um produto, um laboratório usa determinada técnica. Surge, porém, a dúvida de que poderia haver diferença na determinação de fósforo feita pelos diferentes técnicos do laboratório. Vinte amostras de uma mesma fonte são então preparadas e distribuídas aleatoriamente pelos quatro técnicos do laboratório. Os resultados estão na Tabela 13.7 e a análise de variância na Tabela 13.8.
>
> *(continua)*

> **Exemplo 13.3**
> **Coeficiente de variação em um ensaio** (*Continuação*)
>
> **Tabela 13.7** Quantidade de fósforo, em miligramas de fósforo por grama do produto, medida por quatro técnicos
>
> | Técnico 1 | Técnico 2 | Técnico 3 | Técnico 4 |
> |---|---|---|---|
> | 34 | 37 | 34 | 36 |
> | 36 | 36 | 37 | 34 |
> | 34 | 35 | 35 | 37 |
> | 35 | 37 | 37 | 34 |
> | 34 | 37 | 36 | 35 |
>
> Fonte: Zar, J. H. *Biostatistical analysis*. 4. ed. Upper Saddle River: Prentice Hall, 1999.
>
> **Tabela 13.8** Análise de variância dos dados da Tabela 13.7
>
> | Causa de variação | GL | SQ | QM | F | p-valor |
> |---|---|---|---|---|---|
> | Técnico | 3 | 9 | 3 | 2,40 | 0,106 |
> | Resíduo | 16 | 20 | 1,25 | | |
> | Total | 19 | 29 | | | |
>
> Para os dados apresentados na Tabela 13.7, a média geral é 35,5 mg/g. A ANOVA mostra $QMR = 1,25$. Então o coeficiente de variação é:
>
> $$CV = \frac{\sqrt{1,25}}{35,5} \times 100 = 3,15\%$$
>
> O valor $CV = 3,15\%$ parece baixo, mas precisa ser comparado com resultados de outros laboratórios.

Cabe aqui uma observação: ensaios de campo têm coeficientes de variação muito maiores que aqueles obtidos em laboratórios, mas só podem ser julgados em comparação com os coeficientes de variação de outros ensaios similares, de mesmo tamanho. Se o *CV* de seu ensaio foge muito do padrão comum, é preciso dar explicações.

13.5 Pacotes estatísticos

Foram aqui apresentadas as fórmulas de cálculo e um exemplo simples com dados fictícios para que você pudesse "sentir" o que é uma Anova. No entanto, você precisa se familiarizar com um ou mais pacotes estatísticos para analisar esses dados. Em seguida, serão apresentadas as "saídas" da análise de variância do Exemplo 13.1 por dois programas: o Minitab, o SPSS (Statistical Package for Social Sciences) e o SAS (Statistical Analysis System).[2] Calculadoras para Anova também podem ser encontradas na internet.[3] O programa para fazer a análise de variância do Exemplo 13.1 é dado pelo SAS, conforme a seguir.

---
[2]FIELD, A. **Descobrindo a estatística usando o SPSS**. 2. ed. Porto Alegre: Artmed, 2009.
[3]Experimente, por exemplo, Anova Calculator: One-way Analysis of Variance Calculator. Disponível em: https://goodcalculators.com/one-way-anova-calculator/. Acesso em: 22 abr. 2019.

Minitab

Análise de variância

Fonte	GL	SQ (Aj.)	QM (Aj.)	Valor f	Valor-p
Grupos	3	163,7	54,583	7,80	0,002
Erro	16	112	7		
Total	19	275,7			

SPSS
Anova

Dados

	Soma dos quadrados	df	Quadrado médio	Z	Sig.
Entre grupos	163,750	3	54,583	7,798	0,002
Nos grupos	112,000	16	7,000		
Total	275,750	19			

SAS

```
DATA DANOVA;
INPUT Grupo $ Rep Dados;
CARDS;
A 1 25
A 2 26
A 3 20
A 4 23
A 5 21
B 1 31
B 2 25
B 3 28
B 4 27
B 5 24
C 1 22
C 2 26
C 3 28
C 4 25
C 5 29
D 1 33
D 2 29
D 3 31
D 4 34
D 5 28
;
PROC ANOVA;
  CLASS Trat;
  MODEL Respos = Trat;
RUN;
```

The ANOVA Procedure

Class Level Information		
Class	Levels	Values
Trat	4	A B C D

Number of Observations Read	20
Number of Observations Used	20

The ANOVA Procedure

Dependent Variable: Respos

Source	DF	Sum of Squares	Mean Square	F Value	Pr > F
Model	3	163.7500000	54.5833333	7.80	0.0020
Error	16	112.0000000	7.0000000		
Corrected Total	19	275.7500000			

R-Square	Coeff Var	Root MSE	Respos Mean
0.593835	9.890659	2.645751	26.75000

Source	DF	Anova SS	Mean Square	F Value	Pr > F
Trat	3	163.7500000	54.5833333	7.80	0.0020

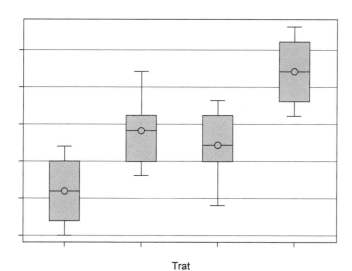

Trat

Figura 13.2 Programa para análise de variância

13.6 Exercícios propostos

1. Na Tabela 13.9 estão os dados obtidos em um ensaio. Calcule as médias e os desvios-padrão. Desenhe um gráfico.

Tabela 13.9 Dados obtidos em um ensaio com cinco grupos

A	B	C	D	E
12	11	8	15	16
13	8	11	17	17
10	7	13	17	19
13	9	12	17	16
13	9	12	14	16
11	10	10	16	18

2. Faça a análise de variância dos dados apresentados no exercício anterior.
3. Para verificar se quatro marcas comerciais diferentes de um mesmo produto vendido em embalagens que especificam peso líquido de 120 g contêm o peso especificado, um instituto de pesquisa comprou cinco itens de cada marca e os pesou. Os dados estão na Tabela 13.10. Faça uma análise de variância e interprete o resultado.

Tabela 13.10 Pesos, em gramas, segundo a marca comercial do produto

Marca A	Marca B	Marca C	Marca D
117	115	118	125
120	110	123	121
114	116	119	123
119	115	122	118
115	114	118	118

4. Faça a análise de variância dos dados apresentados na Tabela 13.11 e interprete o resultado.

Tabela 13.11 Dados obtidos em um ensaio

Grupo tratado	Grupo controle
6	7
5	9
7	6
3	7
5	6
2	6
4	9
8	6

5. Faça a análise de variância dos dados apresentados na Tabela 13.12 e interprete o resultado.

Tabela 13.12 Dados obtidos em um ensaio

Grupo A	Grupo B	Grupo C	Grupo D	Grupo E
11	26	13	26	19
18	25	19	21	27
24	22	22	19	28
15	11	10	22	22

Capítulo 14

Probabilidades

Lidamos com ideias sobre probabilidade em nosso dia a dia. Dizemos, por exemplo: "É provável que chova amanhã" ou "Carlos provavelmente chegará hoje". Entretanto, também calculamos probabilidades. Quando alguém pergunta qual é a probabilidade de sair cara no jogo de moeda, a resposta é fácil: metade ou 50%. Como encontramos essa probabilidade? Pensando assim: quando uma moeda é lançada, pode sair tanto cara quanto coroa; as duas faces não podem ocorrer ao mesmo tempo, mas são igualmente possíveis. Portanto, cara ocorre na metade vezes. Mas será que, se você jogar uma moeda duas vezes, é *certo* que sairá cara uma das vezes? Claro que não. Quando dizemos que a probabilidade de sair cara em um jogo de moeda é metade, estamos apenas afirmando que, se uma moeda for lançada *um grande número de vezes, espera-se* que ocorra cara metade das vezes.

14.1 Linguagem para o estudo de probabilidades

O estudo de probabilidades tem muita aplicação em todas as ciências, mas começou com os jogos de azar. As pessoas queriam entender a "lei" que rege esses jogos para ganharem dinheiro nos cassinos,[1] e os matemáticos acabaram estabelecendo a teoria das probabilidades, que trata dos fenômenos aleatórios. Muitos fenômenos têm padrão de comportamento *previsível a longo prazo*, mas comportamento imprevisível quando observados por pouco tempo. Lembre-se de que você *não sabe*, quando joga uma moeda, se sairá cara ou coroa. No entanto, *pode prever* que, em mil lançamentos, ocorrerá cara em cerca de metade das vezes. As ocorrências possíveis em dado fenômeno aleatório são até bem conhecidas.

Espaço amostral é o conjunto de elementos que representa os resultados possíveis de um experimento estatístico.[2]

Para um lançamento de moeda, o espaço amostral, que indicaremos por S, é cara e coroa. Escrevemos:

$$S = \{\text{cara e coroa}\}$$

Evento é qualquer subconjunto do espaço amostral.

Eventos são indicados pelas primeiras letras do alfabeto, escritas em itálico: *A, B, C* etc. Qualquer elemento do espaço amostral pode constituir o evento de interesse. Por exemplo, imagine um jogo em que se lançam duas moedas e o jogador ganha se ocorrerem faces iguais. O espaço amostral é:

$$S = \{\text{cara e cara; cara e coroa; coroa e cara; coroa e coroa}\}$$

---
[1] Os jogos de azar são antiquíssimos e foram praticados não só como apostas, mas também como um modo de prever o futuro, decidir conflitos ou dividir heranças.
[2] STAT TREK. **Sample space**. Disponível em: https://stattrek.com/statistics/dictionary.aspx?definition=sample_space. Acesso em: 21 fev. 2020.

O jogador ganha se ocorrer qualquer um dos dois elementos do evento A:

$$A = \{\text{cara e cara, coroa e coroa}\}$$

Dado o evento A, denomina-se *complemento de A*, que se indica por A^c, o conjunto de eventos que *não são A*.

Nesse exemplo, em que o jogador ganha se ocorrerem faces iguais nas duas moedas, o complemento de A é:

$$A^c = \{\text{cara e coroa, coroa e cara}\}$$

Dois eventos são chamados de *mutuamente exclusivos* quando não têm elementos em comum.

Por exemplo, se você diz que tem menos de 25 anos de idade, fica excluída a possibilidade de ter mais de 40 anos de idade. No exemplo:

- $A =$ menos de 25 anos de idade
- $B =$ mais de 40 anos de idade.

Dois eventos são *independentes* se a ocorrência de um deles não tiver efeito sobre a ocorrência do outro.

Lembre-se do exemplo dado anteriormente, do jogo em que se lançam duas moedas: a ocorrência de determinada face em uma das moedas não tem qualquer efeito sobre o que ocorre na outra moeda.

É importante considerar aqui o risco de *confundir* eventos independentes com eventos mutuamente exclusivos. Às vezes, as pessoas entendem que as duas expressões querem dizer a mesma coisa: que os eventos não se sobrepõem. No entanto, eventos mutuamente exclusivos – isto é, se um ocorre, o outro não pode ocorrer – não são independentes. Pense no jogo de uma moeda: quando se joga uma moeda, não há como ocorrer cara e coroa ao mesmo tempo. Logo, esses eventos são *mutuamente exclusivos*. Eles são *independentes*? Não. A probabilidade de sair cara é 50%; porém, dada à condição de que ocorreu coroa, é zero. Então, a probabilidade de sair cara muda se sair coroa.

Quando interessam tanto o evento A quanto o evento B, ou seja, A ou B, dizemos estar interessados na *união de A e B*.

A noção de que tanto faz, seja o Evento A ou o evento B, é expressa pela conjunção "ou". Por exemplo, quando você diz que aceita sorvete de creme *ou* de chocolate, significa que aceita qualquer um deles: um ou outro. Indicamos *união de A e B* por $A \cup B$. No exemplo:

$$A \cup B = \{\text{sorvete de creme ou de chocolate}\}$$

Quando interessam os resultados que sejam simultaneamente evento A e evento B, dizemos estar interessados na *intersecção A e B*.

A noção de dois *eventos que ocorrem juntos* é expressa pela conjunção "e". Por exemplo, quando você pergunta a um amigo se tem um cachorro *e* um gato, está buscando a intersecção dos eventos: $A = \{\text{ter cachorro}\}$ e $B = \{\text{ter gato}\}$. Indica-se o conjunto *intersecção* de A e B por $A \cap B$. No exemplo:

$$A \cap B = \{\text{ter cachorro e ter gato}\}$$

14.2 Definição de probabilidade

14.2.1 Definição clássica

Na definição clássica, se forem possíveis n resultados mutuamente exclusivos e igualmente prováveis, se m desses resultados forem favoráveis, a probabilidade de resultado favorável é:

$$P(A) = \frac{n^{\underline{o}} \text{ de resultados favoráveis}}{n^{\underline{o}} \text{ de resultados possíveis}} = \frac{m}{n}$$

Exemplo 14.1
Probabilidade clássica

Qual é a probabilidade de ocorrer face 6 quando se joga um dado? Os $n = 6$ resultados possíveis compõem o espaço amostral:

$$S = \{1, 2, 3, 4, 5, 6\}$$

Só um resultado ($m = 1$) atende à característica pedida: face 6. Então, a probabilidade de ocorrer 6 é:

$$P(6) = \frac{1}{6} = 0{,}1667$$

Quando o espaço amostral contém um número finito de eventos contáveis – desde que igualmente prováveis –, a definição clássica atende bem a ideia de probabilidade.

14.2.2 Definição frequentista de probabilidade

Probabilidade de ocorrer um evento com a característica A, indicada por $P(A)$, é dada pelo número m de vezes que esse evento ocorreu em uma série de n observações feitas sob as mesmas condições.

$$P(A) = \frac{m}{n}$$

Exemplo 14.2
Frequência relativa

Um médico[3] verificou que, de 2.964 nascidos vivos, 73 tinham alguma deficiência ou doença séria. Com base nessa amostra, a estimativa da probabilidade de um recém-nascido ter deficiência ou doença séria é:

$$\frac{73}{2.964} = 0{,}0246$$

---

[3] ARENA, J. F. P. **Estudo clínico-epidemiológico prospectivo das anomalias congênitas na população de Campinas.** Tese (Doutorado) – Faculdade de Ciências Médicas, Unicamp, Campinas, 1977.

Aqui, a palavra *probabilidade* é entendida como uma proporção, ou seja, o número de vezes em que um evento ocorre dividido pelo número de vezes em que o processo é repetido nas mesmas condições – muitas e muitas vezes.

A definição de probabilidade que acabamos de ver, chamada por muitos *definição frequentista*, é aplicada às situações que podem ser pensadas, no mundo das ciências, como repetíveis em condições específicas. Tiramos amostras da população para *ter dados que permitam estimar probabilidades*. Para isso, contudo, é preciso que o número de eventos observados possa crescer indefinidamente.

Na área de saúde, as probabilidades de danos e eventos adversos são referidas como *riscos*. Por meio de observações de muitos casos, estimam-se riscos de efeitos adversos. Muitos estudos já foram feitos para estimar o risco de um fumante ter câncer do pulmão, de uma pessoa sobreviver a um acidente de carro ou de um nascituro ter defeito congênito.

O Exemplo 14.3 estima o risco de ocorrer erro médico em um hospital, em um período limitado e em condições específicas (p. ex., mantidos o mesmo equipamento e a mesma equipe de profissionais).

Exemplo 14.3
Risco

Em uma amostra de 30.195 registros hospitalares selecionados ao acaso, foram identificados 1.133 pacientes com lesões sérias causadas por imprudência, negligência ou imperícia do médico.[4] O *risco estimado* de lesão séria por erro médico nesse hospital é:

$$\frac{1.133}{30.195} = 0{,}0375$$

14.2.3 Definição de probabilidade subjetiva

Probabilidade subjetiva é um valor entre zero e 1 que representa um ponto de vista pessoal sobre a possibilidade de ocorrer determinado evento.

É importante entender que probabilidade subjetiva não é apenas uma forma de pensar logicamente sobre fenômenos aleatórios, mas a maneira como uma pessoa descreve seu grau de crença em determinado desfecho. É, portanto, racional, embora não se baseie em técnicas computacionais, e tem sentido quando fornecida por alguém que conhece o assunto. Logo, probabilidade subjetiva é de enorme importância quando as informações são apenas parciais e é preciso ter intuição.

A grande *desvantagem* da definição subjetiva de probabilidade é o fato de ser pessoal. Em função disso, nos casos em que a frequência relativa pode ser calculada, a probabilidade subjetiva pode não ter relação alguma com os resultados realmente obtidos. No entanto, a probabilidade subjetiva predomina nas decisões administrativas, nas aplicações financeiras e nos jogos de azar.

Exemplo 14.4
Probabilidade subjetiva

Quando alguém diz "a probabilidade de o Brasil ganhar a próxima Copa Mundial de Futebol é 80%", está usando a definição subjetiva de probabilidade.

---

[4] LEAPE, L. L.; BRENNAN, T. A.; LAIRD, N. *et al.* The nature of adverse events in hospitalized patients: results of the Harvard Medical Practice Study II. **The New England Journal of Medicine**. v. 324, n. 6, 1991.

14.2.4 Regras que uma definição de probabilidade deve obedecer

- Probabilidade é um valor numérico que varia entre 0 e 1, inclusive.[5] *Eventos impossíveis* têm probabilidade zero, enquanto eventos *certos* têm probabilidade 1
- A soma das probabilidades de todos os eventos possíveis é igual a 1
- A probabilidade de um evento ocorrer é igual a 1 menos a probabilidade de esse evento não ocorrer.

Exemplo 14.5

Evento certo e evento impossível

Evento *certo*: a probabilidade de que qualquer ser vivo morra um dia é 1.
Evento *impossível*: a probabilidade de que qualquer ser vivo seja imortal é zero.

É comum que as pessoas pensem em probabilidades como porcentagens. Os estatísticos preferem sempre expressar valores de probabilidade por números entre 0 e 1 porque, em cálculos mais avançados, isso se faz necessário. No entanto, se você quiser expressar probabilidade em porcentagem, basta multiplicar o valor dado pela definição por 100 e acrescentar o símbolo de porcentagem (%) ao resultado. Aliás, na prática, as probabilidades são mais bem-compreendidas quando expressas em porcentagem.

14.3 Teorema da soma ou a regra do "ou"

14.3.1 Regra 1 da soma: eventos mutuamente exclusivos

Se A e B são *eventos mutuamente exclusivos*, a probabilidade de ocorrer A ou B é igual à soma das probabilidades de ocorrer cada um deles. Escreve-se:

$$P(A \cup B) = P(A) + P(B)$$

Exemplo 14.6

Soma de eventos mutuamente exclusivos

Foi feito um estudo de caso-controle com pacientes hospitalizados (7.804 casos e 15.207 controles) para determinar os fatores de risco de câncer do pulmão.[6] Os dados apresentados na Tabela 14.1 foram obtidos para saber se o risco de câncer do pulmão aumenta com o número de cigarros fumados por dia. Qual é a probabilidade de uma pessoa, tomada ao acaso dessa amostra, fumar um maço de cigarros (20 cigarros) ou mais por dia?

Tabela 14.1 Distribuição de casos e controles segundo o número de cigarros fumados por dia

Número de cigarros/dia	Casos	Controles	Total	Risco
Nenhum	164	2.616	2.780	0,059
1 a 9	664	2.194	2.858	0,232
10 a 19	1.704	3.385	5.089	0,335
20 a 29	2.127	3.108	5.235	0,406
30 ou mais	1.369	1.746	3.115	0,439
Total	6.028	13.049	19.077	

(*continua*)

---

[5] Não existe, por exemplo, 200% de probabilidade. Expressões desse tipo aparecem na linguagem coloquial, na intenção de enfatizar uma certeza.
[6] LUBIN, J. H.; BLOT, W. J. Assessment of lung cancer risk factors by histologic category. JNCI. v. 73, n. 2, p. 383-389, 1984.

> **Exemplo 14.6**
>
> **Soma de eventos mutuamente exclusivos** (*Continuação*)
>
> A probabilidade de uma pessoa tomada ao acaso fumar um maço de cigarros (20 cigarros) ou mais por dia é dada, usando os dados da Tabela 14.1, pela probabilidade de fumar de 20 a 29 cigarros por dia, somada a probabilidade de fumar 30 cigarros ou mais por dia.
>
> $$P(de\ 20\ a\ 29) = \frac{5.235}{19.077} = 0,274$$
>
> $$P(30\ ou\ mais) = \frac{3.115}{19.077} = 0,163$$
>
> A probabilidade de a pessoa fumar um maço ou mais de cigarros por dia, nessa amostra, é:
>
> $$P = 0,274 + 0,163 = 0,437$$

14.3.2 Regra 2 da soma: eventos não mutuamente exclusivos

Se os eventos não são mutuamente exclusivos, ou seja, se A e B podem ocorrer ao mesmo tempo, a probabilidade de ocorrer A ou B é dada pela probabilidade de A, mais a probabilidade de B, menos a probabilidade de A e B. Escreve-se:

$$P(A \cup B) = P(A) + P(B) - P(A \cap B)$$

É preciso subtrair o conjunto intersecção porque, quando somamos $P(A) + P(B)$, a probabilidade do conjunto interseção $P(A \cap B)$ é somada duas vezes. No caso de eventos *mutuamente exclusivos*, não se faz a subtração, porque a probabilidade de os eventos ocorrerem ao mesmo tempo é zero, ou seja, não há intersecção.

> **Exemplo 14.7**
>
> **Soma de eventos não mutuamente exclusivos**
>
> Foi feito um estudo de caso-controle (299 casos e 292 controles) para determinar os fatores de risco para infarto do miocárdio. Os dados da Tabela 14.2 foram obtidos para saber se indivíduos diabéticos apresentam maior risco de infarto do miocárdio. Qual é a probabilidade de uma pessoa, tomada ao acaso dessa amostra, ser ou diabética ou infartada?
>
> **Tabela 14.2** Distribuição dos casos de infarto e controles, segundo a presença ou não de diabetes
>
> | Diabéticos | Infartados Casos | Infartados Controles | Total |
> |---|---|---|---|
> | Sim | 59 | 29 | 88 |
> | Não | 240 | 263 | 503 |
> | Total | 299 | 292 | 591 |
>
> Fonte: SILVA, M. A. D.; SOUSA, A. G. M. R.; SCHARGODSKY, H. Fatores de risco para infarto do miocárdio no Brasil. **Arq Bras Cardiol**. v. 71, n. 5, p. 667-675, 1998.
>
> *(continua)*

Exemplo 14.7
Soma de eventos não mutuamente exclusivos (*Continuação*)

Probabilidade de ter tido infarto:

$$P(infartado) = \frac{299}{591} = 0,506$$

Probabilidade de ser diabético:

$$P(diabético) = \frac{88}{591} = 0,149$$

Veja que as pessoas que tiveram infarto e são diabéticas estão no conjunto intersecção e, portanto, foram consideradas nos dois cálculos. Então

$$P(infartado \cap diabético) = \frac{59}{591} = 0,0998$$

Probabilidade de ter tido infarto ou ser diabético:

$$P(infartado \cup diabético) = \frac{299}{591} + \frac{88}{591} - \frac{59}{591} = \frac{328}{591} = 0,555$$

14.4 Teorema da multiplicação ou a regra do "e"

Antes de estudar o teorema da multiplicação, é importante entender bem a questão da independência de eventos. Já vimos que dois eventos, A e B, são *independentes* se a ocorrência de um deles (A ou B) não tiver efeito sobre a ocorrência do outro (B ou A). Por exemplo, quando se joga uma moeda duas vezes, o resultado da primeira jogada não tem qualquer efeito sobre o resultado da segunda. São eventos independentes.

14.4.1 Regra 1 da multiplicação: eventos independentes

Se A e B são *eventos independentes*, a probabilidade de ocorrer A e B é dada pela probabilidade de ocorrer A, multiplicada pela probabilidade de ocorrer B. Escreve-se:

$$P(A \cap B) = P(A) \times P(B)$$

Exemplo 14.8
Ocorrência conjunta de eventos independentes

Qual é a probabilidade de ocorrerem duas caras quando se joga uma moeda duas vezes? Veja a Tabela 14.3.

Tabela 14.3 Resultados do lançamento de uma moeda duas vezes

2ª moeda	1ª moeda	
	Cara	Coroa
Cara	Cara; cara	Coroa; cara
Coroa	Cara; coroa	Coroa; coroa

(*continua*)

> **Exemplo 14.8**
>
> **Ocorrência conjunta de eventos independentes** (*Continuação*)
>
> A probabilidade de ocorrer cara na primeira jogada é:
>
> $$P(cara\ 1^{\underline{a}}\ moeda) = \frac{1}{2} = 0,5$$
>
> O fato de ter ocorrido cara na primeira jogada *não altera* a probabilidade de ocorrer cara na segunda jogada (os eventos são independentes). Então, a probabilidade de ocorrer cara na segunda jogada é:
>
> $$P(cara\ 2^{\underline{a}}\ moeda) = \frac{1}{2} = 0,5$$
>
> Para obter a probabilidade de ocorrer cara nas duas jogadas (primeira e segunda), faz-se o produto:
>
> $$P(cara \cap cara) = \frac{1}{2} \times \frac{1}{2} = 0,25$$

Na vida real, encontram-se muitos exemplos de eventos independentes como esse, ou seja, sair cara no primeiro lançamento de uma moeda e sair cara no segundo lançamento da mesma moeda. Por exemplo, "chover hoje" e "ser feriado amanhã" são eventos independentes, porque o fato de "chover hoje" não muda a possibilidade de "ser feriado amanhã", nem o fato de "ser feriado amanhã" altera a possibilidade de "chover hoje". No entanto, alguns eventos têm efeito sobre a ocorrência de outros. Por exemplo, "estar alcoolizado" aumenta a probabilidade de "provocar acidente de trânsito", "vida sedentária" aumenta a probabilidade de "sobrepeso". Diz-se, então, que esses eventos são *dependentes*. Portanto, dois eventos A e B são *dependentes* quando a ocorrência de um deles (p. ex., a ocorrência de A) *altera* a probabilidade de o outro ocorrer (no caso, de B).

14.4.2 Regra 2 da multiplicação: eventos dependentes

Antes de estudar a regra 2 da multiplicação, devemos entender por que alguns eventos estão condicionados a outros. Denomina-se *probabilidade condicional* de B dado A a probabilidade de ocorrer o evento B sob a condição de A ter ocorrido. Escreve-se $P(B \mid A)$, que se lê "probabilidade de B dado A". Pense: você só entra no cinema se comprar a entrada – então, comprar entrada é *condição* para entrar no cinema.

De acordo com a regra 2 da multiplicação, se A e B são *eventos dependentes*, a probabilidade de ocorrer A e B é dada pela probabilidade de ocorrer A multiplicada pela probabilidade de ocorrer B, dado que A ocorreu (essa probabilidade é condicional). Escreve-se:

$$P(A \cap B) = P(A) \times P(B \mid A)$$

> **Exemplo 14.9**
>
> **Ocorrência conjunta de eventos dependentes**
>
> Uma caixa contém duas bolas brancas e três bolas pretas. Duas bolas são retiradas ao acaso, uma em seguida da outra e sem que a primeira tenha sido recolocada. Qual é a probabilidade de que as duas sejam brancas?
>
>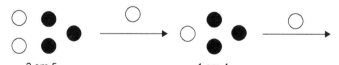
>
> **Figura 14.1** Retirada de duas bolas brancas, sem reposição
>
> (*continua*)

> **Exemplo 14.9**
> **Ocorrência conjunta de eventos dependentes** (*Continuação*)
>
> A caixa contém cinco bolas, duas delas sendo brancas. Então, a probabilidade de a primeira bola retirada ser branca é:
>
> $$P(branca) = \frac{2}{5}$$
>
> Como a bola retirada não foi recolocada, quatro bolas ficaram na caixa. Para que as duas bolas retiradas da urna sejam brancas, é preciso que a primeira bola retirada seja branca. *Dado que primeira bola retirada era branca*, das quatro bolas que estão na caixa, uma é branca. A probabilidade (condicional) de a segunda bola retirada ser branca é:
>
> $$P(branca|branca) = \frac{1}{4}$$
>
> A probabilidade de as duas bolas retiradas serem brancas é dada pelo produto:
>
> $$P(branca \ e \ branca) = \frac{2}{5} \times \frac{1}{4} = \frac{2}{20} = \frac{1}{10}$$

14.4.3 Condição de independência

No dia a dia, muitas vezes se diz que "uma coisa não tem nada a ver com a outra". Em linguagem técnica, isso significa que os eventos são *independentes*. O Exemplo 14.8 ilustra a *condição de independência*: quando se jogam duas moedas, o resultado da primeira não tem qualquer efeito sobre o que vai resultar na segunda. Então, dois eventos são independentes se a probabilidade de ocorrerem juntos for igual ao produto das probabilidades de ocorrerem em separado. Essa é a *condição de independência* de dois eventos. Escreve-se:

$$P(A \cap B) = P(A) \times P(B)$$

Algumas condições podem favorecer ou dificultar a ocorrência de determinado evento. Isso é conhecido na área de saúde e é importante para a prevenção de danos, acidentes e doenças. Por exemplo, sabe-se que a probabilidade de ter câncer do pulmão depende de ter ou não o hábito de fumar; a probabilidade de ter algumas doenças contagiosas depende de ter ou não sido imunizado; a probabilidade de ocorrer um acidente automobilístico depende das condições dos pneus do veículo.

Outras vezes, a probabilidade de acontecer determinado evento *não depende* da ocorrência de outro. Por exemplo, a probabilidade de ter cárie dentária não depende de a pessoa ser ou não míope; a probabilidade de ter cálculos renais não depende da profissão; a probabilidade de ser calvo não depende do estado civil.

Muitas pesquisas são realizadas para avaliar se há ou não dependência entre determinados eventos, o que significa buscar os *fatores que alteram as probabilidades*. Veja um exemplo em que o valor de probabilidade não se modifica quando se modifica uma condição.

Exemplo 14.10
Condição de independência

Para determinar se existe associação entre implantes mamários e doenças do tecido conjuntivo e doenças correlatas,[7] durante vários anos foram observadas 749 mulheres que haviam recebido implante e 1.498 que não haviam recebido implante. Verificou-se que cinco das que haviam recebido implantes e 10 das que não haviam recebido tiveram doenças do tecido conjuntivo. Você acredita que ter doenças do tecido conjuntivo depende ou não de a mulher ter implantes mamários?

Tabela 14.4 Distribuição de mulheres com implante mamário e o fato de terem ou não doenças do tecido conjuntivo e outras correlatas

Implante mamário	Doenças do tecido conjuntivo e outras Sim	Doenças do tecido conjuntivo e outras Não	Total
Sim	5	744	749
Não	10	1.488	1.498
Total	15	2.232	2.247

A Tabela 14.4 mostra que 749 das 2.247 mulheres observadas receberam implante mamário. Então, a probabilidade de, nessa amostra, uma mulher escolhida ao acaso ter implante mamário é:

$$\frac{749}{2.247}$$

A Tabela 14.4 também mostra que 15 das 2.247 mulheres observadas tiveram doenças do tecido conjuntivo e outras doenças correlatas. Então, a probabilidade de, nessa amostra, uma mulher escolhida ao acaso ter doença do tecido conjuntivo e doenças correlatas é:

$$\frac{15}{2.247}$$

Como 5 das 2.247 mulheres observadas receberam implante mamário e tiveram doenças do tecido conjuntivo e outras correlatas, a probabilidade de ter implante mamário e ter doença do tecido conjuntivo e outras correlatas é:

$$\frac{5}{2.247}$$

Agora, é fácil verificar se ocorre a condição de independência:
Veja:

$$P(A \cap B) = P(A) \times P(B)$$

$$\frac{749}{2.247} \times \frac{15}{2.247} = \frac{1}{3} \times \frac{15}{2.247} = \frac{5}{2.247}$$

Logo, os eventos são independentes porque:

$$P(implante \cap doença) = P(implante) \times P(doença)$$

---

[7]GABRIEL, S. E.; O'FALLON, W. M.; KURLAND, L. T. et al. Risk of connective tissues diseases and other disorders after breast implantation. **New Engl J Med**. v. 330, p. 1697-1702, 1994. apud MOTULSKY, H. **Intuitive biostatistics**. New York: Oxford University Press, 1995.

14.5 Exercícios resolvidos

1. De uma classe com 30 alunos, dos quais 14 são meninos, um aluno é escolhido ao acaso para apresentar um trabalho. Qual é a probabilidade de:
    a) O aluno escolhido ser um menino?
    b) O aluno escolhido ser uma menina?
    A classe tem 30 alunos ($n = 30$) e todos têm a mesma probabilidade de serem escolhidos. Como 14 são meninos ($m = 14$): a) A probabilidade de o aluno escolhido ser menino é 14/30 ou 7/15; b) A probabilidade de o aluno escolhido ser menina é 16/30 ou 8/15.

2. Uma rifa tem 100 números e serão sorteados cinco prêmios. Uma pessoa comprou um número. Qual é a probabilidade de essa pessoa:
    a) Ganhar um prêmio?
    b) Não ganhar?
    Todos os 100 números ($n = 100$) da rifa têm igual probabilidade de serem sorteados. Serão sorteados cinco números ($m = 5$). Então: a) A probabilidade de uma pessoa que comprou um número ser sorteada é 5/100 ou 1/20; b) A probabilidade de a pessoa *não* ser sorteada é 95/100 ou 19/20.

3. Uma urna tem 10 bolas brancas e 4 pretas. Retira-se uma bola ao acaso. Qual é a probabilidade de essa bola:
    a) Ser branca?
    b) Ser preta?
    A probabilidade de essa bola: a) ser branca ($m = 10$) é 10/14 ou 5/7; b) ser preta ($m = 4$) é 4/14 ou 2/7.

4. Joga-se um dado. Qual é a probabilidade de sair:
    a) O número 3?
    b) Um número maior do que 3?
    c) Um número menor do que 3?
    d) Um número par?
    Quando se joga um dado, pode ocorrer um dos seguintes eventos: 1, 2, 3, 4, 5 ou 6.
    Apenas um ($m = 1$) dos seis eventos ($n = 6$) é igual a 3. Então: a) A probabilidade de ocorrer 3 é 1/6; b) Dos seis eventos, três ($m = 3$) são maiores do que 3 (4; 5; 6), logo, a probabilidade de ocorrer um número maior do que 3 é 1/2; c) Dos seis eventos, dois ($m = 2$) são menores do que 3 (1; 2), logo, a probabilidade de ocorrer um número menor do que 3 é 1/3; d) Dos seis eventos, três ($m = 3$) são números pares (2; 4; 6), logo, a probabilidade de ocorrer um número par é 1/2.

5. Jogam-se duas moedas. Qual é a probabilidade de saírem:
    a) Duas caras?
    b) Duas coroas?
    c) Uma cara e uma coroa?
    Para resolver este problema, é conveniente escrever todos os eventos que podem ocorrer quando se jogam duas moedas. Veja a Tabela 14.5.

Tabela 14.5 Resultados possíveis no jogo de duas moedas

Evento	1ª moeda	2ª moeda
1	Cara	Coroa
2	Coroa	Cara
3	Cara	Cara
4	Coroa	Coroa

A Tabela 14.5 mostra $n = 4$ eventos mutuamente exclusivos e igualmente prováveis. A probabilidade de saírem: a) Duas caras (evento 3 na tabela) é 1/4; b) Duas coroas (evento 4 na tabela) é 1/4; c) Uma cara e uma coroa (eventos 1 e 2 na tabela) é 2/4.

6. Em uma família com três filhos, qual é a probabilidade de os três serem homens?

Suponha que nascer menino ou menina é igualmente provável. Admitindo que o sexo de um filho não depende do sexo do anterior, a probabilidade de o primeiro filho ser homem *e* de o segundo filho ser homem *e* de o terceiro filho ser homem é, pelo teorema do produto:

$$\frac{1}{2} \times \frac{1}{2} \times \frac{1}{2} = \frac{1}{8}$$

7. Em uma família com três filhos, qual é a probabilidade de:
   a) Dois serem homens?
   b) Um ser homem?
   c) Nenhum ser homem?

Suponha que meninos e meninas têm a mesma probabilidade de nascer. Para resolver o problema, é conveniente escrever todas as possibilidades em uma família com três filhos. Veja a Tabela 14.6.

Tabela 14.6 Resultados possíveis no jogo de duas moedas

Evento	1º filho	2º filho	3º filho
1	Homem	Homem	Homem
2	Homem	Homem	Mulher
3	Homem	Mulher	Homem
4	Homem	Mulher	Mulher
5	Mulher	Homem	Homem
6	Mulher	Homem	Mulher
7	Mulher	Mulher	Homem
8	Mulher	Mulher	Mulher

A probabilidade de: a) Dois serem homens (eventos 2, 3 e 5 na tabela) é 3/8; b) Um ser homem (eventos 4, 6 e 7 na tabela) é 3/8; c) Nenhum ser homem (evento 8 na tabela) é 1/8.

8. Um casal tem dois filhos. Qual é a probabilidade de:
   a) O primogênito ser homem?
   b) Os dois filhos serem homens?
   c) Pelo menos um filho ser homem?

Suponha que a probabilidade de nascer menino é 1/2 e que o sexo do segundo filho não depende do sexo do primeiro. Então: a) A probabilidade de o primogênito ser homem é 1/2; b) A probabilidade de os dois filhos serem homens é dada pelo teorema do produto (de o primeiro ser homem e o segundo ser homem): $1/2 \times 1/2 = 1/4$; c) A probabilidade de ser homem pelo menos um dos filhos pode ser obtida pelo teorema da soma (o primeiro ser homem, *ou* o segundo ser homem, ou os dois serem homens): $1/4 + 1/4 + 1/4 = 3/4$.

9. No cruzamento de ervilhas amarelas homozigotas (AA) com ervilhas verdes homozigotas (aa), ocorrem ervilhas amarelas heterozigotas (Aa). Se essas ervilhas forem cruzadas entre si, ocorrem três ervilhas amarelas para cada ervilha verde (a proporção é de três para um). Suponha que tenham sido pegas, ao acaso, três ervilhas resultantes do cruzamento de ervilhas amarelas heterozigotas. Qual é a probabilidade de as três serem verdes?

A probabilidade de uma ervilha resultante do cruzamento Aa × Aa ser verde é 1/4. Logo, a probabilidade de as três ervilhas, pegas ao acaso, serem verdes é:

$$\frac{1}{4} \times \frac{1}{4} \times \frac{1}{4} = \frac{1}{64}$$

10. Qual é a probabilidade de o filho de um homem normal (XY) e de uma filha de hemofílico (XhX) ser hemofílico (XhY)?

    Um homem normal (XY) não transmite hemofilia para gerações seguintes. Uma mulher portadora do gene Xh tem 50% de probabilidade de ter um filho hemofílico. O filho será normal (XY) ou hemofílico (XhY), com a mesma probabilidade, ou seja, 1/2.

11. Jogam-se duas moedas ao mesmo tempo. Os eventos "cara na primeira moeda" e "faces iguais nas duas moedas" são independentes?

    Veja o espaço amostral na Tabela 14.7.

Tabela 14.7 Espaço amostral

1ª moeda	2ª moeda Cara	2ª moeda Coroa
Cara	Cara e cara	Cara e coroa
Coroa	Coroa e cara	Coroa e coroa

Os eventos possíveis são quatro: um deles (cara e cara) é "cara na primeira moeda" – que chamaremos de *A* –, o outro é "faces iguais nas duas moedas" – que chamaremos de *B*. Então, a probabilidade pedida é

$$P(A \cap B) = \frac{1}{4}$$

Como

$$P(A) = \frac{2}{4} = \frac{1}{2}$$

$$P(B) = \frac{2}{4} = \frac{1}{2}$$

$$P(A \cap B) = P(A) \times P(B)$$

A condição de independência foi, portanto, satisfeita. Os eventos "cara na primeira moeda" e "faces iguais nas duas moedas" são independentes.

14.6 Exercícios propostos

1. Uma carta é retirada ao acaso de um baralho bem embaralhado. Qual é a probabilidade de:
   a) Ser um ás?
   b) Ser uma carta de ouro?
   c) Ser um ás de ouro?
2. Uma urna tem 10 bolas numeradas de 1 a 10. Retira-se uma bola ao acaso. Qual é a probabilidade de essa bola:
   a) Ter um número maior do que 7?
   b) Ter um número menor do que 7?
   c) Ter número 1 ou 10?
3. Uma urna tem 15 bolas numeradas de 1 a 15. Retira-se uma bola ao acaso. Qual é a probabilidade de essa bola:
   a) Ter número par?
   b) Ter número ímpar?
   c) Ter um número maior do que 15?
4. Para melhorar as condições de pacientes com determinada doença crônica, existem cinco marcas comerciais de um mesmo fármaco, que chamaremos de A, B, C, D e E. Um médico quer comparar três delas. Se ele escolher três marcas comerciais ao acaso, qual é a probabilidade de:
   a) A marca A ser escolhida?
   b) As marcas A e B serem escolhidas?
5. Dois dados, um vermelho e outro azul, são lançados ao mesmo tempo:
   a) Qual é a probabilidade de ocorrer a face 6 no dado vermelho?
   b) Qual é a probabilidade de ocorrer a face 6 no dado vermelho, sabendo que saiu a face 6 no dado azul?
6. Um exame realizado em jovens que concluíram o curso fundamental mostrou que 20% foram reprovados em Matemática, 10% foram reprovados em Português e 5% foram reprovados tanto em Matemática quanto em Português. Os eventos "ser reprovado em Matemática" e "ser reprovado em Português" são independentes?
7. Um casal tem dois filhos. Qual é a probabilidade de:
   a) O segundo filho ser homem?
   b) O segundo filho ser homem, dado que o primeiro é homem?
8. A probabilidade de determinado teste para a AIDS dar resultado negativo em portadores de anticorpos contra o vírus (falso-negativo) é 10%. Supondo que falso-negativo ocorre de forma independente, qual é a probabilidade de um portador de anticorpos contra o vírus da AIDS, que se apresentou três vezes para o teste, ter tido, nas três vezes, resultado negativo?
9. Uma pessoa normal, filha de pais normais, tem um avô albino (aa). Se os outros avós não forem portadores do gene para albinismo (AA), qual é a probabilidade de essa pessoa ser portadora do gene para albinismo (Aa)?
10. Suponha que a probabilidade de uma pessoa ser do tipo sanguíneo O é de 40%, ser A é de 30% e ser B é de 20%. Suponha ainda que o fator Rh não dependa do tipo sanguíneo e que a probabilidade de Rh+ é de 90%. Nessas condições, calcule a probabilidade de uma pessoa tomada ao acaso da população ser:
    a) O, Rh$^+$
    b) AB, Rh$^-$

Capítulo 15
Distribuição Binomial

A Estatística formaliza o que nós, muitas vezes, já sabemos. Por exemplo, você sabe que as idades das pessoas da sua família variam. Portanto, você tem consciência da *variabilidade*. E também sabe que na região Nordeste faz calor o ano todo, o que não acontece na região Sul. Então, você tem consciência de que, no decorrer de 1 ano, as temperaturas dos estados nordestinos são, em *média*, mais altas que as temperaturas dos estados do Sul do país. E, se você acredita que o peso de uma pessoa depende da altura dela, está mostrando que sabe o que é *correlação*. Além disso, todos nós sabemos que ganhar na loteria não é fácil. Temos, portanto, percepção sobre *probabilidade*. A seguir, definiremos o que é variável aleatória – que, intuitivamente, você talvez já conheça.

15.1 Variável aleatória

Quando você joga uma moeda, ou sai cara, ou sai coroa. O acaso determina o resultado. Quando, em um jogo de baralho, você tira uma carta, pode sair carta de paus, de ouros, de espadas ou de copas. O acaso determina o resultado.

> Uma variável é *aleatória* quando o acaso tem influência sobre seus valores.

15.1.1 Variável aleatória binária

Alguns experimentos só podem resultar em uma de duas possibilidades: o evento no qual estamos interessados, o "sucesso", e o evento contrário, chamado de "fracasso". O exemplo mais conhecido é o jogo de moedas. Quando se joga uma moeda, ou sai cara, ou sai coroa – as duas faces não podem ocorrer ao mesmo tempo. Diz-se, então, que a variável aleatória é *binária*.

Na área de saúde, encontram-se muitas variáveis binárias. Veja alguns exemplos:

- Um exame laboratorial pode dar resultado positivo ou negativo
- Um medicamento pode surtir ou não o efeito esperado
- Um doador de sangue pode ser Rh^+ ou Rh^-
- A dieta pode ser adequada ou não adequada
- Determinado material pode estar contaminado ou não.

> Variável aleatória binária é aquela que resulta em um de dois eventos mutuamente exclusivos – ou é "sucesso", ou é "fracasso". Associam-se o valor 1 ao "sucesso" e o valor 0 ao "fracasso".

15.1.2 Variável aleatória binomial

Contamos o número de vezes em que ocorre o evento de interesse (ou sucesso), em uma série de tentativas ou de experimentos. Por exemplo:

- Um jogador conta *quantas* caras saem quando lança 10 moedas
- Um pesquisador conta *quantos*, dos 500 chefes de família que entrevistou, eram mulheres
- Um médico conta *quantos*, dos 100 pacientes que tratou com um novo fármaco, ficaram curados
- Um biomédico conta *quantos*, dos 32 hemogramas feitos no dia, indicaram doença autoimune
- Uma enfermeira conta *quantos*, dos 3.052 nascidos vivos em determinado ano em uma maternidade, tinham doença ou deficiência grave.

A variável que resulta da soma dos resultados de uma variável aleatória binária em *n* tentativas é uma *variável aleatória binomial*.

Exemplo 15.1
Variável aleatória binomial

Uma moeda é lançada duas vezes. O número X de caras que podem ocorrer estão apresentados na Tabela 15.1.

Tabela 15.1 Eventos possíveis e número de caras quando uma moeda é lançada duas vezes

Eventos possíveis	Valor de X
Coroa e coroa	0
Coroa e cara	1
Cara e coroa	1
Cara e cara	2

15.2 Distribuição de probabilidades

Os valores observados da variável aleatória X são indicados por $x_1, x_2..., x_k$ e as respectivas probabilidades por $p(x_1), p(x_2)..., p(x_k)$. Obrigatoriamente, a soma das probabilidades de ocorrerem todos os valores possíveis de X é 1, e a probabilidade de existir qualquer valor de X é igual ou maior que zero – não pode ser negativa.

Distribuição de probabilidades de uma variável aleatória discreta X é a lista dos valores que X pode assumir e suas respectivas probabilidades.

Exemplo 15.2
Distribuição de probabilidades

Seja X a variável aleatória que representa o número de caras obtidas quando se lança uma moeda duas vezes, vamos calcular a distribuição de probabilidades de X.

Se saírem duas coroas, $X = 0$. A probabilidade de $X = 0$ é:

$$P(coroa) \times P(coroa) = \frac{1}{2} \times \frac{1}{2} = \frac{1}{4} = 0,25$$

(continua)

Exemplo 15.2
Distribuição de probabilidades (*Continuação*)

Se saírem uma coroa e uma cara, a variável X assume valor 1. A probabilidade $X = 1$ é:

$$P(coroa) \times P(cara) + P(cara) \times P(coroa) = \frac{1}{2} \times \frac{1}{2} + \frac{1}{2} \times \frac{1}{2} = \frac{1}{4} + \frac{1}{4} = 0{,}50$$

Se saírem duas caras, a variável X assume valor 2. A probabilidade de $X = 2$ é:

$$P(cara) \times P(cara) = \frac{1}{2} \times \frac{1}{2} = \frac{1}{4} = 0{,}25$$

A Tabela 15.2 e a Figura 15.1 apresentam um resumo desses cálculos, ou seja, a distribuição de probabilidades de X. A soma das probabilidades é 1.

Tabela 15.2 Distribuição de probabilidades do número de caras em dois lançamentos de uma moeda

Evento	Valor de X	$P(X)$
Coroa e coroa	0	$\frac{1}{2} \times \frac{1}{2} = \frac{1}{4}$
Coroa e cara ou cara e coroa	1	$\frac{1}{2} \times \frac{1}{2} + \frac{1}{2} \times \frac{1}{2} = \frac{2}{4}$
Cara e cara	2	$\frac{1}{2} \times \frac{1}{2} = \frac{1}{4}$
Total		1

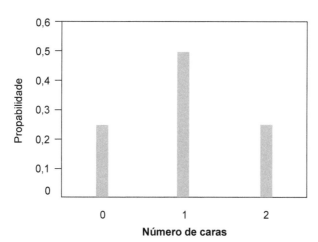

Figura 15.1 Distribuição de probabilidades do número de caras em dois lançamentos de uma moeda

Neste ponto, é importante deixar claro que existe diferença entre *distribuição de probabilidades* e *distribuição de frequências*. As distribuições de frequências, tratadas no Capítulo 1, *Apresentação de Dados em Tabelas*, são *empíricas*, porque são construídas com base nos dados de amostras. As amostras variam, mesmo que sejam tomadas no mesmo local e na mesma época. A distribuição de probabilidades é *teórica*, porque é construída com base em teoria ou nos dados de toda a população. A distribuição de probabilidades é estável.

15.3 Distribuição binomial

Uma distribuição de probabilidades bem conhecida é a *distribuição binomial*, que estuda o número X de sucessos em n tentativas e suas respectivas probabilidades.

Para aprender a trabalhar com a distribuição binomial, imagine que, em determinada maternidade, tenham nascido três bebês em um dia. Vamos estudar a distribuição de meninos em três nascimentos. Fazendo A indicar menina e O indicar menino, os eventos possíveis são os seguintes:

3 meninas:	AAA		
2 meninas:	AAO	AOA	OAA
1 menina:	AOO	OAO	OOA
0 menina:	OOO		

O número de meninos que podem ocorrer em três nascimentos é uma *variável aleatória binomial*, que indicaremos por X. A Tabela 15.3 apresenta os valores possíveis de X e o número de vezes que cada um deles ocorre.

Tabela 15.3 Números possíveis de meninos em três nascimentos

Valor de X	Frequência
0	1
1	3
2	3
3	1

Seja p a probabilidade de nascer menino e q a probabilidade de nascer menina, então $p + q = 1$. Se nascerem três meninas, ou seja, se ocorrer o evento AAA, a variável aleatória X assume valor 0, com probabilidade:

$$P[X = 0] = P[A] \times P[A] \times P[A] = q \times q \times q = q^3$$

Se nascerem duas meninas e um menino, X assume valor 1. Mas duas meninas e um menino podem ocorrer de três maneiras diferentes. Veja as probabilidades:

$$P[A] \times P[A] \times P[O] = q \times q \times p = pq^2$$
$$P[A] \times P[O] \times P[A] = q \times p \times q = pq^2$$
$$P[O] \times P[A] \times P[A] = p \times q \times q = pq^2$$

Então,

$$P[X = 1] = 3pq^2$$

Se nascerem uma menina e dois meninos, X assume valor 2. Mas uma menina e dois meninos podem ocorrer de três maneiras diferentes. Veja as probabilidades:

$$P[A] \times P[O] \times P[O] = q \times p \times q = p^2q$$
$$P[O] \times P[A] \times P[O] = q \times q \times p = p^2q$$
$$P[O] \times P[O] \times P[A] = p \times p \times q = p^2q$$

Então,

$$P[X = 2] = 3p^2q$$

Se nascerem três meninos, isto é, se ocorrer o evento OOO, a variável aleatória X assume valor 3, com probabilidade:

$$P[X = 3] = P[O] \times P[O] \times P[O] = p \times p \times p = p^3$$

A distribuição binomial do número X de meninos em $n = 3$ nascimentos está na Tabela 15.4. São dados os resultados possíveis de X e suas respectivas probabilidades.

Tabela 15.4 Distribuição de probabilidades do número de meninos em três nascimentos

Valor de X	Probabilidade
0	q^3
1	$3pq^2$
2	$3p^2q$
3	p^3

Vamos considerar, por facilidade, que a probabilidade de nascer menino seja $p = 0{,}5$ e que a probabilidade de nascer menina seja $q = 0{,}5$, embora se saiba que a probabilidade de nascer menino é ligeiramente maior do que 0,5. Estamos, também, ignorando nascimentos múltiplos. Considerando $p = 0{,}5$ e $q = 0{,}5$, obtemos a distribuição de probabilidades do número de meninos em três nascimentos, apresentada na Tabela 15.5 e na Figura 15.2.

Tabela 15.5 Distribuição de probabilidades do número de meninos em três nascimentos ($p = q = 0{,}5$)

Valor de X	P(X)
0	$\frac{1}{2} \times \frac{1}{2} \times \frac{1}{2} = \frac{1}{8} = 0{,}125$
1	$3 \times \frac{1}{2} \times \frac{1}{2} \times \frac{1}{2} = \frac{3}{8} = 0{,}375$
2	$3 \times \frac{1}{2} \times \frac{1}{2} \times \frac{1}{2} = \frac{3}{8} = 0{,}375$
3	$\frac{1}{2} \times \frac{1}{2} \times \frac{1}{2} = \frac{1}{8} = 0{,}125$
Total	1

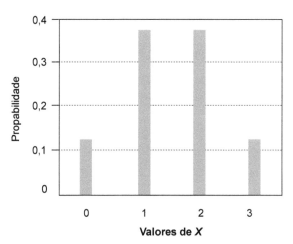

Figura 15.2 Distribuição de probabilidades do número de meninos em três nascimentos

15.3.1 Caracterização da distribuição binomial*

Uma distribuição binomial tem as seguintes características:

- Consiste em *n* ensaios, ou *n* tentativas, ou *n* eventos idênticos
- Cada ensaio só pode resultar em um de dois eventos, identificados como "sucesso" e "fracasso" – com valores 1 e 0, respectivamente
- A variável aleatória X é o número de sucessos em *n* ensaios
- A probabilidade de sucesso (ocorrer o evento de interesse) é *p* e o valor de *p* permanece o mesmo em todos os ensaios
- Os ensaios são independentes: o resultado de um ensaio não tem efeito sobre o resultado de outro.

A distribuição binomial fica, portanto, definida quando são dados *dois parâmetros*:
1. *n*, ou seja, o *número de ensaios* (p. ex., se uma moeda for lançada 10 vezes).
2. *p*, ou seja, a probabilidade de sucesso em uma tentativa (p. ex., sair cara quando se joga uma moeda).

15.3.2 Função de distribuição na distribuição binomial

> Distribuição de probabilidades de uma variável aleatória discreta *X* é a lista dos valores que *X* pode assumir e suas respectivas probabilidades.

Vamos aceitar, sem demonstração, que, dada uma distribuição binomial de parâmetros *n* e *p*, a probabilidade de ocorrerem *x* eventos favoráveis é dada pela seguinte fórmula (ver fatoriais na seção 15.4 deste capítulo):

$$P(x) = \frac{n!}{x!\,(n-x)!}\, p^x q^{n-x}$$

Veja, agora, um exemplo que ajuda a entender como se trabalha com a distribuição binomial.

Exemplo 15.3

Eventos em uma distribuição binomial

Um dentista vai examinar uma amostra de quatro crianças de 6 anos para saber se elas têm (Sim, indicado por S) ou não (Não, indicado por N) cárie. Quais são os eventos possíveis?

Os eventos possíveis são os que seguem:

4 sem cárie	NNNN					
3 sem cárie	NNNS	NNSN	NSNN	SNNN		
2 sem cárie	NNSS	NSNS	NSSN	SNNS	SNSN	SSNN
1 sem cárie	NSSS	SNSS	SSNS	SSSN		
0 sem cárie	SSSS					

Exemplo 15.4
Distribuição binomial

Reveja o Exemplo 15.3. Faça X indicar o número de crianças com cárie, p indicar a probabilidade de uma criança ter cárie e q indicar a probabilidade de uma criança não ter cárie. Escreva a distribuição. Compare com os resultados obtidos em 15.3.

Tabela 15.6 Distribuição de probabilidades do número de crianças com cárie em quatro crianças

Evento	Valor de X	P(X)
Nenhuma criança com cárie	0	q^4
Uma criança com cárie	1	$4pq^3$
Duas crianças com cárie	2	$6p^2q^2$
Três crianças com cárie	3	$4p^3q$
Quatro crianças com cárie	4	p^4

Exemplo 15.5
Distribuição binomial ($n = 4$; $p = 0,4$)

Reveja o Exemplo 15.4. Considere que, na população estudada, a probabilidade de uma criança de 6 anos ter cárie é $p = 0,4$ (ou seja, 40%). Qual é a probabilidade de duas das quatro crianças examinadas terem cárie?

A Tabela 15.6 mostra a probabilidade de a variável X assumir valor 2. Se a probabilidade de uma criança dessa população ter cárie é $p = 0,4$, então:

$$P(X = 2) = 6\,p^2q^2 = 6 \times 0,4^2 \times 0,6^2 = 6 \times 0,16 \times 0,36 = 0,3456$$

A probabilidade de o dentista encontrar duas de quatro crianças com cárie nessa população é de 0,3456.

15.3.3 Média e variância na distribuição binomial*

A média μ (lê-se mi) de uma distribuição binomial é dada pela seguinte fórmula:

$$\mu = np$$

E a variância σ^2 (lê-se sigma ao quadrado) é dada pela fórmula a seguir:

$$\sigma^2 = npq$$

Exemplo 15.6
Média e variância da distribuição binomial

A probabilidade de nascer um menino é $p = 0,5$ (ignorando nascimentos múltiplos). Calcule a média e a variância do número de meninos em 1.000 nascituros.

A média é:
$$\mu = np = 1.000 \times 0,5 = 500 \text{ meninos,}$$

A variância é:
$$\sigma^2 = npq = 1.000 \times 0,5 \times 0,5 = 250.$$

15.4 Revisão sobre análise combinatória

Se n é um número inteiro positivo maior do que 0, por definição, o *fatorial de n*, que se indica por $n!$, é dado por:

$$n! = n(n-1)(n-2)\ldots 1$$

O fatorial de 5 é, portanto,

$$5! = 5 \times 4 \times 3 \times 2 \times 1 = 120$$

O desenvolvimento de um fatorial pode ser interrompido antes de chegar ao número 1, desde que se coloque o símbolo "!", que indica o fatorial, logo após o último número. Escreve-se:

$$5! = 5 \times 4 \times 3! = 120.$$

Porque

$$3! = 3 \times 2 \times 1.$$

O fatorial de 0, que se indica por $0!$, é, por definição, igual a 1.

Dado um conjunto de n elementos, em que $n > 0$, e dado o número $x \leq n$, a *combinação de n, x a x*, é indicada por:

$$\binom{n}{x} = \frac{n!}{x!(n-x)!}$$

Essa fórmula dá o número de diferentes conjuntos de x elementos que podem ser formados com n elementos distintos.

Seja $n = 5$ e $x = 3$. Então, a combinação de 5, 3 a 3 é:

$$\binom{5}{3} = \frac{5!}{3!(5-3)!} = \frac{5!}{3!2!} = 10$$

Convém observar que, para todo n:

$$\binom{n}{n} = \frac{n!}{n!(n-n)!} = \frac{n!}{n!0!} = 1$$

15.5 Exercícios resolvidos

1. Encontre o erro nas duas afirmativas a seguir:
   a) A probabilidade de você ser aprovado em Estatística é 0,9 e de ser reprovado é 0,2.
   b) A probabilidade de chover amanhã é 20%, de ficar nublado sem chuva é 10% e de ter sol é 80%.
   Resposta: A soma de probabilidades deve ser 1 ou 100%. Nas duas afirmativas, as somas excedem o valor 1 ou 100%.
2. Em uma prova,[1] o aluno deve assinalar a resposta que fornece as datas de três acontecimentos históricos na ordem em que esses eventos ocorreram: Descoberta do Brasil, Descoberta da América, Independência do Brasil. As alternativas são:
   a) 1492, 1822, 1500
   b) 1822, 1492, 1500
   c) 1492, 1500, 1822
   d) 1822, 1500, 1492
   e) 1500, 1492, 1822
   f) 1500, 1822, 1492

---

[1]Adaptado de MOSTELLER, F.; ROURKE, R. E. K.; THOMAS JR, G. B. **Probability and statistics**. Boston: Addison Wesley, 1961.

Um aluno que nada sabe sobre a matéria tenta adivinhar. Qual é a probabilidade de acerto?

Resposta: alternativa *f*. Descoberta do Brasil (1500), Descoberta da América (1492), Independência do Brasil (1822). Probabilidade de acertar é 0,167. Nas outras respostas, quantas têm uma data em ordem errada? Duas datas? Veja a Tabela 15.7.

Tabela 15.7 Probabilidades associadas às respostas

Alternativa	Probabilidade	Datas em ordem errada	Nº de datas em ordem errada
a	0,167	1492 1500	2
b	0,167	1822 1492 1500	3
c	0,167	1492 1500 1822	3
d	0,167	1822 1500	2
e	0,167	1492 1822	2
f	0,167	–	0

3. Na população branca do Brasil, 85% têm Rh^+. Três pessoas são amostradas ao acaso dessa população. Construa a distribuição binomial (Tabela 15.8) e faça um gráfico (Figura 15.3).
   No problema:
   • n é o número de pessoas: $n = 3$
   • X é o número de pessoas com Rh^+ na amostra
   • p é a probabilidade de Rh^+: $p = 0,85$
   • q é a probabilidade de Rh^-: $p = 0,15$.

Tabela 15.8 Cálculos intermediários para se obter a distribuição binomial

Eventos	Valores possíveis de X	Cálculos	Probabilidade
Rh^+, Rh^+, Rh^+	3	0,85 × 0,85 × 0,85	0,614125
Rh^+, Rh^+, Rh^-	2	0,85 × 0,85 × 0,15	0,108375
Rh^+, Rh^-, Rh^+	2	0,85 × 0,15 × 0,85	0,108375
Rh^-, Rh^+, Rh^+	2	0,15 × 0,85 × 0,85	0,108375
Rh^+, Rh^-, Rh^-	1	0,85 × 0,15 × 0,15	0,019125
Rh^-, Rh^+, Rh^-	1	0,15 × 0,85 × 0,15	0,019125
Rh^-, Rh^-, Rh^+	1	0,15 × 0,15 × 0,85	0,019125
Rh^-, Rh^-, Rh^-	0	0,15 × 0,15 × 0,15	0,003375

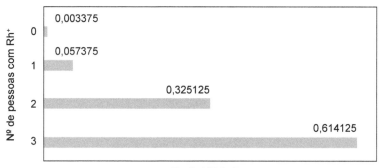

Figura 15.3 Distribuição de probabilidades do número de pessoas com Rh^+, em três pessoas

Para construir a tabela de distribuição binomial, somam-se as probabilidades dos eventos que levam ao mesmo valor de X. A distribuição é apresentada na Tabela 15.9.

Tabela 15.9 Distribuição de probabilidades do número de pessoas com Rh⁺ em uma amostra de três pessoas

Valores de X	Probabilidade
3	0,614125
2	0,325125
1	0,057375
0	0,003375

4. Apresente, em tabela e em gráfico, a distribuição do número de meninos que podem ocorrer em uma família com seis crianças.

No problema, n é o número de crianças (6), p é a probabilidade de menino (1/2) e q é a probabilidade de menina (1/2). Para obter a probabilidade de X assumir o valor 0, ou seja, de não ocorrer nenhum menino. Calcule:

$$P(X=0) = \binom{6}{0} \times \left(\frac{1}{2}\right)^0 \times \left(\frac{1}{2}\right)^6 =$$

$$= \frac{6!}{1!(6-1)!} \times \frac{1}{2^0} \times \frac{1}{2^6} = \frac{1}{64}$$

Para obter a probabilidade de X assumir o valor 1, ou seja, de ocorrer um menino em uma família com seis crianças, calcule:

$$P(X=1) = \binom{6}{1} \times \left(\frac{1}{2}\right)^1 \times \left(\frac{1}{2}\right)^5 = \frac{6}{64}$$

Para obter a probabilidade de x assumir o valor 2, ou seja, de ocorrerem dois meninos em uma família com seis crianças, calcule:

$$P(X=2) = \binom{6}{2} \times \left(\frac{1}{2}\right)^2 \times \left(\frac{1}{2}\right)^4 = \frac{15}{64}$$

Para obter a probabilidade de X assumir o valor 3, calcule:

$$P(X=3) = \binom{6}{3} \times \left(\frac{1}{2}\right)^3 \times \left(\frac{1}{2}\right)^3 = \frac{20}{64}$$

Para obter a probabilidade de X assumir o valor 4, calcule:

$$P(X=4) = \binom{6}{4} \times \left(\frac{1}{2}\right)^4 \times \left(\frac{1}{2}\right)^2 = \frac{15}{64}$$

Para obter a probabilidade de X assumir o valor 5, calcule:

$$P(X=5) = \binom{6}{5} \times \left(\frac{1}{2}\right)^5 \times \left(\frac{1}{2}\right)^1 = \frac{6}{64}$$

Para obter a probabilidade de X assumir o valor 6, calcule:

$$P(X=6) = \binom{6}{6} \times \left(\frac{1}{2}\right)^6 \times \left(\frac{1}{2}\right)^0 = \frac{1}{64}$$

Com os valores de X e as respectivas probabilidades, pode-se construir a Tabela 15.10, que apresenta uma distribuição binomial para n 6 e $p = 0,5$. O gráfico de barras é apresentado na Figura 15.4.

Tabela 15.10 Distribuição do número de meninos em uma família com seis crianças

Evento	X	P(X)
Nenhum menino	0	1/64
1 menino	1	6/64
2 meninos	2	15/64
3 meninos	3	20/64
4 meninos	4	15/64
5 meninos	5	6/64
6 meninos	6	1/64

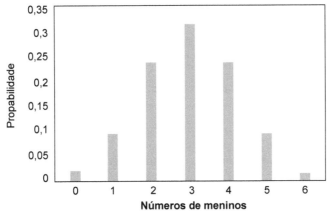

Figura 15.4 Distribuição do número de meninos em uma família com seis crianças

5. A probabilidade de um menino ser daltônico é 8%. Qual é a probabilidade de serem daltônicos todos os quatro meninos que se apresentaram, em determinado dia, para um exame oftalmológico?
No problema, $p = 0,08$. Então, $q = 1 - 0,08 = 0,92$. O número de meninos é $n = 4$. Para obter a probabilidade de X assumir valor 4, aplica-se a seguinte fórmula:

$$P(X = x) = \binom{n}{x} p^x q^{(n-x)}$$

Então:

$$P(X = 4) = \binom{4}{4} \times 0,08^4 \times 0,92^0 = 0,00004096 \text{ ou } 0,004096\%$$

6. O resultado do cruzamento de ervilhas amarelas homozigotas (AA) com ervilhas verdes homozigotas (aa) são ervilhas amarelas heterozigotas (Aa). Se essas ervilhas forem cruzadas entre si, ocorrem ervilhas amarelas e verdes na proporção de 3 para 1. Portanto, a probabilidade de, em um cruzamento desse tipo, ocorrer ervilha amarela é $p = 3/4$ e a probabilidade de ocorrer ervilha verde é $q = 1/4$. Logo, o número de ervilhas amarelas em um conjunto de n ervilhas é uma variável aleatória com distribuição binomial de parâmetros n e $p = 3/4$. Foram pegas, ao acaso, quatro ervilhas resultantes do cruzamento de ervilhas amarelas heterozigotas. Qual é a probabilidade de duas dessas quatro ervilhas serem de cor amarela?
A probabilidade de duas das quatro ervilhas serem amarelas é dada por:

$$P(X = 2) = \binom{4}{2} \times \left(\frac{3}{4}\right)^2 \left(\frac{1}{4}\right)^2 = 0,2109 \text{ ou } 21,09\%$$

7. Considere novamente o cruzamento de ervilhas amarelas e verdes, descrito no Exercício 6. Qual é a média de ervilhas amarelas, considerando uma amostra de $n = 100$ ervilhas? Qual é a variância?

Um conjunto de $n = 100$ ervilhas tem, em média:

$$\mu = 100 \times \frac{3}{4} = 75 \text{ ervilhas amarelas}$$

A variância é:

$$\sigma^2 = 100 \times \frac{3}{4} \times \frac{1}{4^0} = 18,75$$

8. Um exame é constituído de 100 testes, cada um com cinco alternativas, em que apenas uma é correta. Um aluno que nada sabe sobre a matéria do exame acerta, em média, quantos testes? Qual é a variância da distribuição?

A probabilidade de um aluno acertar uma resposta ao acaso é $p = 1/5$. Existem $n = 100$ testes. Então, aplicando a fórmula, tem-se:

$$\mu = 100 \times \frac{1}{5} = 20$$

Ou seja, um aluno que nada sabe sobre a matéria acerta, em média, 20 testes. A variância da distribuição é:

$$\sigma^2 = 100 \times \frac{1}{5} \times \frac{4}{5^0} = 16$$

9. Um pesquisador de mercado quer saber a proporção de consumidores que preferem café sem cafeína. Se ele perguntar a 500 pessoas que tipo de café elas adquiriram em sua última compra, como ele estimaria a média e a variância da distribuição?

O pesquisador terá respostas "Sim" e "Não", além de outras como "Não sei", "Não me lembro" e "Não tenho tempo para responder a questionários". Se as respostas do tipo "Sim" e "Não" chegarem a 70%, ou seja, se a taxa de resposta for de 70% (quando a quantidade de não respondentes é grande, a pesquisa não tem validade), terá uma distribuição binomial. A média será obtida pela seguinte fórmula:

$$\mu = np$$

A variância σ^2 é obtida pela fórmula a seguir:

$$\sigma^2 = npq$$

O valor de p é obtido dividindo o número de consumidores que preferem café sem cafeína pelo número n de respondentes.

10. Em uma cirurgia experimental, uma cobaia pode sobreviver (S) ou morrer (M). O pesquisador não sabe (é exatamente isso que ele está pesquisando), mas considere que a probabilidade de uma cobaia sobreviver na cirurgia seja de 0,25. A cirurgia será feita em duas cobaias. Se ambas sobreviverem, operam-se mais duas. Se apenas uma sobreviver, outra será operada. Se as duas morrerem, o pesquisador interrompe o experimento. Qual é a probabilidade de não se fazer uma segunda sequência de cirurgias (se as duas primeiras cobaias operadas morrerem)? Qual é a probabilidade de quatro cobaias serem operadas e as quatro sobreviverem?

As respostas são dadas na Tabela 15.11. Se as duas cobaias morrerem (sobrevivência zero), o pesquisador interrompe o experimento. A probabilidade de isso ocorrer é de 0,5625. Se as duas cobaias sobreviverem (sobrevivência 2), o pesquisador opera mais duas. A probabilidade de isso ocorrer é:

$$0,0625 \times 0,0625 = 0,0039$$

As respostas são dadas na Tabela 15.11. Se as duas cobaias morrerem (sobrevivência zero), o pesquisador interromperá o experimento. A probabilidade de isso ocorrer é:

$$0,75 \times 0,75 = 0,5625$$

Se as duas cobaias sobreviverem (sobrevivência 2), o pesquisador irá operar mais duas. A probabilidade de isso ocorrer é:

$$0,25 \times 0,25 = 0,0625$$

A probabilidade de as quatro cobaias sobreviverem é:

$$0,25 \times 0,25 \times 0,25 \times 0,25 = 0,00391$$

Tabela 15.11 Probabilidade de sobrevivência de cobaias submetidas a uma cirurgia experimental

Número de cobaias operadas (n)	1ª sequência Sobrevivência	1ª sequência Probabilidade	2ª sequência Sobrevivência	2ª sequência Probabilidade
2	0	0,5625	Interrompe o experimento	
2	1	0,375	0	0,75
			1	0,25
2	2	0,0625	0	0,5625
			1	0,375
			2	0,0625

15.6 Exercícios propostos

1. Há três bolas numeradas em uma caixa, cada qual com um número diferente. Os números são 1, 2 e 3. Tira-se uma bola da caixa; em seguida, outra, sem que a primeira bola retirada tenha sido recolocada. Forma-se, então, um número de dois dígitos com os números das bolas retiradas. Por exemplo, se saiu o número 3 e, em seguida, o 2, foi formado o número 32. Um jogador ganha se sair número par. Nesse jogo, ganha-se mais do que se perde ou é justamente o contrário?
2. Seja X a variável aleatória que indica o número de meninos em uma família com cinco crianças. Apresente a distribuição de X em uma tabela e faça um gráfico.
3. Um exame é constituído de 10 testes do tipo certo-errado. Um aluno que nada sabe sobre a matéria do exame, quantos testes, em média, acerta? Qual é a variância dessa distribuição?
4. Um exame é constituído de 10 testes com cinco alternativas, em que apenas uma é correta. Um aluno que nada sabe sobre a matéria do exame acerta, em média, quantos testes? Qual é a variância da distribuição?
5. Suponha que determinado medicamento usado no diagnóstico precoce da gravidez é capaz de confirmar casos positivos em apenas 90% das gestantes muito jovens. Isso porque, em 10% dessas gestantes, ocorre descamação do epitélio do útero, que é confundida com menstruação. Nessas condições, qual é a probabilidade de duas, de três gestantes muito jovens que fizeram uso desse medicamento, não terem confirmado precocemente a gravidez?
6. A probabilidade de um casal heterozigoto para o gene da fenilcetonúria ($Aa \times Aa$) ter um filho afetado (aa) é de 1/4. Se o casal tiver três filhos, qual é a probabilidade de ter um filho com essa doença?

7. A probabilidade de um indivíduo ter sangue Rh^- é 10%, em toda a população brasileira. Qual é a possibilidade de se terem apresentado, em determinado dia em um banco de sangue, cinco doadores de sangue, todos Rh^-?

8. Foi feito um levantamento da opinião de 1.000 enfermeiras que trabalhavam em determinado hospital sobre dada questão que tinha duas alternativas: "Sim" e "Não". As respostas têm distribuição binomial? Algumas enfermeiras não responderam ao questionário. Que efeito isso pode ter sobre as respostas?

9. Um detector de mentiras dá resposta positiva (ou seja, diz sim, é mentira) 10% das vezes que uma pessoa está dizendo a verdade (o detector erra). Imagine que seis suspeitos de um crime sejam submetidos ao detector de mentiras. Todos os suspeitos afirmam ser inocentes e estão dizendo a verdade. Qual é a probabilidade de o detector de mentiras dar pelo menos uma resposta positiva entre os seis suspeitos?

10. O diretor de uma grande empresa está preocupado com a questão de acidentes e quer fazer um levantamento da situação. Existem os registros do número de acidentes por dia na empresa. Essa variável tem distribuição binomial?

Apêndice A

Tabelas

Tabela A.1 Distribuição normal reduzida P(0 < Z < z)

	\multicolumn{10}{c}{Último dígito}
	0	1	2	3	4	5	6	7	8	9
0,0	0,0000	0,0040	0,0080	0,0120	0,0160	0,0199	0,0239	0,0279	0,0319	0,0359
0,1	0,0398	0,0438	0,0478	0,0517	0,0557	0,0596	0,0636	0,0675	0,0714	0,0753
0,2	0,0793	0,0832	0,0871	0,0910	0,0948	0,0987	0,1026	0,1064	0,1103	0,1141
0,3	0,1179	0,1217	0,1255	0,1293	0,1331	0,1368	0,1406	0,1443	0,1480	0,1517
0,4	0,1554	0,1591	0,1628	0,1664	0,1700	0,1736	0,1772	0,1808	0,1844	0,1879
0,5	0,1915	0,1950	0,1985	0,2019	0,2054	0,2088	0,2123	0,2157	0,2190	0,2224
0,6	0,2257	0,2291	0,2324	0,2357	0,2389	0,2422	0,2454	0,2486	0,2517	0,2549
0,7	0,2580	0,2611	0,2642	0,2673	0,2703	0,2734	0,2764	0,2794	0,2823	0,2852
0,8	0,2881	0,2910	0,2939	0,2967	0,2995	0,3023	0,3051	0,3078	0,3106	0,3133
0,9	0,3159	0,3186	0,3212	0,3238	0,3264	0,3289	0,3315	0,3340	0,3365	0,3389
1,0	0,3413	0,3438	0,3461	0,3485	0,3508	0,3531	0,3554	0,3577	0,3599	0,3621
1,1	0,3643	0,3665	0,3686	0,3708	0,3729	0,3749	0,3770	0,3790	0,3810	0,3830
1,2	0,3849	0,3869	0,3888	0,3907	0,3925	0,3944	0,3962	0,3980	0,3997	0,4015
1,3	0,4032	0,4049	0,4066	0,4082	0,4099	0,4115	0,4131	0,4147	0,4162	0,4177
1,4	0,4192	0,4207	0,4222	0,4236	0,4251	0,4265	0,4279	0,4292	0,4306	0,4319
1,5	0,4332	0,4345	0,4357	0,4370	0,4382	0,4394	0,4406	0,4418	0,4429	0,4441
1,6	0,4452	0,4463	0,4474	0,4484	0,4495	0,4505	0,4515	0,4525	0,4535	0,4545
1,7	0,4554	0,4564	0,4573	0,4582	0,4591	0,4599	0,4608	0,4616	0,4625	0,4633
1,8	0,4641	0,4649	0,4658	0,4664	0,4671	0,4678	0,4686	0,4693	0,4699	0,4706
1,9	0,4713	0,4719	0,4726	0,4732	0,4738	0,4744	0,4750	0,4756	0,4761	0,4767
2,0	0,4772	0,4778	0,4783	0,4788	0,4793	0,4798	0,4803	0,4808	0,4812	0,4817
2,1	0,4821	0,4826	0,4830	0,4834	0,4838	0,4842	0,4846	0,4850	0,4854	0,4857
2,2	0,4861	0,4864	0,4868	0,4871	0,4875	0,4878	0,4881	0,4884	0,4887	0,4890
2,3	0,4893	0,4896	0,4898	0,4901	0,4904	0,4906	0,4909	0,4911	0,4913	0,4916
2,4	0,4918	0,4920	0,4922	0,4925	0,4927	0,4929	0,4931	0,4932	0,4934	0,4936
2,5	0,4938	0,4940	0,4941	0,4943	0,4945	0,4946	0,4948	0,4949	0,4951	0,4952
2,6	0,4953	0,4955	0,4956	0,4957	0,4959	0,4960	0,4961	0,4962	0,4963	0,4964
2,7	0,4965	0,4966	0,4967	0,4968	0,4969	0,4970	0,4971	0,4972	0,4973	0,4974
2,8	0,4974	0,4975	0,4976	0,4977	0,4977	0,4978	0,4979	0,4979	0,4980	0,4981
2,9	0,4981	0,4982	0,4982	0,4983	0,4984	0,4984	0,4985	0,4985	0,4986	0,4986
3,0	0,4987	0,4987	0,4987	0,4988	0,4988	0,4989	0,4989	0,4989	0,4990	0,4990

Tabela A.2 Valores de χ^2 segundo os graus de liberdade e o valor de α

Graus de liberdade	Valor de α		
	10%	5%	1%
1	2,71	3,84	6,64
2	4,60	5,99	9,21
3	6,25	7,82	11,34
4	7,78	9,49	13,28
5	9,24	11,07	15,09
6	10,64	12,59	16,81
7	12,02	14,07	18,48
8	13,36	15,51	20,09
9	14,68	16,92	21,67
10	15,99	18,31	23,21
11	17,28	19,68	24,72
12	18,55	21,03	26,22
13	19,81	22,36	27,69
14	21,06	23,68	29,14
15	22,31	25,00	30,58
16	23,54	26,30	32,00
17	24,77	27,59	33,41
18	25,99	28,87	34,80
19	27,20	30,14	36,19
20	28,41	31,41	37,57
21	29,62	32,67	38,93
22	30,81	33,92	40,29
23	32,01	35,17	41,64
24	33,20	36,42	42,98
25	34,38	37,65	44,31
26	35,56	38,88	45,64
27	36,74	40,11	46,96
28	37,92	41,34	48,28
29	39,09	42,56	49,59
30	40,26	43,77	50,89

Tabela A.3 Valores de F para $\alpha = 2,5\%$, segundo o número de graus de liberdade do numerador e do denominador

Número de graus de liberdade do denominador	\multicolumn{9}{c}{Número de graus de liberdade do numerador}
	1	2	3	4	5	6	7	8	9
1	648	800	864	900	922	937	948	957	963
2	38,5	39,0	39,2	39,2	39,3	39,3	39,4	39,4	39,4
3	17,4	16,0	15,4	15,1	14,9	14,7	14,6	14,5	14,5
4	12,2	10,6	9,98	9,60	9,36	9,20	9,07	8,98	8,90
5	10,0	8,43	7,76	7,39	7,15	6,98	6,85	6,76	6,68
6	8,81	7,26	6,60	6,23	5,99	5,82	5,70	5,60	5,52
7	8,07	6,54	5,89	5,52	5,29	5,12	4,99	4,90	4,82
8	7,57	6,06	5,42	5,05	4,82	4,65	4,53	4,43	4,36
9	7,21	5,71	5,08	4,72	4,48	4,32	4,20	4,10	4,03
10	6,94	5,46	4,83	4,47	4,24	4,07	3,95	3,85	3,78
11	6,72	5,26	4,63	4,28	4,04	3,88	3,76	3,66	3,59
12	6,55	5,10	4,47	4,12	3,89	3,73	3,61	3,51	3,44
13	6,41	4,97	4,35	4,00	3,77	3,60	3,48	3,39	3,31
14	6,30	4,86	4,24	3,89	3,66	3,50	3,38	3,29	3,21
15	6,20	4,77	4,15	3,80	3,58	3,41	3,29	3,20	3,12
16	6,12	4,69	4,08	3,73	3,50	3,34	3,22	3,12	3,05
17	6,04	4,62	4,01	3,66	3,44	3,28	3,16	3,06	2,98
18	5,98	4,56	3,95	3,61	3,38	3,22	3,10	3,01	2,93
19	5,92	4,51	3,90	3,56	3,33	3,17	3,05	2,96	2,88
20	5,87	4,46	3,86	3,51	3,29	3,13	3,01	2,91	2,84
21	5,83	4,42	3,82	3,48	3,25	3,09	2,97	2,87	2,80
22	5,79	4,38	3,78	3,44	3,22	3,05	2,93	2,84	2,76
23	5,75	4,35	3,75	3,41	3,18	3,02	2,90	2,81	2,73
24	5,72	4,32	3,72	3,38	3,15	2,99	2,87	2,78	2,70
25	5,69	4,29	3,69	3,35	3,13	2,97	2,85	2,75	2,68
26	5,66	4,27	3,67	3,33	3,10	2,94	2,82	2,73	2,65
27	5,63	4,24	3,65	3,31	3,08	2,92	2,80	2,71	2,63
28	5,61	4,22	3,63	3,29	3,06	2,90	2,78	2,69	2,61
29	5,59	4,20	3,61	3,27	3,04	2,88	2,76	2,67	2,59
30	5,57	4,18	3,59	3,25	3,03	2,87	2,75	2,65	2,57
40	5,42	4,05	3,46	3,13	2,90	2,74	2,62	2,53	2,45
60	5,29	3,93	3,34	3,01	2,79	2,63	2,51	2,41	2,33
120	5,15	3,80	3,23	2,89	2,67	2,52	2,39	2,30	2,22
∞	5,02	3,69	3,12	2,79	2,57	2,41	2,29	2,19	2,11

(continua)

Tabela A.3 Valores de F para $\alpha = 2,5\%$, segundo o número de graus de liberdade do numerador e do denominador (*Continuação*)

Número de graus de liberdade do denominador	\multicolumn{10}{c}{Número de graus de liberdade do numerador}
	10	12	15	20	24	30	40	60	120	∞
1	969	977	985	993	997	1.000	1.010	1.010	1.010	1.020
2	39,4	39,4	39,4	39,4	39,5	39,5	39,5	39,5	39,5	39,5
3	14,4	14,3	14,3	14,2	14,1	14,1	14,0	14,0	13,9	13,9
4	8,84	8,75	8,66	8,56	8,51	8,46	8,41	8,36	8,31	8,26
5	6,62	6,52	6,43	6,33	6,28	6,23	6,18	6,12	6,07	6,02
6	5,46	5,37	5,27	5,17	5,12	5,07	5,01	4,96	4,90	4,85
7	4,76	4,67	4,57	4,47	4,42	4,36	4,31	4,25	4,20	4,14
8	4,30	4,20	4,10	4,00	3,95	3,89	3,84	3,78	3,73	3,67
9	3,96	3,87	3,77	3,67	3,61	3,56	3,51	3,45	3,39	3,33
10	3,72	3,62	3,52	3,42	3,37	3,31	3,26	3,20	3,14	3,08
11	3,53	3,43	3,33	3,23	3,17	3,12	3,06	3,00	2,94	2,88
12	3,37	3,28	3,18	3,07	3,02	2,96	2,91	2,85	2,79	2,72
13	3,25	3,15	3,05	2,95	2,89	2,84	2,78	2,72	2,66	2,60
14	3,15	3,05	2,95	2,84	2,79	2,73	2,67	2,61	2,55	2,49
15	3,06	2,96	2,86	2,76	2,70	2,64	2,59	2,52	2,46	2,40
16	2,99	2,89	2,79	2,68	2,63	2,57	2,51	2,45	2,38	2,32
17	2,92	2,82	2,72	2,62	2,56	2,50	2,44	2,38	2,32	2,25
18	2,87	2,77	2,67	2,56	2,50	2,44	2,38	2,32	2,26	2,19
19	2,82	2,72	2,62	2,51	2,45	2,39	2,33	2,27	2,20	2,13
20	2,77	2,68	2,57	2,46	2,41	2,35	2,29	2,22	2,16	2,09
21	2,73	2,64	2,53	2,42	2,37	2,31	2,25	2,18	2,11	2,04
22	2,70	2,60	2,50	2,39	2,33	2,27	2,21	2,14	2,08	2,00
23	2,67	2,57	2,47	2,36	2,30	2,24	2,18	2,11	2,04	1,97
24	2,64	2,54	2,44	2,33	2,27	2,21	2,15	2,08	2,01	1,94
25	2,61	2,51	2,41	2,30	2,24	2,18	2,12	2,05	1,98	1,91
26	2,59	2,49	2,39	2,28	2,22	2,16	2,09	2,03	1,95	1,88
27	2,57	2,47	2,36	2,25	2,19	2,13	2,07	2,00	1,93	1,85
28	2,55	2,45	2,34	2,23	2,17	2,11	2,05	1,98	1,91	1,83
29	2,53	2,43	2,32	2,21	2,15	2,09	2,03	1,96	1,89	1,81
30	2,51	2,41	2,31	2,20	2,14	2,07	2,01	1,94	1,87	1,79
40	2,39	2,29	2,18	2,07	2,01	1,94	1,88	1,80	1,72	1,64
60	2,27	2,17	2,06	1,94	1,88	1,82	1,74	1,67	1,58	1,48
120	2,16	2,05	1,94	1,82	1,76	1,69	1,61	1,53	1,43	1,31
∞	2,05	1,94	1,83	1,71	1,64	1,57	1,48	1,39	1,27	1,00

Fonte: Scheffé (1959).

Tabela A.4 Valores de F para $\alpha = 5\%$, segundo o número de graus de liberdade do numerador e do denominador

Número de graus de liberdade do denominador	\multicolumn{9}{c}{Número de graus de liberdade do numerador}
	1	2	3	4	5	6	7	8	9
1	161	200	216	225	230	234	237	239	241
2	18,5	19,0	19,2	19,2	19,3	19,3	19,4	19,4	19,4
3	10,1	9,55	9,28	9,12	9,01	8,94	8,89	8,85	8,81
4	7,71	6,94	6,59	6,39	6,26	6,16	6,09	6,04	6,00
5	6,61	5,79	5,41	5,19	5,05	4,95	4,88	4,82	4,77
6	5,99	5,14	4,76	4,53	4,39	4,28	4,21	4,15	4,10
7	5,59	4,74	4,35	4,12	3,97	3,87	3,79	3,73	3,68
8	5,32	4,46	4,07	3,84	3,69	3,58	3,50	3,44	3,39
9	5,12	4,26	3,86	3,63	3,48	3,37	3,29	3,23	3,18
10	4,96	4,10	3,71	3,48	3,33	3,22	3,14	3,07	3,02
11	4,84	3,98	3,59	3,36	3,20	3,09	3,01	2,95	2,90
12	4,75	3,89	3,49	3,26	3,11	3,00	2,91	2,85	2,80
13	4,67	3,81	3,41	3,18	3,03	2,92	2,83	2,77	2,71
14	4,60	3,74	3,34	3,11	2,96	2,85	2,76	2,70	2,65
15	4,54	3,68	3,29	3,06	2,90	2,79	2,71	2,64	2,59
16	4,49	3,63	3,24	3,01	2,85	2,74	2,66	2,59	2,54
17	4,45	3,59	3,20	2,96	2,81	2,70	2,61	2,55	2,49
18	4,41	3,55	3,16	2,93	2,77	2,66	2,58	2,51	2,46
19	4,38	3,52	3,13	2,90	2,74	2,63	2,54	2,48	2,42
20	4,35	3,49	3,10	2,87	2,71	2,60	2,51	2,45	2,39
21	4,32	3,47	3,07	2,84	2,68	2,57	2,49	2,42	2,37
22	4,30	3,44	3,05	2,82	2,66	2,55	2,46	2,40	2,34
23	4,28	3,42	3,03	2,80	2,64	2,53	2,44	2,37	2,32
24	4,26	3,40	3,01	2,78	2,62	2,51	2,42	2,36	2,30
25	4,24	3,39	2,99	2,76	2,60	2,49	2,40	2,34	2,28
26	4,23	3,37	2,98	2,74	2,59	2,47	2,39	2,32	2,27
27	4,21	3,35	2,96	2,73	2,57	2,46	2,37	2,31	2,25
28	4,20	3,34	2,95	2,71	2,56	2,45	2,36	2,29	2,24
29	4,18	3,33	2,93	2,70	2,55	2,43	2,35	2,28	2,22
30	4,17	3,32	2,92	2,69	2,53	2,42	2,33	2,27	2,21
40	4,08	3,23	2,84	2,61	2,45	2,34	2,25	2,18	2,12
60	4,00	3,15	2,76	2,53	2,37	2,25	2,17	2,10	2,04
120	3,92	3,07	2,68	2,45	2,29	2,17	2,09	2,02	1,96
∞	3,84	3,00	2,60	2,37	2,21	2,10	2,01	1,94	1,88

(*continua*)

Tabela A.4 Valores de F para $\alpha = 5\%$, segundo o número de graus de liberdade do numerador e do denominador (*Continuação*)

Número de graus de liberdade do denominador	\multicolumn{10}{c}{Número de graus de liberdade do numerador}
	10	12	15	20	24	30	40	60	120	∞
1	242	244	246	248	249	250	251	252	253	254
2	19,4	19,4	19,4	19,4	19,5	19,5	19,5	19,5	19,5	19,5
3	8,79	8,74	8,70	8,66	8,64	8,62	8,59	8,57	8,55	8,53
4	5,96	5,91	5,86	5,80	5,77	5,75	5,72	5,69	5,66	5,63
5	4,74	4,68	4,62	4,56	4,53	4,50	4,46	4,43	4,40	4,36
6	4,06	4,00	3,94	3,87	3,84	3,81	3,77	3,74	3,70	3,67
7	3,64	3,57	3,51	3,44	3,41	3,38	3,34	3,30	3,27	3,23
8	3,35	3,28	3,22	3,15	3,12	3,08	3,04	3,01	2,97	2,93
9	3,14	3,07	3,01	2,94	2,90	2,86	2,83	2,79	2,75	2,71
10	2,98	2,91	2,85	2,77	2,74	2,70	2,66	2,62	2,58	2,54
11	2,85	2,79	2,72	2,65	2,61	2,57	2,53	2,49	2,45	2,40
12	2,75	2,69	2,62	2,54	2,51	2,47	2,43	2,38	2,34	2,30
13	2,67	2,60	2,53	2,46	2,42	2,38	2,34	2,30	2,25	2,21
14	2,60	2,53	2,46	2,39	2,35	2,31	2,27	2,22	2,18	2,13
15	2,54	2,48	2,40	2,33	2,29	2,25	2,20	2,16	2,11	2,07
16	2,49	2,42	2,35	2,28	2,24	2,19	2,15	2,11	2,06	2,01
17	2,45	2,38	2,31	2,23	2,19	2,15	2,10	2,06	2,01	1,96
18	2,41	2,34	2,27	2,19	2,15	2,11	2,06	2,02	1,97	1,92
19	2,38	2,31	2,23	2,16	2,11	2,07	2,03	1,98	1,93	1,88
20	2,35	2,28	2,20	2,12	2,08	2,04	1,99	1,95	1,90	1,84
21	2,32	2,25	2,18	2,10	2,05	2,01	1,96	1,92	1,87	1,81
22	2,30	2,23	2,15	2,07	2,03	1,98	1,94	1,89	1,84	1,78
23	2,27	2,20	2,13	2,05	2,01	1,96	1,91	1,86	1,81	1,76
24	2,25	2,18	2,11	2,03	1,98	1,94	1,89	1,84	1,79	1,73
25	2,24	2,16	2,09	2,01	1,96	1,92	1,87	1,82	1,77	1,71
26	2,22	2,15	2,07	1,99	1,95	1,90	1,85	1,80	1,75	1,69
27	2,20	2,13	2,06	1,97	1,93	1,88	1,84	1,79	1,73	1,67
28	2,19	2,12	2,04	1,96	1,91	1,87	1,82	1,77	1,71	1,65
29	2,18	2,10	2,03	1,94	1,90	1,85	1,81	1,75	1,70	1,64
30	2,16	2,09	2,01	1,93	1,89	1,84	1,79	1,74	1,68	1,62
40	2,08	2,00	1,92	1,84	1,79	1,74	1,69	1,64	1,58	1,51
60	1,99	1,92	1,84	1,75	1,70	1,65	1,59	1,53	1,47	1,39
120	1,91	1,83	1,75	1,66	1,61	1,55	1,50	1,43	1,35	1,25
∞	1,83	1,75	1,67	1,57	1,52	1,46	1,39	1,32	1,22	1,00

Fonte: Scheffé (1959).

Tabela A.5 Valores de F para $\alpha = 10\%$, segundo o número de graus de liberdade do numerador e do denominador

Número de graus de liberdade do denominador	\multicolumn{9}{c}{Número de graus de liberdade do numerador}
	1	2	3	4	5	6	7	8	9
1	39,9	49,5	53,6	55,8	57,2	58,2	58,9	59,4	59,9
2	8,53	9,00	9,16	9,24	9,29	9,33	9,35	9,37	9,38
3	5,54	5,46	5,39	5,34	5,31	5,28	5,27	5,25	5,24
4	4,54	4,32	4,19	4,11	4,05	4,01	3,98	3,95	3,94
5	4,06	3,78	3,62	3,52	3,45	3,40	3,37	3,34	3,32
6	3,78	3,46	3,29	3,18	3,11	3,05	3,01	2,98	2,96
7	3,59	3,26	3,07	2,96	2,88	2,83	2,78	2,75	2,72
8	3,46	3,11	2,92	2,81	2,73	2,67	2,62	2,59	2,56
9	3,36	3,01	2,81	2,69	2,61	2,55	2,51	2,47	2,44
10	3,29	2,92	2,73	2,61	2,52	2,46	2,41	2,38	2,35
11	3,23	2,86	2,66	2,54	2,45	2,39	2,34	2,30	2,27
12	3,18	2,81	2,61	2,48	2,39	2,33	2,28	2,24	2,21
13	3,14	2,76	2,56	2,43	2,35	2,28	2,23	2,20	2,16
14	3,10	2,73	2,52	2,39	2,31	2,24	2,19	2,15	2,12
15	3,07	2,70	2,49	2,36	2,27	2,21	2,16	2,12	2,09
16	3,05	2,67	2,46	2,33	2,24	2,18	2,13	2,09	2,06
17	3,03	2,64	2,44	2,31	2,22	2,15	2,10	2,06	2,03
18	3,01	2,62	2,42	2,29	2,20	2,13	2,08	2,04	2,00
19	2,99	2,61	2,40	2,27	2,18	2,11	2,06	2,02	1,98
20	2,97	2,59	2,38	2,25	2,16	2,09	2,04	2,00	1,96
21	2,96	2,57	2,36	2,23	2,14	2,08	2,02	1,98	1,95
22	2,95	2,56	2,35	2,22	2,13	2,06	2,01	1,97	1,93
23	2,94	2,55	2,34	2,21	2,11	2,05	1,99	1,95	1,92
24	2,93	2,54	2,33	2,19	2,10	2,04	1,98	1,94	1,91
25	2,92	2,53	2,32	2,18	2,09	2,02	1,97	1,93	1,89
26	2,91	2,52	2,31	2,17	2,08	2,01	1,96	1,92	1,88
27	2,90	2,51	2,30	2,17	2,07	2,00	1,95	1,91	1,87
28	2,89	2,50	2,29	2,16	2,06	2,00	1,94	1,90	1,87
29	2,89	2,50	2,28	2,15	2,06	1,99	1,93	1,89	1,86
30	2,88	2,49	2,28	2,14	2,05	1,98	1,93	1,88	1,85
40	2,84	2,44	2,23	2,09	2,00	1,93	1,87	1,83	1,79
60	2,79	2,39	2,18	2,04	1,95	1,87	1,82	1,77	1,74
120	2,75	2,35	2,13	1,99	1,90	1,82	1,77	1,72	1,68
∞	2,71	2,30	2,08	1,94	1,85	1,77	1,72	1,67	1,63

(*continua*)

Tabela A.5 Valores de F para $\alpha = 10\%$, segundo o número de graus de liberdade do numerador e do denominador (*Continuação*)

Número de graus de liberdade do denominador	\multicolumn{10}{c}{Número de graus de liberdade do numerador}
	10	12	15	20	24	30	40	60	120	∞
1	60,2	60,7	61,2	61,7	62,0	62,3	62,5	62,8	63,1	63,3
2	9,39	9,41	9,42	9,44	9,45	9,46	9,47	9,47	9,48	9,49
3	5,23	5,22	5,20	5,18	5,18	5,17	5,16	5,15	5,14	5,13
4	3,92	3,90	3,87	3,84	3,83	3,82	3,80	3,79	3,78	3,76
5	3,30	3,27	3,24	3,21	3,19	3,17	3,16	3,14	3,12	3,10
6	2,94	2,90	2,87	2,84	2,82	2,80	2,78	2,76	2,74	2,72
7	2,70	2,67	2,63	2,59	2,58	2,56	2,54	2,51	2,49	2,47
8	2,54	2,50	2,46	2,42	2,40	2,38	2,36	2,34	2,32	2,29
9	2,42	2,38	2,34	2,30	2,28	2,25	2,23	2,21	2,18	2,16
10	2,32	2,28	2,24	2,20	2,18	2,16	2,13	2,11	2,08	2,06
11	2,25	2,21	2,17	2,12	2,10	2,08	2,05	2,03	2,00	1,97
12	2,19	2,15	2,10	2,06	2,04	2,01	1,99	1,96	1,93	1,90
13	2,14	2,10	2,05	2,01	1,98	1,96	1,93	1,90	1,88	1,85
14	2,10	2,05	2,01	1,96	1,94	1,91	1,89	1,86	1,83	1,80
15	2,06	2,02	1,97	1,92	1,90	1,87	1,85	1,82	1,79	1,76
16	2,03	1,99	1,94	1,89	1,87	1,84	1,81	1,78	1,75	1,72
17	2,00	1,96	1,91	1,86	1,84	1,81	1,78	1,75	1,72	1,69
18	1,98	1,93	1,89	1,84	1,81	1,78	1,75	1,72	1,69	1,66
19	1,96	1,91	1,86	1,81	1,79	1,76	1,73	1,70	1,67	1,63
20	1,94	1,89	1,84	1,79	1,77	1,74	1,71	1,68	1,64	1,61
21	1,92	1,88	1,83	1,78	1,75	1,72	1,69	1,66	1,62	1,59
22	1,90	1,86	1,81	1,76	1,73	1,70	1,67	1,64	1,60	1,57
23	1,89	1,84	1,80	1,74	1,72	1,69	1,66	1,62	1,59	1,55
24	1,88	1,83	1,78	1,73	1,70	1,67	1,64	1,61	1,57	1,53
25	1,87	1,82	1,77	1,72	1,69	1,66	1,63	1,59	1,56	1,52
26	1,86	1,81	1,76	1,71	1,68	1,65	1,61	1,58	1,54	1,50
27	1,85	1,80	1,75	1,70	1,67	1,64	1,60	1,57	1,53	1,49
28	1,84	1,79	1,74	1,69	1,66	1,63	1,59	1,56	1,52	1,48
29	1,83	1,78	1,73	1,68	1,65	1,62	1,58	1,55	1,51	1,47
30	1,82	1,77	1,72	1,67	1,64	1,61	1,57	1,54	1,50	1,46
40	1,76	1,71	1,66	1,61	1,57	1,54	1,51	1,47	1,42	1,38
60	1,71	1,66	1,60	1,54	1,51	1,48	1,44	1,40	1,35	1,29
120	1,65	1,60	1,55	1,48	1,45	1,41	1,37	1,32	1,26	1,19
∞	1,60	1,55	1,49	1,42	1,38	1,34	1,30	1,24	1,17	1,00

Fonte: Scheffé (1959).

Tabela A.6 Valores de t, segundo os graus de liberdade e o valor de α

Teste Unilateral	Graus de liberdade	5%	2,50%	0,50%
Teste Bilateral		10%	5%	1%
	1	6,314	12,706	63,657
	2	2,920	4,303	9,925
	3	2,353	3,182	5,841
	4	2,132	2,776	4,604
	5	2,015	2,571	4,032
	6	1,943	2,447	3,707
	7	1,895	2,365	3,499
	8	1,860	2,306	3,355
	9	1,833	2,262	3,250
	10	1,812	2,228	3,169
	11	1,796	2,201	3,106
	12	1,782	2,179	3,055
	13	1,771	2,160	3,012
	14	1,761	2,145	2,977
	15	1,753	2,131	2,947
	16	1,746	2,120	2,921
	17	1,740	2,110	2,898
	18	1,734	2,101	2,878
	19	1,729	2,093	2,861
	20	1,725	2,086	2,845
	21	1,721	2,080	2,831
	22	1,717	2,074	2,819
	23	1,714	2,069	2,807
	24	1,711	2,064	2,797
	25	1,708	2,060	2,787
	26	1,706	2,056	2,779
	27	1,703	2,052	2,771
	28	1,701	2,048	2,763
	29	1,699	2,045	2,756
	30	1,967	2,042	2,750
	40	1,684	2,021	2,704
	60	1,671	2,000	2,660
	120	1,658	1,980	2,617
	∞	1,645	1,960	2,576

Apêndice B

Respostas aos Exercícios Propostos

Capítulo 1 | Apresentação de Dados em Tabelas

1. a) Peso de pessoas: numérica contínua; b) Marcas comerciais de um mesmo analgésico: nominal; c) Temperatura de pessoas: numérica contínua; d) Quantidade anual de chuva na cidade de São Paulo: numérica contínua; e) Religião: nominal; f) Número de dentes permanentes irrompidos em uma criança: numérica discreta; g) Número de bebês nascidos por dia em uma maternidade: numérica discreta; h) Comprimento de cães: numérica contínua.

2.

Distribuição das pessoas segundo a opinião

Opinião	Frequência	Percentual (%)
Favorável	425	49,9
Contrária	368	43,2
Não tem/não sabe	59	6,9
Total	852	100,0

3.

Distribuição das notas de 200 alunos

Nota do aluno	Frequência	Frequência relativa
De 9 a 10	16	0,08
De 8 a 8,9	36	0,18
De 6,5 a 7,9	90	0,45
De 5 a 6,4	30	0,15
Abaixo de 5	28	0,14
Total	200	1,00

4.

Distribuição dos pacientes segundo o estágio da doença

Estágio da doença	Frequência	Frequência relativa
Leve	8	0,40
Moderado	9	0,45
Severo	3	0,15
Total	20	1,00

5. Não está definido se os valores iguais aos extremos de classe estão ou não incluídos. Os intervalos se sobrepõem (p. ex., de 20 a 30 e de 30 a 40; o valor 30 aparece nos dois intervalos), e falta uma classe: de 50 a 60.

6.

Doadores de sangue segundo o tipo sanguíneo

Tipo de sangue	Frequência	Frequência relativa
O	15	0,375
A	16	0,400
B	6	0,150
AB	3	0,075
Total	40	1,000

7. Vinte alunos.

8.

Distribuição das crianças segundo o hábito de sucção

Hábito de sucção	Frequência	Percentual (%)
Sucção do polegar	190	9,4
Chupeta	588	29,2
Mamadeira	618	30,7
Não têm o hábito	615	30,6
Total	2.011	100,0

9.

Classe
70 ⊢ 75
75 ⊢ 80
80 ⊢ 85
85 ⊢ 90
90 ⊢ 95
95 ⊢ 100
100 ⊢ 105
105 ⊢ 110
110 ⊢ 115
115 ⊢ 120

10. O intervalo de classes é 5 (enfermeiros em serviço). O intervalo de toda a distribuição é 30.

11.

Distribuição de pacientes acidentados no trabalho segundo o tempo de internação, em dias

Tempo de internação	Frequência
1 ⊢ 3	5
3 ⊢ 6	8
6 ⊢ 9	11
9 ⊢ 12	4
12 ⊢ 15	6
15 ⊢ 18	2
Total	36

Tempo de internação	Frequência
1 dia	2
2 a 3 dias	6
4 a 7 dias	12
8 a 14 dias	14
Mais de 14 dias	2
Total	36

12. Conjunto A: para encontrar o número de classes: $\sqrt{50} = 7{,}01 \approx 7$; amplitude dos dados: $70 - 24 = 46$. Dividindo a amplitude total pelo número de classes, encontra-se o intervalo de classe: $46 \div 7 = 6{,}6 \approx 7$.

$$24 \vdash 31$$
$$31 \vdash 38$$
$$38 \vdash 45$$
$$45 \vdash 52$$
$$52 \vdash 59$$
$$59 \vdash 66$$
$$66 \vdash 73$$

Conjunto B: para calcular o número de classes: $\sqrt{100} \approx 10$; amplitude dos dados: $821 - 187 = 634$. Dividindo a amplitude total pelo número de classes, encontra-se o intervalo de classe: $634 \div 10 = 63{,}4 \approx 65$.

$$185 \vdash 250$$
$$250 \vdash 315$$
$$315 \vdash 380$$
$$380 \vdash 445$$
$$445 \vdash 510$$
$$510 \vdash 575$$
$$575 \vdash 640$$
$$640 \vdash 705$$
$$705 \vdash 770$$
$$770 \vdash 835$$

13.

Abandono de tratamento contra tuberculose pulmonar segundo a zona de moradia

Zona	Abandono do tratamento			Percentual (%)
	Sim	Não	Total	
Urbana	15	80	95	15,8
Rural	70	35	105	66,7

14.

Distribuição dos dentistas segundo a adoção de métodos de prevenção de cáries e doenças gengivais no consultório

Prevenção	Frequência	Percentual (%)
Sim	78	78
Não	22	22
Total	100	100

A prática da prevenção deveria ser adotada por 100% dos dentistas.

15.

Pacientes portadores de carcinoma epidermoide de base de língua, segundo a faixa etária, em anos

Faixa etária	Número	Frequência relativa (%)
30 ⊢ 40	10	3,4
40 ⊢ 50	66	22,8
50 ⊢ 60	119	41,0
60 ⊢ 70	66	22,8
70 ⊢ 80	24	8,3
80 e mais	5	1,7
Total	290	100,0

A faixa etária de maior risco: dos 50 aos 60 anos.

16.

Número de órgãos obtidos de doadores cadáveres

Órgão	Número de doadores	Número de órgãos aproveitados	Taxa de aproveitamento (%)
Rim	105	210	100
Coração	105	45	42,9
Fígado	105	20	19
Pulmões	105	17	8,1

Cada cadáver é potencialmente doador de dois rins, um coração, um fígado e dois pulmões. A taxa de aproveitamento é sobre o número de órgãos – não de cadáveres.

Capítulo 2 | Apresentação de Dados em Gráficos

1.

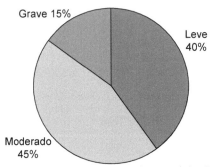

Distribuição dos pacientes segundo o estágio da doença

2.

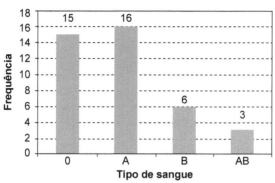

Distribuição dos doadores de sangue segundo o tipo sanguíneo

3.

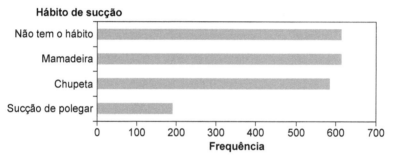

Distribuição das crianças segundo o hábito de sucção

4.

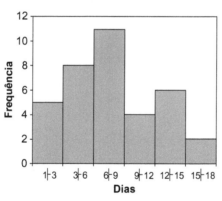

Distribuição de pacientes acidentados no trabalho segundo o tempo de internação, em dias

5.

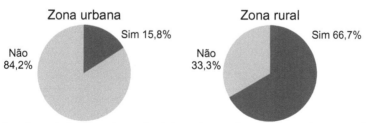

Taxa de abandono do tratamento contra tuberculose pulmonar segundo a zona de moradia

6.

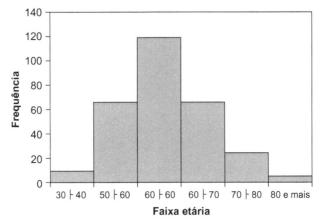

Pacientes portadores de carcinoma epidermoide de base de língua, segundo a faixa etária, em anos

7.

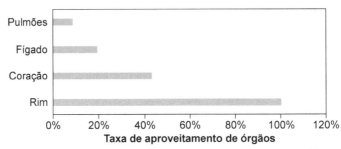

Taxa de aproveitamento de órgãos obtidos de doadores cadáveres

8.

Pressão sanguínea diastólica, em milímetros de mercúrio, de 35 enfermeiros que trabalham em um hospital

Classe	Frequência	Frequência relativa (%)
64 ⊢ 70	1	2,9
70 ⊢ 76	5	14,3
76 ⊢ 82	9	25,7
82 ⊢ 88	13	37,1
88 ⊢ 94	5	14,3
94 ⊢ 100	2	5,7
Total	35	100

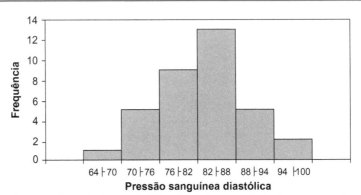

Pressão sanguínea diastólica de 35 enfermeiros que trabalham em um hospital

9.

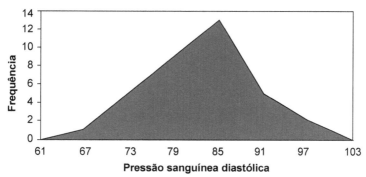

Pressão sanguínea diastólica de 35 enfermeiros que trabalham em um hospital

Capítulo 3 | Medidas de Tendência Central

1.
   a) Média = 5; mediana = 6; moda = 8
   b) Média = 8; mediana = 8; moda = 8
   c) Média = 11; mediana = 10; moda = 10
   d) Média = 1; mediana = 0; não tem moda
   e) Média = 2; mediana = 1; duas modas: 1 e 2
2. Mediana.
3. Moda.
4. 24 anos.
5. A média é 100 mg/100 ml de sangue, e a mediana é 99,5 mg/100 ml de sangue.
6. Estatura: média = 1,70 m; mediana = 1,68 m; peso: média = 72,5 kg; mediana = 70 kg; pressão arterial: média = 165,5 mm de mercúrio; mediana = 160 mm de mercúrio.
7. Menino: média = 0,88 dente cariado; meninas: média = 1 dente cariado.
8. 1,06 min. O rato que não dormiu não entra na média, porque tempo de latência é o tempo para o fármaco fazer efeito – no caso, dormir.
9. Masculino: média = 7,00 g/dia; mediana = 6,5 g/dia. Feminino: média = 7,00 g/dia; mediana = 7,0 g/dia.
10. Masculino: média = 0,90 l/dia; mediana = 0,85 l/dia. Feminino: média = 0,80 l/dia; mediana = 0,75 l/dia.
11. Metade das pacientes retornou às atividades menos de 27,5 dias depois de submetidas a histerectomias; o conjunto de dados não tem moda, ou seja, nenhum número de dias foi mais frequente.
12. 3,62 mg de ácido ascórbico em 100 ml.
13. Sim, exemplo: 1; 2; 3; 3; 3; 4; 5; para esse conjunto de dados, a média, a mediana e a moda são iguais a 3.
14. A média, porque a última classe não tem o extremo superior definido.

Capítulo 4 | Medidas de Dispersão para uma Amostra

1. a) 1; b) 5; c) 4.
2. a) $\Sigma x = 35$; b) $\Sigma(x - \bar{x})^2 = 20$.
3. A média é 4, e o desvio-padrão é 3.
4. O tamanho da amostra é 6.
5. A média é 24 e a variância é 80.

6. Antônio: média = 5; desvio-padrão = 0; João: média = 5; desvio-padrão = 1; Pedro: média = 5; desvio-padrão = 5. As notas de Antônio não variaram; as notas de Pedro variaram muito mais que as de João.
7.
   a) O desvio-padrão pode ser maior do que o valor da média, como no exemplo: −2; 0; 2.
   b) O valor do desvio-padrão pode ser igual ao valor da média, como no exemplo: 10; 10; 5; 0; 0.
   c) O valor do desvio-padrão não pode ser negativo, por definição.
   d) O desvio-padrão é igual a zero quando todos os dados do conjunto são iguais entre si.
8. A variância é 16, o desvio-padrão é 4 e o coeficiente de variação é 4,00%.
9. A média é 5 e a variância é 0,8.
10.
   a) Desvantagem de usar a amplitude: os dois conjuntos podem ter amplitudes iguais e variabilidades diferentes.
   b) Não.
   c) Sim, quando menor do que 1.
11. Primeiro ano: média = 74,6; desvio-padrão = 7,44. Segundo ano: média = 95,6; desvio-padrão = 7,92. As variabilidades são praticamente iguais, mas a diferença é que a média do segundo ano é aproximadamente 28% maior que a média do primeiro, o que justifica a ideia de que alunos que começam a atender pacientes em disciplinas clínicas têm aumento na frequência do batimento cardíaco.
12. A diferença de médias não é muito grande (6 e 7, respectivamente), mas a diferença de variabilidades é tão grande (2 e 11,2, respectivamente) que justifica preferir a primeira dieta para perda de peso. Como na primeira dieta as respostas são mais homogêneas, a expectativa do resultado é mais previsível.

Capítulo 5 | Noções sobre Correlação

1. a) $r = 1$: correlação perfeita positiva; b) $r = -1$: correlação perfeita negativa; c) $r = 0$: correlação nula; d) $r = 0,90$: correlação positiva forte; e) $r = -0,90$: correlação negativa forte.
2. a) Correlação negativa; b) Correlação positiva; c) Correlação nula.
3. O sobrepeso pode ser um fator de risco para morte por doenças do coração.
4. Não.
5. (A) Correlação perfeita positiva, (B) Forte correlação positiva, (C) Correlação nula ou próxima de nula.
6. 1; 1 ou −1; positiva ou negativa; zero; maior.
7. c) Negativa.
8. a) Se as variáveis estão ou não correlacionadas.
9. Não existe correlação entre as variáveis: $r = 0$. O diagrama de dispersão mostra isso.

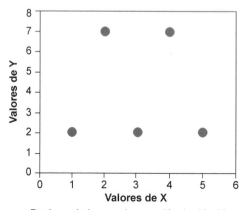

Dados relativos a duas variáveis, X e Y

10. Para o Conjunto A, $r = 0,936$; portanto, forte correlação positiva. Para o Conjunto B, $r = 0$, o que, no caso, não significa correlação nula, mas, como mostra o gráfico, correlação não linear.

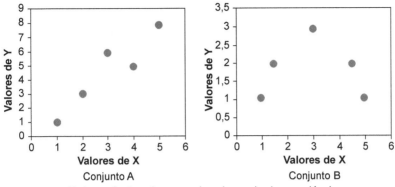

Dois conjuntos de pares de valores de duas variáveis

11. Não é possível[1] calcular o valor de r, mas, obviamente, não existe correlação entre as variáveis: X cresce e Y permanece constante.
12. $\Sigma x = 255$; $\Sigma x^2 = 9443$; $\Sigma y = 17,25$; $\Sigma y^2 = 50,4375$; $\Sigma xy = 660,25$. Logo, $r = 0,913$.
13. Para o Conjunto A, $r = 1$; portanto, correlação perfeita positiva. Para o Conjunto B, $r = 0$; o valor altamente discrepante anula a correlação. Atenção: quando se está analisando um conjunto de dados, deve-se retirar o valor discrepante apenas no caso de ter ocorrido erro na leitura ou no registro do dado. Outras situações demandam discussão. Além disso, o valor discrepante mudou totalmente o valor de r pelo fato de a amostra ser pequena.
14. O valor de r é 0,774 (correlação positiva forte), indicando boa avaliação do médico sobre a diminuição da capacidade pulmonar devido ao tempo de tabagismo do paciente.
15.

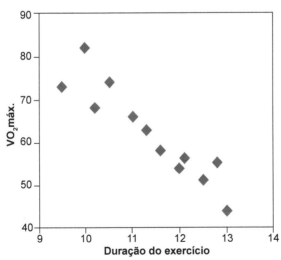

Duração do exercício, em minutos, e $VO_{2máx}$ em ml/kg/min para 12 homens saudáveis

Olhando o diagrama, é razoável afirmar que $VO_{2máx}$ diminui quando o tempo da atividade aumenta.

---
[1] É impossível porque se chegaria a uma divisão por zero, uma vez que a variância de Y, que aparece no denominador, é zero.

16.

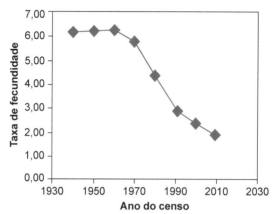

Taxas de fecundidade total no Brasil, segundo o ano do censo demográfico.

Capítulo 6 | Noções sobre Regressão

1. Gráfico e reta ajustada indicam que o teor de vitamina C no suco de maçã diminui à medida que aumenta o tempo de armazenamento.

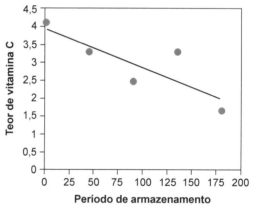

Teor de vitamina C (mg de ácido ascórbico/100 ml de suco de maçã) em função do período de armazenamento em dias

2. O coeficiente de correlação não muda, mas a reta de regressão será outra. As duas retas irão cruzar-se no ponto de coordenadas iguais às médias de X e Y.
3. Não.
4. $\hat{Y} = 5 + X$.
5. Não seria possível encontrar o valor de b pela fórmula, uma vez que o denominador seria zero. Entretanto, a ideia é de uma reta paralela ao eixo das ordenadas.
6. Os dados são poucos para discutir um assunto tão complexo; porém, em geral, é possível afirmar que escolaridade está associada ao nível de renda, ou seja, maiores gastos com produtos de higiene, maior busca por profissionais de saúde, maior informação. De qualquer modo, ensinar métodos preventivos produz bons resultados. O que não se pode é usar estatísticas de má qualidade, ainda que se tenha por objetivo "provar" assuntos já comprovados ou apenas demonstrar boas intenções.

7. Os gastos com propaganda aumentaram as vendas. O valor de $R^2 = 0,984$ indica que a proporção da variação do volume de vendas Y explicada pela variação do gasto em propaganda é muito alta. Cuidado: não se pode extrapolar.

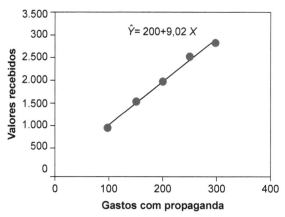

Gastos com propaganda, em reais, na semana, e valores recebidos, em reais, nas vendas

8. $\hat{Y} = 11,23 + 1,309X$.
9. $\hat{Y} = 162,5\ 8,841X$.

Sim, existe tendência de queda. O coeficiente de determinação é $R^2 = 0,859$. Então, o VO_2máx inalado diminui linearmente quando aumenta a atividade, no intervalo estudado.

10.

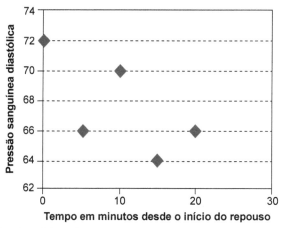

Tempo em minutos desde o início do repouso e pressão sanguínea diastólica, em milímetros de mercúrio

A simples inspeção do gráfico mostra que a pressão sanguínea diastólica diminui com o tempo de repouso, mas há outros fatores que explicam essa variação. A maior crítica, aqui, é o fato de as observações feitas ao longo do tempo não serem independentes (foram tomadas na mesma pessoa, ao longo do tempo). Para se ajustar uma reta de regressão aos dados, é preciso que as observações sejam *independentes*.

11. Para ratos com 32 dias, a estimativa de peso é 68,85 g.

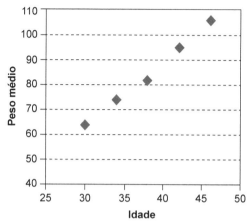

Idade (em dias) e peso médio (em gramas) de 10 ratos machos Wistar

12. A regressão *exponencial* traz a variável explanatória no expoente. Escreve-se:

$$\hat{Y} = a e^{bX}$$

Para ajustá-la, pode-se calcular o logaritmo natural[2] de Y. Ajusta-se:

$$\ln \hat{Y} = \ln a + bX$$

Cálculos auxiliares

X	Y	ln Y	X ln Y	X²
28	1,25	0,22314	6,24802	784
32	1,25	0,22314	7,14059	1.024
35	1,75	0,55962	19,58655	1.225
38	2,25	0,81093	30,81535	1.444
39	3,25	1,17865	45,96754	1.521
41	3,25	1,17865	48,32485	1.681
42	4,25	1,44692	60,77060	1.764
255		5,62106	218,85351	9.443

Aplicando as fórmulas, obtém-se:

$$\ln \hat{Y} = -2,535 + 0,09164 \ln X$$

$$\hat{Y} = 0,0792 \, e^{0,0916 X}$$

---

[2]Evidentemente, é mais fácil usar um *software* estatístico.

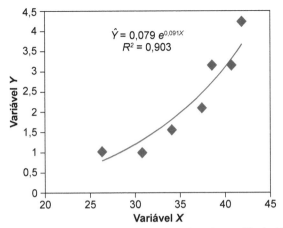

Equação exponencial ajustada aos dados das variáveis X e Y

Capítulo 7 | Noções sobre Amostragem

1. Podem ser obtidas seis amostras diferentes: 1. Antônio e Luís; 2. Antônio e Pedro; 3. Antônio e Carlos; 4. Luís e Pedro; 5. Luís e Carlos; 6. Pedro e Carlos.
2. Podem ser selecionados: a) Os elementos de ordem par; b) Os elementos de ordem ímpar; c) Os quatro primeiros elementos.
3. Numeram-se os alunos e sorteiam-se seis.
4. Divida 10 por 5 e obterá 2. Sorteie um dos dois primeiros números, ou seja, 1 ou 2. Se sair 1, chame para a amostra o primeiro, o terceiro, o quinto, o sétimo e o nono nome; se sair 2, chame o segundo, o quarto, o sexto, o oitavo e o décimo nome.
5. a) Alunos da universidade; b) Percentual de alunos que têm trabalho remunerado; c) Não, porque talvez no restaurante fiquem mais alunos que têm trabalho; d) Não, porque excluiria os que têm condução própria.
6. Questão fechada: Você costuma escovar os dentes todos os dias? ( ) Sim ( ) Não
   Questão aberta: Como você limpa seus dentes?
7. A média da população (parâmetro) é 5. As médias das amostras (estatísticas) são: João e José: 8; João e Paulo: 7; João e Pedro: 5; José e Paulo: 5; José e Pedro: 3; Paulo e Pedro: 2. A média das médias das amostras é 5, igual à média da população.
8. Leitores de livros técnicos.
9. O costume é escolher uma cidade "representativa" de todo o estado.
10.
    a) Qualquer conjunto de 10 unidades, por exemplo: 3; 5; 8; 13; 19; 22; 26; 27; 30; 40.
    b) No caso da amostra sugerida na resposta anterior: 0,3 ou 30%.
    c) 0,5 ou 50%.
    d) Boa (nota: não são boas as estimativas 0; 0,1; 0,9; 1).

Capítulo 8 | Distribuição Normal

1. De acordo com a regra prática, 95% dos dados caem entre a média ± dois desvios-padrões. No caso, a média é 100 e dois desvios-padrões valem $2 \times 15 = 30$. Então, 95% das pessoas têm QI entre 100 ± 30, ou seja, entre 70 e 130. A proporção de pessoas com quociente de inteligência acima de 130 é 2,5%.

2. Usando apenas os conhecimentos adquiridos com a distribuição normal, é razoável dizer que a média, mais um desvio-padrão, é ponto de alerta (no caso, 139,5 + 3 = 142,5); média mais dois desvios-padrões (no caso, 139,5 + 2 × 3 = 145,5) seria o ponto de corte para dizer que a concentração de sódio no plasma de uma pessoa está além do limite de normalidade.
3. a) ±0,67; b) ±1,64; c) ±1,96.
4. a) 78,88%; b) 10,56%.
5. a) 4,75%; b) 45,25%.
6. a) 97,72%; b) 2,28%.
7. a) 21,19%; b) 21,19%.
8. a) 0,1587 ou 15,87%; b) 0,0228 ou 2,28%; c) 0,5 ou 50%; d) 0,1003 ou aproximadamente 10%.
9. Sim, metade dos escores é positiva e metade é negativa, porque a distribuição normal reduzida é simétrica em torno da média zero.
10. 0,0475 ou 4,75%.

Capítulo 9 | Intervalo de Confiança

1. a) Se forem tomadas repetidamente muitas amostras e calculados seus intervalos de confiança, espera-se que 95% deles contenham a média.
2. Falsa, pois eles podem ser obtidos para qualquer parâmetro, usando os dados de uma amostra.
3. O intervalo de 90% de confiança obtido para a média da pressão arterial sistólica (em mmHg) de uma amostra de 100 indivíduos sadios com idade entre 20 e 25 anos é $121{,}7 < \mu < 124{,}3$.
4. O intervalo de 95% de confiança calculado para a média de hemoglobina (em g/dl) medida em uma amostra de 200 mulheres adultas sadias é $11{,}84 < \mu < 16{,}16$.
5. O intervalo de 90% de confiança calculado para a média de comprimento (em centímetros) ao nascer para o sexo masculino, dos filhos de mães sadias com período completo de gestação, foi $49{,}20 < \mu < 50{,}80$.
6. O intervalo de 95% de confiança calculado para a média de glicose por 100 ml de sangue em uma amostra de 25 normoglicêmicos é $85{,}32 < \mu < 104{,}68$.
7. A amostra de 30 homens sadios com idade entre 30 e 48 anos, não fumantes e que praticavam atividade física regularmente forneceu, em repouso, o intervalo de 95% de confiança para a média de frequência cardíaca $61{,}2 < \mu < 66{,}6$.
8. A estimativa por intervalo da média da quantidade de gordura, em gramas, de 100 hambúrgueres de determinada cadeia de restaurantes, com 95% de confiança, é $29{,}5 < \mu < 30{,}9$.
9. A estimativa por intervalo da média da quantidade de sal, em miligramas, de 100 hambúrgueres de determinada cadeia de restaurantes, com 90% de confiança, é $649 < \mu < 666$.
10. a) Não necessariamente; b) Sim; c) Não necessariamente; d) Não.

Capítulo 10 | Teste *t* para uma Amostra

1. Hipóteses: chove ou não chove; decisões possíveis: levar o guarda-chuva ou não levar o guarda-chuva; erros possíveis: chover e não ter guarda-chuva ou não chover e carregar o guarda-chuva.
2. A hipótese da nulidade é a de que, em média, o tempo de alívio de dor é 100 min, como acontece com as outras formulações. A hipótese alternativa é a de que o tempo médio para alívio de dor é diferente de 100 min. Escreve-se:

$$H_0: \mu = 100 \text{ minutos}$$
$$H_1: \mu \neq 100 \text{ minutos}$$

Nível de significância: 5%, teste bilateral.
Calculados: a média é 98,1; a variância é 21,87778; o desvio-padrão é 4,67737; a variância da média é 2,18778; o erro padrão da média é 1,47911; o valor de *t* é −1,28455; e o *p*-valor é 0,231026.

3. O tempo médio de alívio da dor com a nova formulação não difere estatisticamente do tempo médio de outras formulações ($p > 0,05$).
Hipóteses:
$$H_0: \mu = 60$$
$$H_1: \mu \neq 60$$

Nível de significância: $\alpha = 5\%$, teste bilateral.
Média:
$$\bar{x} = \frac{45 + 42 + 64 + 54 + 58 + 49 + 48 + 56}{8} = 52$$

Variância:
$$s^2 = \frac{\sum x^2 - \frac{(\sum x)^2}{n}}{n-1} = \frac{22.006 - \frac{(416)^2}{8}}{7} = 53,43$$

Valor de t:
$$t = \frac{52 - 60}{\sqrt{\frac{53,43}{8}}} = -3,10$$

O teste é bilateral. Com $n - 1 = 8 - 1 = 7$ graus de liberdade, o valor crítico de t no nível de 5% é 2,365. O valor absoluto de t calculado é maior que o valor crítico. Rejeite a hipótese da nulidade, ou seja, em média, batimentos cardíacos por minuto de corredores de longa distância são significativamente diferentes de 60 bpm.

4. Hipóteses:
$$H_0: \mu = 66$$
$$H_1: \mu > 66$$

Nível de significância: $\alpha = 5\%$, teste unilateral.

n	Média	Desvio-padrão	Erro padrão da média	IC de 95% para μ
12	68,500	1,624	0,469	(67,468; 69,532)

$$t = \frac{68,500 - 66,000}{0,469} = 5,33$$

O teste é unilateral (a hipótese da nulidade será rejeitada apenas em uma direção). Procure, na Tabela A6 do Apêndice A, *Tabelas*, o valor de t para o nível de significância 5%, para testes unilaterais. Com $n - 1 = 12 - 1 = 11$ graus de liberdade, para o nível de 5%, o valor crítico de t é 1,796. O valor absoluto de t calculado é maior que o valor crítico.

Rejeite a hipótese da nulidade, ou seja, os pesos das atuais jogadoras são, em média, significativamente maiores que os pesos das jogadoras de seleções anteriores.

5. Hipóteses:
$$H_0: \mu = 90$$
$$H_1: \mu \neq 90$$

Nível de significância: 5%, teste unilateral.
Valor de t:
$$t = \frac{\bar{x} - 90}{\frac{s}{\sqrt{n}}} = \frac{92 - 90}{\frac{14}{\sqrt{25}}} = 0,714$$

O valor crítico de *t* no nível de 5% com 24 graus de liberdade para um teste unilateral é aproximadamente 1,71 na Tabela A6 do Apêndice A. O valor absoluto de *t* calculado é menor que o valor crítico.

Não se rejeita a hipótese da nulidade, ou seja, não se pode concluir que, em média, o escore para depressão seja menor em crianças com baixa autoestima do que nas crianças em geral.

6. Hipóteses:

$$H_0: \mu = 20$$
$$H_1: \mu \neq 20$$

Nível de significância: 5% para teste unilateral.
Valor de *t*:

$$t = \frac{22 - \mu}{\frac{s}{\sqrt{n}}} = \frac{22 - 20}{\frac{9}{\sqrt{81}}} = 2,0$$

Com $n - 1 = 81 - 1 = 80$ graus de liberdade, o valor crítico de *t* para um teste unilateral no nível de significância de 5% é aproximadamente 1,66. O valor absoluto de *t* calculado é maior que o valor crítico. Rejeite a hipótese da nulidade, ou seja, em média, o nível de ansiedade dos alunos é mais alto que 20, o máximo aceitável.

7. Temos: $n = 22$; média = 5,00; desvio-padrão = 0,4629; erro padrão da média = 0,09869; $t = -20,26$; *p*-valor = 0,0000.

8. Errada. Um teste estatístico não faz hipóteses sobre médias de amostras. O teste *t* para uma amostra é usado para verificar se a média da população de onde a amostra proveio é significativamente diferente de um valor especificado.

9. O valor de *t* é 3,0956. O valor de *p* é 0,017429. O resultado é significante no nível $p < 0,05$.

Usando o programa SPSS, a conclusão é de que os escores de desempenho da faculdade em questão são significativamente diferentes dos escores de avaliação da universidade em geral.

Estatísticas de uma amostra

	n	Média	Desvio-padrão	Erro padrão da média
Escore	22	5,0000	0,46291	0,09869

Teste de uma amostra

	Valor de teste = 7			
	t	df	Sig. (duas extremidades)	Diferença média
Escore	−20,265	21	0,000	−2,00000

10. Hipótese da nulidade: o peso médio ao nascer de filhos de gestantes que vivem em extrema pobreza e participaram do programa é *igual* ao peso médio ao nascer histórico ($\mu = 2.800$ g) de filhos de gestantes que vivem em extrema pobreza e não participaram do programa.
Hipótese alternativa: o peso médio ao nascer de filhos de gestantes que vivem em extrema pobreza e participaram do programa é *diferente* do peso médio ao nascer histórico ($\mu = 2.800$ g) de filhos de gestantes que vivem em extrema pobreza e não participaram do programa.
Nível de significância de 5%.

11. Considerando o peso médio ao nascer histórico de 2.800 g, com o valor encontrado na amostra de 25 mulheres, que foi média de 3.075 g e desvio-padrão 500 g, calcule o valor de *t*:

$$t = \frac{3.075 - 2.800}{\frac{500}{\sqrt{25}}} = 2,75$$

Com $n - 1 = 25 - 1 = 24$ graus de liberdade, o valor crítico de t para um teste bilateral é 2,06. O valor absoluto de t calculado é maior que o da tabela.

Rejeita-se a hipótese da nulidade, ou seja, o peso médio ao nascer de filhos de gestantes que vivem em extrema pobreza, mas participaram do programa de cuidado pré-natal é significativamente maior que o peso médio ao nascer histórico ($\mu = 2.800$ g) de filhos de gestantes que vivem em extrema pobreza. O programa é efetivo.

Capítulo 11 | Teste *t* para Comparação de Médias

1.
Médias e desvios-padrões dos pesos dos ratos

Estatísticas	Ração	
	Padrão	Experimental
Amostra	5	5
Média	188,0	212,0
Desvio-padrão	8,37	8,37
Erro padrão da média	3,74	3,74

O valor de t é $-4,536$, significante no nível de 5%. Os ratos submetidos à ração experimental ganharam, em média, mais peso.

2. A: média = 100,8, DP = 3,22; B: média = 104,0, DP = 3,27.

Observações pareadas; $t = -4,226$, significante no nível de 5%. O teste B dá, em média, resultados significativamente maiores de QI do que o teste A.

3. Pressão sistólica:
- Uso de anticoncepcionais: média = 120,0; $s = 5,40$
- Não uso: média = 116,00; $s = 5,50$
- Valor calculado de $t = 1,64$
- Valor crítico de t com 18 graus de liberdade e no nível de significância de 5%, unilateral, é 1,734.

Não há evidência de que o uso de anticoncepcionais orais tenha efeito sobre a pressão sanguínea sistólica.

4.
Tamanho da amostra, média e variância de pesos ao nascer de nascidos vivos, segundo o sexo

Sexo	n	Média	Variância
Masculino	14	3,253	0,261
Feminino	13	3,130	0,265

A variância ponderada é:

$$s_r^2 = \frac{13 \times 0,261 + 12 \times 0,265}{25} = \frac{3,393 + 3,180}{25} = \frac{6,573}{25} = 0,26292$$

$$t = \frac{3,253 - 3,130}{\sqrt{\left(\frac{1}{14} + \frac{1}{13}\right) \times 0,26292}} = \frac{0,123}{\sqrt{0,14835 \times 0,26292}} = \frac{0,123}{0,197496} = 0,6228$$

Valor de $t = 0,623$, com 25 graus de liberdade, é não significante no nível de 5%. Os dados não trazem evidência de que peso ao nascer apresente diferença entre sexos.

5.
Médias, variâncias e desvios-padrões da pressão sanguínea dos ratos. Valores de F e t

Estatística	Temperatura	
	26°C	5°C
Amostra	6	6
Média	133,17	165,83
Variância	136,97	218,17
Desvio-padrão	11,70	14,77
Valor de F	1,31	
Valor de t (unilateral)	4,25*	

Nota: o asterisco indica significância no nível de 5%.

O valor crítico de F com 5 e 5 graus de liberdade, no nível de significância de 5%, é 5,05. Não se rejeita a hipótese de variâncias iguais. O valor crítico de t *para um teste unilateral* com 8 graus de liberdade, no nível de significância de 5%, é 1,860. Rejeita-se a hipótese de médias iguais. A pressão sanguínea de ratos aumenta significantemente ($\alpha = 5\%$) quando expostos à temperatura de 5%.

6.
Tempo despendido, em minutos, para as drogas alcançarem determinado nível no sangue

Estatística	Droga		Valor do teste
	A	B	
Amostra	9	7	
Média	27,2	33,5	
Variância	16,36	18,92	
Valor de F			1,16
Variância ponderada			17,457
Valor de t (bilateral)			−2,99

O valor crítico de F com 8 e 6 graus de liberdade, no nível de significância de 5%, é 3,58. Não se rejeita a hipótese de variâncias iguais. O valor crítico de t *para um teste bilateral* com 14 graus de liberdade, no nível de significância de 5%, é 2,14. Rejeita-se a hipótese de médias iguais. O tempo despendido para alcançar o nível requerido do fármaco no sangue é significativamente menor para A.

7.
Estatísticas do tempo, em minutos para o alívio da dor, segundo o analgésico

Estatísticas	Analgésico		Valor do teste
	A	B	
Nº de pacientes	25	20	
Média	5,5	5,0	
Variância	2,25	1,69	
F			1,33
Variância ponderada			2,0026
t (unilateral)			1,778

O valor crítico de F com 24 e 19 graus de liberdade, no nível de significância de 5%, não consta neste livro, mas está próximo de 2,03. Não se rejeita a hipótese de variâncias iguais. O valor crítico de t *para um teste unilateral* com 43 graus de liberdade, no nível de significância de 5%, está entre 1,68 e 1,67. Rejeita-se a hipótese de médias iguais. O tempo para alívio da dor no pós-operatório é significativamente menor quando se administra B em vez de A.

8.
Estatísticas para comparar dois métodos de armazenamento

Estatísticas	Armazenamento		Valor do teste
	Método usual	Novo método	
Nº de caquis	20	20	
Média	33,4	41,0	
Variância	4	6	
F			1,5
Variância ponderada			5
t (unilateral)			−10,748

O valor crítico de F com 19 e 19 graus de liberdade, no nível de significância de 5%, não consta neste livro, mas está próximo de 2,16. Não se rejeita a hipótese de variâncias iguais. O valor crítico de t *para um teste unilateral* com 43 graus de liberdade, no nível de significância de 5%, está entre 1,68 e 1,67. Rejeita-se a hipótese de médias iguais. O novo método de armazenamento mantém o ácido ascórbico do caqui por mais tempo que o método usual.

Não se rejeita a hipótese de variâncias iguais ($p > 0,05$). Rejeita-se a hipótese de médias iguais ($p = 0,0000 < 0,05$).

9.
Estatísticas para comparar duas dietas

Estatísticas	Grupo		Valor do teste
	Suplemento	Placebo	
Nº de ciclistas	6	6	
Média	17	15	
Variância	5,6	4,0	
F			1,4
Variância ponderada			4,8
t (unilateral)			1,581

O valor crítico de F com 5 e 5 graus de liberdade, no nível de significância de 5%, é 5,05. Não se rejeita a hipótese de variâncias iguais. O valor crítico de t *para um teste unilateral* com 10 graus de liberdade, no nível de significância de 5%, é 1,61. Não se rejeita a hipótese de médias iguais. O resultado é não significante ($p = 0,072464$), ou seja, não há evidência de que o suplemento melhore o desempenho dos ciclistas.

10. Teste t pareado, porque a mesma criança foi observada em duas ocasiões: (a) quando recebeu alimentos adoçados com açúcar e (b) quando recebeu alimentos adoçados com sacarina. Os dois grupos (de crianças mais velhas hiperativas e de crianças mais novas "normais") não são comparáveis, porque diferem quanto a dois fatores: idade e hiperatividade.

Capítulo 12 | Teste χ^2 para Variáveis Qualitativas

1. Um teste de qui-quadrado no nível de 5% de significância não rejeita a hipótese de que a proporção de recém-nascidos com defeito ou doença séria seja 3%.
2. $\chi^2 = 4,82$. A proporção de recém-nascidos portadores de anomalia congênita é significativamente maior no sexo feminino.
3. $\chi^2 = 9,04$. A ausência congênita de dentes ocorre com mais frequência em meninas.

4. O coeficiente gama é −0,372. A associação positiva entre ausência congênita de dentes e sexo feminino, na ordem de 37%, é pequena.
5. $\chi^2 = 1,32$. Não há evidência de que ocorrem mais casos de aberração cromossômica em uma das faixas etárias. A associação é −0,22, pequena. Indica associação negativa entre ter de 35 até 40 anos e aberração cromossômica.
6. Hipótese da nulidade: existe associação entre implantes mamários e doenças do tecido conjuntivo e outras doenças.
   Hipótese alternativa: doenças do tecido conjuntivo e outras não estão associadas aos implantes mamários.
   Proporção de mulheres com doenças do tecido conjuntivo em ambos os grupos: 0,659%.
7. Hipótese da nulidade: a probabilidade de natimorto é igual para ambos os sexos.
   Hipótese alternativa: a probabilidade de natimorto é maior para um dos sexos. $\alpha = 5\%$; $\chi^2 = 1,15$; portanto, não se rejeita H_0.
8. O coeficiente gama é 0,0816. Associação praticamente inexistente entre tempo de gestação e faixa etária da parturiente.
9. Hipótese da nulidade: a probabilidade de dormir mais de 8 h é a mesma para as duas faixas etárias.
   Hipótese alternativa: a probabilidade de dormir mais de 8 h é diferente para as faixas etárias.
   Nível de 1% de significância. $\chi^2 = 22,26$; portanto, rejeita-se H_0. A probabilidade de dormir 8 h ou mais é 31,2% para a faixa etária de 30 a 40 anos e de 52,0% para faixa de 60 a 70 anos.
10. $\chi^2 = 48,24$; rejeita-se H_0 no nível de 1%. O risco de gripe é de 2,0% para quem foi vacinado e de 13,1% para quem não foi vacinado.

Capítulo 13 | Análise de Variância: Anova

1.
Médias e desvios-padrões segundo os tratamentos

Estatística	Tratamento				
	A	B	C	D	E
Média	12	9	11	16	17
Desvio-padrão	1,265	1,414	1,789	1,265	1,265

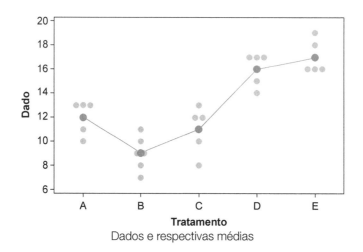

Dados e respectivas médias

2.
Análise de variância

Causa de variação	GL	SQ	QM	Valor F	p-valor
Grupos	4	276	69	34,5	0,000
Resíduo	25	50	2		
Total	29	326			

3.
Anova

Causa de variação	GL	SQ	QM	Valor F	p-valor
Marcas comerciais	3	150	50,00	7,407	0,00249
Resíduo	16	108	6,75		
Total	19	258			

4.
Anova

Causa de variação	GL	SQ	QM	Valor F	p-valor
Grupos	1	16	16,000	5,60	0,032915
Resíduo	14	40	2,857		
Total	15	56			

$F = 5,60$, significante no nível de 5% (com 1 e 14 graus de liberdade). O p-valor é 0,032915. A média do grupo tratado é 5,00 e a média do controle é 7,00. A média do grupo controle é significativamente maior do que a do grupo tratado.

5. $F = 1,72$, não é significante no nível de 5%. O p-valor é 0,198678.

Capítulo 14 | Probabilidades

1. a) $\frac{4}{52} = \frac{1}{13}$;   b) $\frac{13}{52} = \frac{1}{4}$;   c) $\frac{1}{52}$

2. a) $\frac{2}{9}$;   b) $\frac{1}{3}$;   c) $\frac{2}{9}$.

3. a) $\frac{7}{15}$;   b) $\frac{8}{15} = \frac{1}{4}$;   c) zero

4. É mais fácil resolver o problema construindo o espaço amostral.

   a) $\frac{6}{10}$;   b) $\frac{3}{10}$

5. a) $\frac{1}{6}$;   b) $\frac{1}{6}$

6. Os eventos "ser reprovado em Matemática" e "ser reprovado em Português" não são independentes, porque a condição de independência, dada em seguida, não é satisfeita.

$$P(A \cap B) = P(A) \times P(B)$$

Probabilidade de os eventos ocorrerem juntos:

$$P(\text{reprovado em Português} \cap \text{reprovado em Matemática}) = 0,05$$

Probabilidade de os eventos ocorrerem separados:

P(reprovado em Português) × P(reprovado em Matemática) = 0,10 × 0,20 = 0,02
$$0,05 \neq 0,10 \times 0,20$$

7. a) 50%; b) 50%.
8. 0,1%.
9. 50%.
10. a) 36%; b) 1%.

Capítulo 15 | Distribuição Binomial

1.
Eventos e respectivos resultados no jogo

Eventos	Resultados possíveis
12	Ganha
13	Perde
21	Perde
23	Perde
31	Perde
32	Ganha

O jogador perde mais vezes do que ganha, porque só 2 é par e 1 e 3 são ímpares. O jogo é injusto.

2.
Distribuição do número de meninos em uma família de cinco crianças

X	P(X)
0	1/32
1	5/32
2	10/32
3	10/32
4	5/32
5	1/32

3. $\mu = 5$; $\sigma^2 = 2,5$
4. $\mu = 2$; $\sigma^2 = 1,6$.
5. 2,7%.
6. 27/64 ou 42,2%.
7. 0,001%.
8.
   a) As respostas têm distribuição binomial.
   b) Depende da taxa de respostas, que deve ser igual ou superior a 70%, isto é, pelo menos 70% dos questionários devem ter sido respondidos. Um cuidado importante é saber se a pergunta feita não induz um tipo de resposta (p. ex., dizer "não" pode ser prejudicial para a enfermeira ou ofender seus colegas). Nesse caso, as respostas poderiam, eventualmente, ser tendenciosas, e a taxa de respostas, pequena.
9. P (detector acertar todos) = 0,906
   P (detector errar pelo menos um) = 1 – 0,906 = 0,4686 ou 46,86%.
10. Se considerarmos que, em cada dia, pode ocorrer ou não acidente, a distribuição é binomial. Mas seria importante saber o número de acidentes por dia (incluindo o zero) e, em seguida, organizar a distribuição de frequências: em quantos dias não houve acidente, em quantos houve um acidente, dois, três etc. A distribuição não é binomial. Também seria importante relacionar os acidentes com as respectivas causas.

Apêndice C

Sugestões para Leitura

ALIAGA, M.; GUNDERSON, B. **Interactive statistics**. 2. ed. New Jersey: Prentice Hall, 2003.

ALTMAN, D. G. **Practical statistics for medical research**. London: Chapman and Hall, 1991.

ARMITAGE, P. **Statistical methods in medical research**. 4. ed. Oxford: Blackwel Scientific Publications, 2002.

BALI, J.; KANT, A. **Basics of biostatistics**: a manual for medical practitioners. London: J.P. Medical, 2017.

BLAND, M. **An introduction to medical statistics**. 4. ed. Oxford: Oxford Medical Publications, 2015.

BUSSAB, W.; MORETTIN, P. A. **Estatística básica**. 8. ed. São Paulo: Saraiva, 2013.

DANIEL, W. W. **Biostatistics**: a foundation for analysis in the health sciences. 11. ed. New York: Wiley, 2018.

DAWSON, B.; TRAPP, R. G. **Bioestatística básica e clínica**. 3. ed. Rio de Janeiro: McGraw-Hill, 1994.

ELSTON, R. C.; JOHNSON, W. D. **Essentials of biostatistics**. Filadélfia: F.A. Davis Company, 1994.

FIELD, A. **Descobrindo a estatística usando o SPSS**. 2. ed. Porto Alegre: Artmed, 2009.

GLANTZ, S. A. **Primer of biostatistics**. 7 ed. New York: McGraw-Hill, 2011.

JOHNSON, R.; TSUI, K. W. **Statistical reasoning and methods**. New York: Wiley, 1998.

MATTHEWS, D. E.; FAREWELL, V. **Using and understanding medical statistics**. 4. ed. New York: Karger, 2007.

MINIUM, E. W.; CLARKE, R. C.; COLADARCI, T. **Elements of statistical reasoning**. 2. ed. New York: Wiley, 1999.

MOTULSKY, H. **Intuitive biostatistics**. 4. ed. New York: Oxford Press, 2017.

SCHORK, M. A.; REMINGTON, R. D. **Statistics with applications to the biological and health sciences**. 3. ed. Nova Jersey: Prentice Hall, 2000.

VIEIRA, S. **Delineamento e análise de experimentos nas ciências agrárias**. Piracicaba: FEALQ, 2022.

_____. **Bioestatística: tópicos avançados**. 5. ed. Rio de Janeiro: GEN Guanabara Koogan, 2023.

_____. **Fundamentos de estatística**. 6. ed. São Paulo: Atlas, 2018.

VIEIRA, S.; HOSSNE, W. S. **Experimentação com seres humanos**. 3. ed. São Paulo: Moderna, 1988.

_____. **Metodologia científica para a área de saúde**. 5. ed. Rio de Janeiro: GEN Guanabara Koogan, 2023.

ZAR, J. H. **Biostatistical analysis**. 5. ed. New Jersey: Prentice Hall, 2010.

Índice Alfabético

A

Amostra(s), 109, 165
- aleatória(s), 116
- - estratificada, 115
- casual
- - estratificada, 112
- - simples, 112
- de conveniência, 116
- estratificada, 113
- independente, 170
- não probabilística, 116
- por conglomerados, 114
- por quotas, 115, 117
- probabilística, 112
- semiprobabilística, 113
- sistemática, 113, 116
- tendenciosa, 118
Amostragem, 109, 271
Amplitude(s), 12
- comparação de, 52
- interquartílica, 53
- quartílica, 55
Análise
- combinatória, 242
- de variância, 211, 215, 278
Anova, 211, 278
Aplicação do teste t, 158
Aproximações, 128
Apuração
- de dados
- - qualitativos, 3
- - quantitativos, 4
- do peso ao nascer, 4

B

Bases de dados, 4
Boxplot, 56

C

Cabeçalho, 6
Cálculo(s)
- da amplitude interquartílica, 55
- da média, 37
- da variância, 58, 159
- - de dados agrupados, 60
- das médias móveis, 80
- do intervalo de confiança, 145
- dos coeficientes de regressão, 92
- numéricos, 212
Categoria, 43
Célula, 6
Censo demográfico, 110
Classe(s), 12
- modal, 42
Coeficiente(s)
- angulares, 91
- de associação, 202
- de correlação, 74
- de determinação, 98, 99, 215
- de variação, 216
- de variância, 62
- - adimensional, 62
- *fi*, 203
- gama, 203
- lineares, 91
Comparação
- da prevalência com o valor especificado, 206
- de dois grupos no ensaio clínico, 191
- de média com valor especificado, 153
- de taxa com valor especificado, 153
Complemento de A, 222
Condição(ões)
- de incerteza, 153
- de independência, 229
Construção de hipóteses, 155
Contagem, 3
Contribuição, 99
Correlação, 235, 266
- entre variáveis, 69
- forte, 72
- fraca, 72
- negativa, 71
- nula, 72
- positiva, 71
Critérios de elegibilidade, 117
Curva de Gauss, 124

D

Dado(s), 141
- abrangência dos, 6
- aglomerados, 57
- apurados, 3
- discrepantes, 41
- discretos, 10
- em gráficos, 262
- em tabelas, 5, 259
- estatístico, 1
- natureza dos, 6
- pareados, 165, 168
- qualitativos, 7, 43
- quantitativos, 9
- - apresentação dos, 10, 28
Desvio
- médio, 57
- padrão, 61
- - da média, 143
Diagrama(s), 21
- de caixa, 56
- de dispersão, 69, 77, 103
- de linhas, 28
Dispersão relativa, 62
Distribuição
- binomial, 238, 280
- - caracterização da, 240
- - eventos em, 240
- - função de distribuição na, 240
- - média e variância na, 241
- de frequências, 15, 236
- de médias, 130
- de probabilidades, 236
- de variáveis, 15, 21
- normal, 123, 271
- - características da, 126
- - reduzida ou padronizada, 130, 249
Duas médias, 165

E

Eixos cartesianos, 22
Ensaio clínico, 189
- randomizado, 187
Equação
- da reta, 90
- de Arrenhius, 104

Erro
- de amostragem, 110
- padrão da média, 141, 143
- tipo I, 157
Escala, 21
Espaço amostral, 221
Espúria, 77
Estatística(s), 1, 110
Estimativa
- da variável resposta, 93
- do erro padrão da média, 143
- não tendenciosa, 148
- por ponto, 141
Estudo(s)
- caso-controle, 187
- coorte, 187
- de probabilidades, 221
- observacionais, 187
- prospectivos, 187, 193
- retrospectivos, 187, 194
- transversal, 188
Evento(s)
- certo, 225
- dependentes, 228
- impossível, 225
- independentes, 222, 227
- mutuamente
  exclusivos, 222, 225
- não mutuamente
  exclusivos, 226
Evidência suficiente, 161
Extrapolação, 97
- indevida, 97
Extremos de classe, 12

F

Falso
- negativo, 157
- positivo, 157
Fator de risco, 198
Fonte, 6
Fórmulas de cálculo, 213
Frequências, 7
- relativas, 8
Função
- exponencial, 100
- logarítmica, 101
- não linear, 99
- potência, 102

G

Gráfico(s), 21
- de barras, 22
- - com colinas cilíndricas, 24
- - com grades, 23
- - em 3D, 24
- - exibindo rótulos, 23
- - horizontais, 25
- de linhas, 78
- de pizza, 26
- de pontos, 29
- de rosca, 28
- de setores, 26
- - em 3D, 27
- - explodido, 27
- - variação do, 28
Graus de liberdade, 144, 148, 213, 250
Grupo(s)
- controle, 189
- independentes, 170
- tratado, 189

H

Hipótese, 155
- alternativa, 155
- da nulidade, 155
Histograma, 30, 125
Homogeneidade
  de variâncias, 170

I

Identificação dos erros, 157
Indicador de linha, 6
Inferência, 109, 153, 165
- estatística, 141, 156
Intervalo
- de classe, 12
- de confiança, 272
- - cuidados na
    interpretação, 147
- - outras maneiras
    de estabelecer, 147
- - para média, 143, 146
Intervenções, 187

L

Logaritmo
- inverso da temperatura, 104
- natural da velocidade, 104
Lógica da análise, 211, 215

M

Margem de erro, 99, 143
Máximo, 52
Média(s), 36, 40, 235
- da amostra, 141
- da população, 141, 148
- das médias, 148
- das variâncias, 148
- de dados
- - contínuos, 39
- - discretos, 38
- dos desvios, 57
- móveis, 79
- - com dados reais, 82
Mediana, 41
Medidas
- biológicas, 124
- de associação, 198
- de dispersão, 51
- - para uma amostra, 265
- - relativa, 62
- de tendência
    central, 36, 265
- estatísticas, 35
Mínimo, 52
Minitab, 217
Moda, 42
- de dado qualitativo, 44
Moldura, 6

N

Nível de significância, 144, 156, 158, 171
Normas para construção
  de tabelas, 5
Notação de
  somatório, 36
Notas, 6
Número
- de classes, 13
- de dados, 13
- - ímpar, 53
- - par, 54

O

Obtenção de
  prevalência, 205
*One sample
  t-test*, 158

P

Pacotes estatísticos, 4, 211, 217
Parâmetros, 110
Planilhas, 4
Polígono de frequências, 30
Ponto médio, 39
População(ões), 109, 156
- alvo, 109

- configurada, 109
- infinitas, 110
Previsão, 99
Probabilidade(s), 221, 235, 279
- definição
- - clássica, 223
- - frequentista, 223
- - relativa, 223
- - subjetiva, 224
Programas para análise de variância, 218
Proporção, 8
p-valor, 160, 213

Q

Quadrado médio, 213
Quartil, 53

R

Razão de chances, 199
Registro de dados, 4
Regra
- do e, 227
- do ou, 225
Regressão, 90, 268
- linear simples, 94
- não linear, 99
Relação(ões)
- de causa e efeito, 77
- determinísticas, 99
- linear, 72, 89
- - simples, 90
- não linear, 73
- probabilísticas, 99
Relatos históricos, 199
Representatividade, 118
Resíduo, 213
Resultado
- falso, 94
- significativo, 158
Reta de regressão, 91
Risco
- estimado, 224
- relativo, 198

S

Scatterplot, 69
Série(s)
- estatística, 77

- temporais, 77
- - médias móveis em, 79
Símbolos matemáticos, 35
Soma
- de fatores, 129
- de quadrados, 213
- - dos desvios, 57
Somatório, 36
Standard error, 143
Statistical Package for Social Sciences, 217

T

Tabela(s), 5
- com fonte e nota, 7
- de contingência, 8
- - 2 × 2, 197
- de distribuição
- - de frequências, 7, 10, 28
- - normal reduzida, 132
Tamanho das amostras, 8, 117
Técnicas de amostragem, 111
- avaliação das, 116
Tendência, 118
- central, 37
Teorema
- da multiplicação, 227
- da soma, 225
Terceira variável, 77
Teste(s)
- bilaterais, 155
- de uma média, 154
- de uma proporção, 204
- estatístico, 154, 161
- t, 158
- - bilateral, 165
- - para amostra, 272
- - para comparar médias, 172, 213, 275
- - para comparar variâncias, 171
- unilaterais, 155
- X^2, 188, 277
- - nos estudos
- - - prospectivos, 192
- - - retrospectivos, 194
- - restrições ao uso do, 192
Título, 6, 21
Tomada de decisão, 154, 161
Transformação(ões)
- de variáveis, 102
- empíricas, 103
- linear, 102

- logarítmica da função exponencial, 103
- não linear, 103

U

Universo, 109

V

Valor(es)
- absoluto, 159, 166
- calculado de F, 213
- central, 39
- crítico de F, 213
- de α, 250
- de F, 251
- de referência, 128
- de significância, 213
- de t, 257
- de X^2, 250
- discrepante, 40
- especificado, 154, 159
Variabilidade, 235
- das médias, 142
Variação
- dentro de grupos, 215
- entre grupos, 215
Variância(s), 57
- da média, 142, 149
- da população, 148
- desiguais, 175
- heterocedásticas, 174
- homocedásticas, 172
- iguais, 173
Variável(is), 1
- aleatória, 123, 235
- - binária, 235
- - binomial, 236
- casual, 123
- contínuas, 94
- discretas, 94
- explanatória, 78
- explicativa, 78, 95
- padronizada, 131
- qualitativas, 2, 22
- quantitativas, 2
- - contínua, 3
- - discreta, 3
- - nominal, 2, 26
- - ordinal, 2
- reduzida, 131
- resposta, 78